職能治療
社區的好夥伴

張玲慧　主編

張玲慧、毛慧芬、柯宏勳、紀彣宙、吳鴻順、蔡政言、蘇姵綺、
黃　中、陳明豐、方璧珍、黃璨珣、江婕瑋、賴彥君、林采威、
紀盈如、徐瑞鎂、趙崑陸、陳明德、許慧珍、李慶家、曾翊庭、
周泰宇、林文雄、邱瀅年、周政緯、張　開、張宇群、蔡宜蓉　著

推薦序一

從享有的健康水準而言，臺灣人民是相當幸福的。首先是活得久，目前平均餘命男 76 歲，女 83 歲，未來很快的，男女將分別達到 80 歲及 85 歲。此是因為近五十年出生者，比之前出生者享有更好的公共衛生、營養醫療及居住環境，因此更長壽是可以預期的。

臺灣人民不只活得久，一般也都活得好。65～74 歲的長者，93%都具有日常生活機能〔能自己飲食、穿衣、如廁、沐浴、移動（包括自己用輪椅或拐杖）〕；75～84 歲仍有高達 80%具備基本生活自理能力；到了 85 歲以上，夠老了吧，能自理者也還有 51%。雖然如此，人生無常，有些人遭逢意外，有些人生下來就不幸發育遲緩、腦性麻痺等，而喪失了生活機能，這些人目前全臺總共有七十多萬人，且因人口老化，十年後將達到近百萬人。不論小或老，失能者就是我們的家人，生活在百萬家庭及每個社區中，他們很多都是曾經照顧我們及撫養我們的人，或曾是和我們一起打拼的夥伴，我們理當照顧他們。所以，除了個人及家庭盡己之力外，社會大眾也要求及期待政府能提供服務，以協助失能者及其家庭。

服務失能者最重要的目標當然就是積極的恢復其生活機能（包括輔具的協助），消極的是減緩失能之速率，而最重要的提供者，當然就是受過專業訓練的職能治療師了。另一方面，失能者與一般人一樣，都是生活在家庭及社區中，若把他們抽離到醫院治療，非但交通是個大問題，若職能治療師無法了解其居家環境（包括社會環境），常難以提供良好的職能治療及培養失能者（包括家人協助者）自我照顧與生活機能的提升。因此，

社區職能治療（不只是職能治療領域，許多醫療領域都應社區化）是職能治療必然的發展重點。

　　本書主編張玲慧老師整合了一群充滿熱忱的職能治療師，將他們的居家及社區服務經驗彙整成冊，不但能夠做為所有職能治療師從業社區職能治療的範本，也可做為其他醫事人員從事社區照護的參考，更可提供衛生福利主管機關制定相關政策的重要參考資料。

前行政院衛生署署長　楊志良

推薦序二

　　因為主責長照 2.0 之預防及延緩失能照護政策計畫，而與臺灣職能治療學會與職能治療師全聯會的代表們某日在衛生福利部會議室開會到半夜十一點。這是首次面對面與職能治療專業的深度對話，大家都非常仔細與熱情地分享觀點，我印象最深刻的是「What is reablement?」。「每日生活功能重建」（reablement）是讓失去自我照顧能力的人，重新再擁有生活品質的可能，強調解決個案最在意的日常生活問題，是翻轉生活復健的職能處方。職能治療起源於英文「Activities that occupy mild and body」，其對於失能者的意義是生活功能重建，是不輕易放棄生命，而可以更美好的盼望與堅持。

　　《職能治療：社區的好夥伴》是分享如何讓職能治療應用於生活中的好書，這本書有二十八位職能治療師敘說他們的經驗故事，應用職能處方改變個案生活的三十多個真實案例。在閱讀後，我感受到臺灣職能治療的「蛻變動力」與「走入社區」的熱情，謝謝職能治療師們為失能個案之照護與家庭的付出，以及對臺灣長照服務的貢獻。

　　長照 2.0 已經啟動，承載著長照服務之輸送與品質是否能到位與解決問題的挑戰。個人欣見本書的出版，能夠如何從在地既有的社區照顧模式回應照顧需求的探索，我相信臺灣透過更多元跨域夥伴的合作，從資源開發與創新運用中，我們一定可以為長照政策藍圖的願景目標一起攜手前進。

行政院衛生福利部護理及健康照護司司長　　蔡淑鳳

　　臺灣即將邁入超高齡社會，長照政策正如火如荼地展開長期照顧十年計畫2.0，面對愈來愈多生活功能障礙的老人及身心障礙者，如何提供支持家庭、居家、社區到住宿式照顧的多元連續照顧，普及照顧服務體系，建立以社區為基礎之照顧型社區，提升長照需求者與照顧者之生活品質，實現在地老化，是長照2.0積極努力的政策目標。而這個目標與職能治療的目標非常契合，正如張玲慧理事長所言：「失能不代表不能生活，不論是在家裡、機構或是日間照顧中心等，只要有意願與適當資源，每個人都有機會可以重建生活功能、參與有意義的活動，再造有意義的生活。」在日常生活中給予適當的協助與訓練，讓失能者及失智症患者仍能自立生活，協助他們依自己的意願及步調過正常生活，這正是職能治療師的專業所在。

　　本書由二十八位職能治療師寫出他們在居家、社區、機構中，與照顧者（家屬及照顧服務員）一起協力，幫助失能者、失智症患者，甚至是健康老人們，如何過著更有意義生活的真實故事，而每個故事都是職能治療師以貼近人心，提供專業介入，改善失能者等生活所努力的足跡。這樣的經驗非常寶貴，翻轉過去職能治療師大多在醫院執業的框架，他們走出醫院，進入居家、社區及機構，協助照顧者看到失能者及失智症患者「不是病人，而是『人』」，要活的有尊嚴，就必須協助他們重拾對日常生活功能的掌控權，透過輔具、活動、環境改善、生活訓練等，逐漸重拾對生活的信心，這是非常需要細心、耐心、溫暖的心與創意的工作，因每一位個案及其家庭、生活環境都不相同，挑戰性絕對高於醫院內的職能治療工作。

　　由於各醫事人員的實務訓練大多於醫院中進行，大家也習慣在醫院內執業，但隨著超高齡社會的來臨，更多失能者及失智症患者在社區、在家生活。我個人近年來在臺灣積極推動「在宅醫療」政策，希望將醫療觀念翻轉，從「治癒」導向逐漸轉變為以「照顧（生活支援）」導向的在宅醫療，配合長照 2.0 計畫，以社區為基礎，以「人」為中心，透過社區整體照顧模式之推動，結合各醫療及社福照顧人員，協調統整照顧資源，提供長照需求者全人的照顧服務。

　　本人非常樂見有愈來愈多的職能治療師投入社區及居家的治療服務，社區照顧是未來的藍海，期許更多有志一同的職能治療師們，加入社區照顧工作，成為開創失能者、失智症患者及高齡者享有更好、更有尊嚴生活品質的推手。

立法委員　　吳玉琴

主編序

　　根據行政院衛生福利部的定義，長期照顧是指：「提供給需要協助的個人（因身體或心智失能）予多元性的、持續性的健康及社會服務。服務可能是在機構裡、護理之家或社區之中提供，且包括由家人或朋友提供的非正式服務，以及由專業人員或機構所提供的正式服務」。而行政院主計總處預估 2017 年約會有 57 萬餘的失能者（65 歲以下有 16 萬餘、65 歲以上有 41 萬餘）需要長期照顧服務。由此可知，失能者充斥在你我身旁，有些是顯而易見的身體障礙所造成的失能，有些則是不明顯的心理、精神或智能障礙。試問，若我們希望協助失能者提升其功能性並重新找回生命的意義，那我們應該找誰幫忙呢？如果家中長輩失智，因而作息日夜顛倒、平時活動動機低落、難以照護，我們又應當尋求誰的協助呢？其實以上的例子都是職能治療社區服務常見的個案縮影。協助這些失能者執行有意義的活動，帶領他們重新融入社會並定義出新的生命意義，都是職能治療的中心理念。然而，又有多少人知道職能治療師能夠給予哪方面的協助呢？

　　職能治療的中心理念是不論能力高低，每個人都具有參與有意義的活動、過有品質的生活之權利。因此，1966 年在臺大醫院創立後，職能治療師一直是失能者與照顧者的最佳夥伴。長期照顧制度自 2007 年的長期照護先導計畫啟動至今，職能治療師隨著政府推動長期照顧服務之政策一起從醫院走入社區。本書蒐集各地職能治療師在社區服務中的臨床故事，內容包含居家復健、護理之家、教養院、學校、社區中心等場域中的服務經驗，希望帶領讀者細細領略治療師與個案及其照護者所激盪出的火花。

　　職能治療師走入社區協助老人與失能者的功能促進轉眼已有十多年，雖然服務的民眾數量龐大，但社區職能治療此領域仍鮮為人知，故即使民眾需要職能治療來協助他們生活更為獨立時，卻仍不知向誰尋求幫助，因而錯過了許多恢復功能的最佳時機。有鑑於此，我們編寫這本書的目的就是為了讓更多人得知失能者的生活仍然具有無限的可能性，並了解到如何協助自己及失能的家屬找到正確的社會資源。

　　其實，不論是中風、失智、發展障礙或是入住教養院／養護中心等，都不代表生活品質及意義只有降低的部分。本書藉由許多職能治療師編織出的文字，敘說各個職能治療師與失能者及其照顧者同心協力，創造另一種生命的可能，除了希望可以幫助更多人了解職能治療並能夠即時尋求幫助，更希望利用一篇篇動人的文章來見證社區職能治療師們的付出與努力。

　　雖說從許久以前就想要寫出這樣的一本書，但總是缺乏了一種「開始來寫吧」的動力。一直到 2015 年底，我有一位十分優秀的大四學生，其對促進社區老人的健康具有濃厚興趣，卻因為「職能治療在這領域著墨很少」的這個理由，在報考研究所時選擇了老人相關研究所，而非職能治療研究所。我一聽感到十分驚訝，認為擔任社區職能治療學教師的我，卻未能將我所熱愛的社區職能治療介紹給學生，也沒有成功傳達職能治療師在社區治療中的角色，是身為一名教師的失職。加上當時成功大學通識教育中心鼓勵教師編輯教科書，於是我決定集合多位職能治療師，於 2016 年 1 月齊聚成功大學職能治療學系的會議室，開始編織如何向大眾與職能治療科系的學生宣傳社區職能治療的理想與成果的夢想。

　　一本書的完成需要經過很多人幕前幕後的努力。除了有本書的作者們從百忙之中抽空撰寫書稿、成功大學通識教育中心的經費支持、心理出版社林敬堯總編輯的協助，以及幾乎成為職能治療逃兵的研究生曾郁琁小姐協助許多庶務外，還有成功大學醫學院職能治療學系的工作環境讓我能夠

完成此書。此外，最為感謝我的家人，對於時常在外、回家後只要仍清醒多在電腦前的我諸多包容。最後，請容我對大家致上最深的謝意，感謝你們！

臺灣職能治療學會理事長　張玲慧

2016 年 12 月

目　次

01 導論

張玲慧

這世界上的所有人，不管他的能力優劣，不論他是否有天生或後天的缺損而造成功能上的障礙，都應該有機會藉由從事有意義、可以促進健康的活動來參與我們的社會，而這正是職能治療這個專業自創立以來的中心理念。

1989 年，甫從大學畢業的我，在臺大醫院復健科職能治療組工作，當時服務的個案多是中風或脊髓損傷者。雖然他們的身體無法恢復到完全自主，但是在治療室內，我們依然很努力的希望能夠在功能上幫助他們達到最大程度的恢復，使這些個案能再度擁有重返社會的機會與盼望。還記得當年在醫院的職能治療室中，我們一群治療師日復一日地見證著他們的努力與淚水。然而，不論我們在醫院裡揮灑了多少血汗，在臺北的街頭巷尾中仍少有人拄著四角拐杖或坐著輪椅四處活動；我們盡心地進行工作模擬訓練，但工作場域裡卻難以見到失能者真正發揮他們所能，為他們自己以及家人賺取一份薪水；不論我們多努力地推廣早期療育並協助兒童復健，同樣的在公園、遊樂場、一般學校中，仍舊少有發展障礙者的蹤跡。這一切的一切，彷彿是這個社會在對失能者與我們這群職能治療工作者叫囂著：我們治療師與失能者只能一起在醫院裡建構虛幻的夢想，我們的治療變成失能者的正職，一起默默望著窗外遼闊而美好的天空，卻沒有在外面社會相遇的可能。而這樣一種彷彿否定了我們所有努力的現象，絕不是一起揮汗努力的失能者與我們治療師所想見到的。

還記得當我 1991 年到威斯康辛大學麥迪遜校區（University of Wisconsin-Madison）讀研究所並擔任助教時，有一位曾遭受頭部外傷、昏迷數週的學生主動來尋求我的協助，希望跟我約辦公室時間做課外輔導。這位學生並未將自己關入受傷失能的小框框中，而是勇敢的面對不是那麼完美的自己，努力地想完成大學學業，這樣的他在我的腦海中留下了不可抹滅的印象。而這位學生在當時美國的社會中絕非特例，我常在校園中看到輪椅使用者跟著普通學生一起在餐廳排隊、在圖書館內借書，也能夠在超市或賣場看到老人駕著輔助推車悠閒的逛街，甚至父母們也會利用特製推車帶著發展障礙的子女逛動物園。這再普通不過的景象，卻讓認識臺灣失能者處境的我每次都會有種莫名的感動湧上心頭。我看到的是一個可以允許各個年齡層的失能者在不同公共場域中，進行著我們認為理所當然的日常活動之社會，而這便是我們職能治療工作者心目中的烏托邦。那時候我常想，雖然臺灣在各種物質環境下都與美國相當，但要到哪一天我們才能在臺灣的公共場域看到失能者自在生活呢？

當年我在美國求學及工作期間，可說是看遍了美國職能治療的臨床生態，從加護病房、急性病房、復健病房、養護機構，乃至於社區的日間照顧中心與居家照護。在各個臨床復健場域中，治療師們皆能深入實踐職能治療的中心理念：「你最想要能夠自己做的職能活動是什麼？」所以在加護病房，我會與躺在床上、身上多管纏繞的個案討論他們現在想做什麼？通常「想要坐起來」是最常見的要求。接著，我會花個十幾分鐘整理床上的管線，然後帶著個案逐漸坐起，再接著問：「你已經坐起來了，要不要自己刷個牙、洗個臉？」不只一次，我看著他們拿著毛巾，緩慢而謹慎地擦洗自己的臉，那樣慎重的態度，彷彿是在進行一種莫名神聖的儀式一般。普通人大概很難理解，只是能夠執行一個如此簡單甚至於微不足道的日常生活活動，對重病的人而言，已經是加護病房裡難得的、有尊嚴的時刻。

猶記得我在美國的第一個工作機會是在一個護理之家的慢性復健病

房，在那裡我遇見了一位拄著助行器顫顫巍巍行走的老先生，而他最大的目標就是要回家，但是他非常擔心獨居的自己無法處理日常生活瑣事，故讓他對於返家這件事顯得十分猶豫。所以我們決定進行一個接著一個活動的練習，例如：在日常生活功能訓練室中，練習從冰箱拿出食物到微波爐加熱，接著拿出並移到餐桌；練習整理他病房裡的衣櫃，模擬回家後，如何到衣櫃選擇衣物與穿著，以及如何把換洗衣服拿到浴室。約三、四個星期後，我們都覺得在居家照顧中心的協助下，他應該可以回家了，除了最後一個關卡：洗澡。

　　所有以回家為目標的個案都要接受自行洗澡的功能訓練，他能做的愈多，居家服務員需要提供的協助就愈少，保險負擔相對愈輕。雖說日常生活功能訓練是職能治療的專業範疇，但是當時我尚未結婚，無法克服自己內心的障礙，因此一直閃避此訓練。結果當大家開始討論出院計畫，問我是否能在出院評估表上註明老先生自行洗澡的能力，以提供居家照顧中心判定服務需求之參考時，我卻因為沒有看過他做此項活動而無法回答；我至今仍忘不了當下無法回應醫療團隊成員以及個案期待的尷尬感。所以在老先生出院前一個星期，我硬著頭皮全副武裝，站在淋浴室門邊，看著他坐在洗澡椅上自行洗澡，並在過程中提醒他注意事項、可使用的輔具、能量節約的技巧等。雖然老先生花了近一個小時完成此活動，且多次因為疲憊需短暫休息，但是他拒絕中止與協助，堅持要自行完成。因為他知道，洗澡是所有自我照顧活動中最艱難的一個任務，他若能完成，就表示更接近可以自己照顧自己的目標。我一直都還記得治療結束後，全身赤裸的老先生坐在洗澡椅上，回頭對我微笑，還謝謝我，讓他這兩個月來，第一次可以好好的自己洗個澡，他的微笑裡充滿著信心與內心重擔終於落地的輕鬆。我明白他已對回家不再感到迷惘，終於能夠回到他心心念念的家了！

　　在體驗過各種職能治療可以介入的場域後，我的最愛是居家職能治

療。第一次了解到居家職能治療的魅力，是在我的第二份工作——當年美國東北部最大的復健醫院 Spaulding Rehabilitation Hospital。有一個獨居老太太因為跌倒、大腿骨骨折後到醫院接受復健，出院當天，我與物理治療師尾隨救護車，一起回老太太家進行居家安全評估。一進門，見到滿屋子雜物後，暗自感謝老天讓我們有機會來到現場。那天救護人員用擔架把老太太送進臥室後隨即離開，留下我們去思考她如何在家中可以安全行動。於是接下來的一個小時，我們跟老太太討論她一天所需做的活動。雖說我們不可能幫她大掃除，但是仍然需要確認她在居家治療師做家訪前，可以安全地執行基本的日常生活活動。所以我們從她的臥室開始規劃，一起在家中東挪西移，清出一條通道，確保她可以使用助行器在臥室、客廳、廚房、大門等行動無礙。我在浴室安裝了馬桶增高器與鉗式浴缸扶手，確認她可安全使用；我們也在廚房共同討論，她如何在兩手握著助行器時從冰箱把食物拿出來，並執行一連串加熱及進食程序。同時，也確認其基本生活需求（如電話使用、飲食、穿脫衣物、使用浴廁等）是沒有問題的，讓她可以一人在家，等到幾天後居家照顧中心接手後續復健。我到現在都還記得自己當天離開她家的 high，那是一種來自於對自己能夠發揮專業，確保她可以獨立、安全的執行居家活動，而不用住到養護機構的滿足感。

也許是那一次的經歷使我在第三份工作選擇了居家職能治療，從此對居家職能治療的熱情從未改變。雖然之後有許多次於醫療機構內執業，但只要有機會，我總是會回到居家職能治療場域。相對於在醫院工作時，我們需要模擬家裡環境，並祈禱我們的訓練成效可以幫助個案回家後的活動功能。居家職能治療，是一種能夠在最佳的復健場域——「個案的實際生活情境」中進行，並直接使用最好的治療活動——「日常生活活動」，來幫助個案與照顧者重新適應失能後的生活與促進他們的功能之治療模式。每一次的居家職能治療通常是這樣開始的：掛著助行器的個案，被束縛在

一個因失能而變成不確定的身體裡，我與他一起在熟悉卻陌生的家裡走一圈，請他分享與每個空間的情感與經驗，討論我們接下來的治療內容，要如何藉由再度拾起日常生活瑣碎、但是重要的活動，例如：起床、喝水、拿衣服、更衣、使用浴廁等，來重建他與家之間的聯繫，希望最終能夠在家中安心自在的活動。透過參與這些個案的生命故事，使我能夠在美國的臨床經驗裡深刻體驗，職能治療專業在協助個案重返社區、自在生活的重要角色，更能夠理解日常生活活動，吃喝拉撒、穿脫衣物雖然微不足道，但是一旦被剝奪後，凡事都要倚賴他人，是多麼大的挫折，若能夠有機會自己再重新執行，就好像是一個人性尊嚴的再造。職能治療師，可以在這生命再造過程中扮演重要角色。

2007 年再度回到臺灣，正值長期照顧十年計畫初上場。當時很幸運的有臺灣大學職能治療學系的毛慧芬老師引薦與帶領，而進入長期照顧與社區職能治療場域，從此沒有再回頭，與一群社區職能治療的夥伴，一起建構一個讓失能者與照顧者也能自在生活的體制與環境。長期照顧十年計畫從 2007 年開始，即將於 2017 年到達一個里程碑，政府推動的長期照顧，其基本目標為「建構完整之我國長期照顧體系，保障身心功能障礙者能獲得適切的服務，增進獨立生活能力，提升生活品質，以維持尊嚴與自主」。職能治療的專業理念，這十年也進入了一個典範轉移期，從以修復個人身體功能損傷為主的醫院復健模式，到愈來愈多的職能治療師投入社區場域，致力於以促進社區參與為主的社區復健模式之推廣。因此，本書集合了二十八位職能治療師敘述他們的工作經驗，除了為他們的努力作見證，也希望藉由此書提供社會大眾一個管道了解社區職能治療的工作點滴，藉由書內所敘說的許多個案與治療師的故事，讓讀者可以了解失能者在適當的環境與協助下，可以有許多的活動參與。

◎ 有意義的活動參與之重要性

職能治療的「職能」起源於英文「activities that occupy mind and body」，也就是「占據心理與身體的活動」。「會動才會活」（臺語）本就是我們耳熟能詳的俚語，有做事才算是活著，有做事才有繼續活下去的能力。做活動可以運動我們的身體與心理功能，讓我們更健康，讓我們原有或有缺損的功能更進步，更有能力去做更多或者持續的活動參與。舉例來說，協助衰弱老人維持體能最好的方式是什麼呢？就是在日常生活中，安排許多讓其運動身體與心理的機會，例如：讓他花個四十分鐘整理衣櫥的衣物，此看似普通的活動中，卻包含了平衡能力、上下肢肌力、組織能力等的練習，不但有「獨立」的滿足感，也能減少他人負擔。還有什麼治療活動比日常生活活動的效果更好呢？因此，「職能活動參與」是我們用以改善個案身體與心理功能的治療媒介，藉由安排、設計適當的職能活動與環境，讓個案執行活動的能力增強、活動表現更好更進步，即是我們的治療目標。

我們的日常生活活動五花八門，那麼到底哪些才是職能活動？誰來決定呢？我們認為只有當事者才能定義出對他們而言最有意義的職能活動。對一個重度中風的老人而言，也許自己洗澡是他能力所不可及、也不是他最想要的目標，他最想要的是能夠有一個無障礙的空間或適當的輔具，讓他能夠每天有一段時間跟家人一起看電視，而不是自己在房間裡「顧」電視。所以職能治療師在面對個案或照顧者時，通常第一個問題就是：「你想要做什麼？」「什麼活動，對你來講，是最重要的，是你最想做的？」「你平常從早到晚，都在做什麼？」職能治療師對個案與照顧者的生活非常感興趣，我們想了解什麼樣的活動能夠讓個案與照顧者再展笑顏，願意勉為其難地繼續努力練習，有動機「再過生活」。我們重視個案的能力是

否能改善，或是否能把現有的身體與心理能力，運用在生活中，能夠做想做的事情，能夠讓生活更有意義。

對多數人而言，剛剛生病在醫院的時候，其復健目標很可能都放在能走路、能把手抬起來，認為只要手腳能動，其他的活動能力就會跟著來，但是走過這條路的人都知道，現實生活並不那麼容易。當他們回到家中，能夠不增加家人的照顧負擔，能夠好好過生活，就常常變成最重要的目標。許多患者在醫院已經練到可以用助行器走十幾二十公尺，但仍不能自己從臥室走到廁所上廁所、到客廳跟大家一起看電視、甚至是走出門去購物；或是在醫院可以舉手抬高五十次，但是卻不能自己梳頭刷牙，不能自己把食物拿到嘴邊，這樣的「走路」與「抬手」能力的意義在哪裡？因此，當職能治療師與個案、照顧者一起討論，決定努力目標後，我們的介入不侷限於促進特定功能與能力的進步，例如：手臂肌力訓練、平衡訓練等，職能治療最關心的是，如何把這些能力應用到日常生活中的實際活動。因此，對於社區職能治療師而言，最佳的訓練場所就是實際生活的場域，最佳的訓練活動就是實際職能活動的參與。在實際生活場域中，直接協助個案執行對他而言最有意義的職能活動，在一次一次的練習中，了解障礙之處、調整環境、改變活動方式等，大家一起發掘問題與嘗試各種策略，其最終目標就是希望讓個案能夠真正在生活中執行有意義的活動。

社區職能治療這十多年來篳路藍縷，從一開始只有一隻手數得出的治療師初試水溫，到最近有愈來愈多職能治療師投入，並累積了許多成功故事以及令人省思的經驗。社區是什麼？不同人可能有不同意義，就本書來說，社區是一個大家共同生活的地方，它可以是一個家，包括附近的生活圈。這個家是和照顧我們的人一起住的地方，所以「家」也可以包括機構（如許多發展障礙孩童成長生活的教養院，那是他們的第一個家；或是養護機構，那是很多老人家最後的一個家）。本書結合國內一群從事社區職

能治療的夥伴，分享社區職能治療的臨床故事與他們對工作的省思，希望藉由經驗分享，不單單能夠讓更多人了解社區職能治療的功能，我們最終的目標是希望更多人知道：失能不代表不能生活，不論是在家裡、機構或是日間照顧中心等，只要有意願與適當資源，每個人都有機會可以重建生活功能、參與有意義的活動、再造有意義的生活。

　　本書共有五個單元、三十六個章節，共有二十八個治療師寫出了三十三個在社區經營、與照顧者協力，一起促進或老或小、或身體障礙、或心理失能、或健康老人，過著有生活品質的生活之經驗。長期照顧體系的服務對象以老人為眾，因此本書一半以上的故事將以老人為重心。從單元一開始，治療師們將會與讀者分享他們在提供服務時，是如何透過走入居家場域的方式了解個案的生活情境，並引導個案與照顧者由認識疾病開始，逐步分析個案的生活情境與環境，最後和個案與照顧者一起討論訓練目標。同時也會分享藉由實際帶著個案執行活動的過程，讓個案與照顧者重新看到個案的潛力，協助他們重拾信心的實際案例。治療師們將利用活動調整及環境改造等手段，最大化個案們的獨立性，甚至使他們重新獲得社區參與的機會。單元二將會針對偏鄉與都會社區據點復健計畫進行介紹，讀者將會了解到在政府推廣長期照顧的政策下，職能治療師如何深入偏鄉、如何在全國各地成立的日間照顧中心協助老人再造生命的意義。單元三則會帶領讀者進入養護中心、教養院中，看看職能治療師要如何使出他們的渾身解數，與機構照顧服務員共同努力，協助這些失能程度遠比單元一和單元二中的個案更加嚴重之住民們，創造或重新找回他們的生命意義。單元四則會打破前面分享成功個案經驗的論述，由新手治療師、資深治療師與職能治療所管理者來述說他們工作中的挫折與阻礙，與讀者分享他們推動社區職能治療途中的各種酸甜苦辣。最後，本書將以兩個章節做結，強調「治療即生活、生活即治療」的職能治療中心理念。

　　隨著醫療進步、平均壽命延長之影響，因此失能人口一直在增加，預估臺灣的失能人口在 2036 年時，將會達到全國人口的 4.6%，人數更是會高達一百萬人以上。因此，在未來的某一天，我們都有機會成為一個照顧者，或是成為一個需要他人協助我們完成活動的人。我常問自己，將來有一天我老了，我要過什麼樣的生活？這世上沒有一個人能夠完全獨立的生活，我們到底要如何建構這個社會，才能讓各種不同能力等級的人，都可以出外購物、享受美食、取得工作，並貢獻社會；要如何才能讓照顧者可以擁有自己的生活，讓住在社區、機構的失能者，都有機會從事有意義的活動，並擁有一個理由，讓他們能在早晨說服自己睜開雙眼迎接新的一天。這樣一個讓所有人取得高品質、高自主性生活的願景，正是職能治療師在社區中努力的目標。本書的二十八位作者與其他在臺灣各地的職能治療師們，是社區的好夥伴，正在各個社區場域裡，陪伴著有需要的人，努力一起向此目標前進。

☽ 作者的話

　　我是張玲慧，現為臺灣職能治療學會理事長、世界職能治療聯盟臺灣代表、成功大學醫學院職能治療學系暨研究所與健康照護研究所副教授。

　　我對社區職能治療的興趣可回溯在美國讀書和工作時，與其他職能治療師、失能者、照顧者、社區照護團隊等一起協力的體驗──目睹許多失能者，即使某些生活活動需要他人協助（我們每個人不都是如此），但是在其他活動可以發揮所長時，即可創造其生命的意義，而這就是職能治療的中心價值！

　　我對本書的期待有兩個：一是推廣社區職能治療專業，讓社會大眾／職能治療學生／職能治療師對於醫療體系之外、在社區打拼的職能治療工作有初步認識；二是藉由治療師的眼來看待失能者與照顧者，希望有更多

人認識到失能者也有各種生活的可能性，讓其進一步對生活有所希求、認為有品質的生活是理所當然，因而能更一起來爭取與努力。

第一篇

在家裡也能做職能治療

02 「是家人而不是病人」：
居家職能治療使中風個案回歸生活

毛慧芬

「大家快來吃早餐，要遲到了！」早上七點，伴隨著王奶奶的呼喊聲，家中成員陸續從房中走出來，享用熱騰騰的早餐。「媽，我今晚下班後會跟老公去賣場買冰箱，下午麻煩妳接美美回家，可以嗎？」「好啊，你們去吧，不用擔心！」王奶奶和先生、女兒、女婿及五歲的孫女同住，因為女兒與女婿都要上班，一家五口的飲食與家務都是勤快的王奶奶在打點。

某天早上，王奶奶例行要去市場買菜，走下沒有電梯的四樓老公寓，往菜市場的路上王奶奶覺得有點頭暈、腳步虛浮。當她到了水果攤，彎腰挑選時，突然雙腳無力跌坐在地。旁人趕緊叫救護車將王奶奶送到醫院，檢查後的結果，王奶奶中風了……。

王奶奶右腦中的一條血管因為阻塞引起中風，導致王奶奶的左半身癱瘓，左手與左腳癱軟完全沒有動作，但因主要傷及的是大腦的運動皮質區，王奶奶的語言及認知功能並未受損，仍可以與人溝通互動。王奶奶在醫院神經內科及復健科病房住了兩個月，接受了中風的急性處置與相關復健訓練後，左側肢體恢復了部分動作，可以持四腳拐杖行走約十五公尺，但左上肢仍無法自如的動作，且有「肩手症候群」，整個上肢包含手部異常腫脹，執行關節活動時非常疼痛，導致王奶奶拒絕一切上肢的活動。由於急性期及亞急性期的醫療處置與積極介入已經告一段落，王奶奶也一直掛念家中情況，醫師同意其出院返家，並在出院準備服務中照會了職能治療師

進行居家訪視，為王奶奶返家後的生活環境及日常生活之活動做規劃，迎接中風後的新生活。

　　王奶奶出院後第二天，居家職能治療師進行訪視。「媽，起床囉，今天職能治療師會來家裡看妳，要早點準備喔！」女兒呼喚著躺在床上的王奶奶，王奶奶微弱的「嗯」了一聲回應。過了十分鐘，女兒疑惑著怎麼還沒有動靜，走進房間一看，王奶奶正在床邊哭泣：「嗚嗚嗚，我完蛋了，沒用了啦。生病都兩個月了，現在也沒辦法自己離開床站起來，手也拿不好東西，什麼都做不了，我現在是廢人啦，嗚嗚嗚……。」看著以往充滿活力的媽媽變成這樣，女兒心中充滿不捨，只能先安慰著說：「媽，之前醫生有說，中風後要有耐心訓練，生活功能會進步的。等一下職能治療師來，我們問問他要怎麼練習，讓妳可以『自己的事情自己做』，還有我上班時，只有妳和老爸在家，家裡的環境要怎麼改善，可以讓妳在家安全活動……。我們都會陪妳，妳不要擔心，好嗎？」王奶奶在女兒的話語聲中才漸漸擦掉眼淚。

　　職能治療師進門在客廳坐下後，便向王奶奶一家人說明今天來訪的目的。「你們好，我是職能治療師，今天來是想了解王奶奶出院回家後生活適應的情況，也就是有什麼日常活動是她希望能做，但回家後發現有困難的？我們可以一起來想辦法解決。另外，也會看一下奶奶活動範圍的環境有沒有什麼需要改善的地方，希望可以有更安全的居住環境；同時也會針對奶奶的動作或其他功能恢復，提供在家可以訓練的活動。」王爺爺擔心的問到：「我太太現在手腳都不方便，是個病人，還要學習什麼活動，你趕緊幫我太太做復健運動，不用要叫她做事了，她現在什麼都做不了，很危險耶！我打算找一個外傭二十四小時服侍她就好。」王奶奶立刻悲戚的說：「我就是個廢人了啦！」此時女兒皺眉看著王爺爺，也輕拍安撫著王奶奶，場面一度緊繃。

　　居家職能治療師很常碰到此種情況，家屬或個案自己仍認為是重病病人，想要的復健也侷限在肢體運動，認為日常活動功能就等肢體恢復了，再來考慮，而忽略了個案回家就開始面對「生活」，需回歸到家中原本的角色，因此居家職能治療師此時最主要的任務，是提醒案家能體認「破除病人感，即早參與日常例行活動」之重要性。但個案一開始若沮喪而無法用以往的方法執行活動時，案家也會覺得這樣的說法似乎是天方夜譚，因此協助個案能找到方法做想要從事的各種日常活動，是居家職能治療師的工作重點。

　　職能治療師首先安撫並說明：「爺爺不用擔心，我會依照奶奶恢復的情況，適度的調整活動，加上有安全支持的環境、善加利用輔具，一些日常活動還是可能做到。我等一下會示範，這些活動也可以是很好的復健活動喔！」「奶奶雖生病過，但還是家裡的一份子，還是要過生活啊！我們一起看怎麼練習及調整。」一旁的女兒與女婿也點頭同意，並說：「治療師，雖然這間房子是租的，但是有什麼需要處理的地方我們都可以配合，請你幫我們看一下，讓我媽可以安心的做她想要做的事情。」

　　「治療師！」王奶奶開口了：「可是，我現在什麼都做不到了，連早上睜開眼的第一件事——起床都沒辦法，覺得自己真沒用，可是明明我在醫院練習過幾百次從床上站起啊！」治療師耐心的說明：「奶奶，同一活動在不同環境中執行，所需要考驗人的能力就會不同，這也是居家職能治療師需要親自到家中評估訓練的原因，我們就先從臥室開始看起吧！」王奶奶撐著拐杖，一步一步帶領治療師走到了臥房的床邊，奶奶示範了一次從床上起身卻難以站起來的動作，治療師馬上發現問題在於床的高度太低，以奶奶的下肢肌力仍會有困難，因此建議王奶奶的女兒可考慮增高床墊或床架之外，且注意不要使用太軟的床墊，以免起身困難。除此之外，治療師立即觀察到床邊穩定的床頭櫃，可用來作為扶手，減輕下肢費力程度，

請王奶奶嘗試後，發現非常成功，立即解決奶奶很在意的問題，且一天有不少要站起的機會，還可作為下肢強化肌力的活動。另外，治療師也希望強化下肢肌力及平衡感，並親自示範可利用生活作息中的電視時間，以扶著穩固的沙發椅背進行蹲站運動。

治療師在奶奶示範時，同時也進行環境評估，並觀察王奶奶行進動線的環境是否有障礙或需要支持，以確保安全行進。故建議將浴室門口的小地毯、房間通道上的電線等障礙物加以固定或移除之後，王奶奶馬上可以自己輕鬆的從床上起身，走到衣櫃拿衣服，走去浴室如廁，臉上也開始出現了一些笑容。

王奶奶發現居家活動沒有想像中困難，有信心後，開始還想學習獨自完成洗臉、刷牙等的盥洗活動。「早上大家要上班都忙，我可自己打理好，才不會讓女兒女婿還要費心照顧我。我老伴都八十幾了，自顧不暇，我也不想他操心我。」所以職能治療師到浴室，請她示範平常刷牙和洗臉的過程。王奶奶表示：「左手不方便之後，我就沒辦法自己開牙膏，毛巾也不好擰。」職能治療師觀察了浴室後，發現洗臉臺的高度與穩定度都不夠，加上奶奶站立的平衡與耐力尚不佳，在盥洗時需將身體靠在洗手臺上以利支撐，但可能導致危險。由於此處是租屋，較不考慮在牆面上加裝扶手，故治療師與奶奶及家人討論，決議將盥洗的地點改為廚房中的流理檯面，其具備足夠的支撐力，也有較大的檯面可以放置牙刷、杯子、牙膏等物品；牙膏則改用掀蓋式（如圖 2-1 所示），或利用坊間販售可以固定在牆面的擠牙膏器將牙膏擠出。練習了一、兩次後，王奶奶就可以獨自完成刷牙和洗臉的活動。

「我們一直把媽媽當重病病人，原來只要經過一些調整，我媽也可以自己做到這些事，不用我們幫忙！」女兒驚喜地說。之後，職能治療師又陸續建議了一些結合復健運動的活動，尤其王奶奶一向最在意持家理家的

角色，經評估王奶奶左手尚有粗略的抓握及扶持功能，可當輔助手，治療師於是巧妙地將家事活動設計成復健運動，例如：雙手交疊壓住抹布擦拭桌面（如圖 2-2 所示）；重拾烹飪活動，治療師教導洗菜、切菜等方式，並導入「單手用切菜板」輔具（如圖 2-3 所示），而開始有大量患肢動作練習機會，不但執行了家務，且也完成必要的上肢活動練習，避免長久不動，「肩手症候群」進一步的腫脹疼痛及後續攣縮的次發性問題惡化。

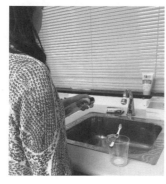 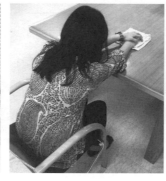 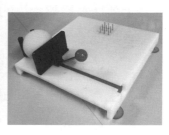

圖 2-1 　　　　　　　圖 2-2 　　　　　　　圖 2-3

　　另外，陪伴孫女也是王奶奶每日生活最重要的一部分。治療師依據王奶奶的上肢或下肢動作恢復情況，設計了各種活動，使王奶奶可和五歲孫女互動，例如：拿取與堆疊小型的積木、坐在椅子上互相踢球、雙手圍成球框讓孫女丟球等，在實際體驗過程中，大家看到王奶奶的能力與潛力，全家在愉悅氣氛中，治療師結束了第一次大約五十分鐘的居家訪視。奶奶恢復了笑容與信心，爺爺也不再認為要請外傭照顧奶奶。「看到她恢復了活力，真的很感謝治療師能到家裡來，發現她還是我以前那個能幹的老婆啊！」

　　總結王奶奶居家職能治療介入的主要目標有：

　　1. 促進職能活動執行表現，增進其從事的自信：主要針對起床、盥

洗、簡易家事、烹飪，以及社區活動等。

2. 促進居家行動與活動之安全性。

3. 促進下肢肌力、站立平衡的功能。

4. 預防次發性問題，例如：關節攣縮、關節腫脹疼痛。

5. 教導及示範居家訓練具體可行之執行方式（包含上述四項內容）。

6. 指導正確功能的訓練概念與技巧，提供個案支持性環境，以復原其角色。

上述居家職能治療的介入過程中，有下列幾個重點：

1. **以個案為中心，重視個別需求**：換言之，治療師沒有制式的訓練器材或方法，全然是以個案最重視的職能活動開始切入，以解決生活上實際面臨的問題，例如：王奶奶憂心無法獨立起床、無法照料家人之問題等。

2. **以問題解決為方向**：居家職能治療師可說是居家生活的「問題解決專家」，治療師的法寶分類，稱為 MODE：

   - M（Method）：指改變或調整活動操作方式，例如：王奶奶學習以身體靠於流理臺上，單手完成刷牙和洗臉的活動，或是單手洗菜及料理食物。

   - O（Object）：指改變物品，例如：建議增高床墊或床架，或選用掀蓋式牙膏，會比較容易完成動作。

   - D（Device）：指使用輔具或工具，例如：購置擠牙膏器、單手用切菜板。

   - E（Environment）：指環境調整或利用現有環境，以支持個案獨立執行活動，或增進其安全，例如：考慮在牆面上加裝扶手，建議利用床頭櫃作為扶手，以增進起立時之安全性。

以上策略的前提是在治療師考量個案存餘之功能狀況，在個案及照顧

者之認同下，找出最「適配」之解決方式，再次呼應居家介入之個別化特性：

1. **融入個案實際生活情境中，使有效掌握問題之關鍵**：居家職能治療的最大優勢，就是可融入個案生活情境。治療師可蒐集多方訊息，以利判定影響個案執行職能之關鍵，也才能對症下藥，例如：王奶奶已經在醫院練習起床多次，但回家後仍無法獨立起床，問題關鍵是：床的高度太低，以奶奶現有的下肢肌力來看，仍有困難達成。

2. **倡議「每日生活復健」是務實有效作法**：復健的目標是回歸生活角色，對治療師而言，把生活中的活動轉譯成訓練活動，可說是最高竿之境界。個案不但可隨即發揮生活功能，且融入生活中，增加動機，無時無刻有機會訓練，效果必然更佳，例如：治療師巧妙地將抹布擦拭桌面之家事活動設計成上肢運動，或與孫女互動，讓不願活動上肢的奶奶甘之如飴，愈做愈好。

3. **「間接訓練」比「直接訓練」更重要**：俗話說「給魚吃，不如提供魚竿」，居家職能治療服務亦然。因此，教導個案及照護者學習（間接治療）如何正確、安全而大量重複練習，會比單靠治療師有限時間之操作練習（直接治療）更加實際而重要，成效也會持續。

結後語：居家職能治療師會檢視個案的日常作息，依據其最重視的活動介入，教導其適切安全的執行方式，並檢視環境，在需要時建議個案使用輔具或調整環境來增進安全與獨立性，將復健訓練融入每日的日常生活活動中，並試著改變個案及照護者的看法，藉由職能治療師，王家老小都體認到「奶奶不是病人，還是家庭的一份子」，提供支持的態度協助王奶奶慢慢調適「與中風共存」的生活。且有信心凡事透過活動方法的調整，很多事情都還是可以達成，因此王奶奶有信心不被中風擊倒。經過三次的居家職能治療服務，王奶奶已經可以完全獨立執行日常活動，包含解決了

更困難的日常活動，例如：洗澡、上下樓去買菜或跟鄰居聊天等，重返到原有的職能角色，恢復了樂觀而能幹持家的人生。

◎ 職能治療小語

居家是職能治療最能發揮專業特色的場所之一，由於職能治療的最終目標是在協助個案重新建立功能，使其能執行原有之活動與角色，故唯有進入個案家中，治療師才能融入其生活情境，整合及分析各種面向資訊，有效掌握問題所在，協助其有效解決生活問題，發揮個案的最大功能與角色，達成「在地老化」的期望。因此，可解釋為何中風個案除在醫療院所接受之職能治療，尚會有居家職能治療之服務需求。

由醫療面銜接到生活面，是居家職能治療最重要之任務。然居家職能治療與醫院或診所中的職能治療服務模式有很大的差異（如表 2-1 所示）。因此，居家職能治療師通常需進階訓練，最重要的是能釐清社區執業模式之差異，且具備熱情溫暖、善於溝通、有彈性與創意（將居家素材轉化為

表 2-1　居家職能治療與醫療院所中的職能治療服務模式之比較

居家職能治療	醫療院所中的職能治療
強調生活調適、生活自主	強調特定功能恢復、功能獨立
以個案為中心，由個案訂立個別目標（通常以活動參與為目標，如「可以自己煮飯」）	由專業人員訂立目標（通常以特定功能進步為目標，如「手功能或平衡功能進步」）
在實際生活情境中，搭配環境調整，提出可行之問題解決策略，以執行日常活動為主要訓練方式	在治療室中進行重複性的治療活動，以操作訓練儀器或「模擬」日常活動為主要訓練方式
介入次數有限（通常一年數次）	介入密集、次數多（通常每週數次）
教導照護者配合執行為主	專業人員執行為主

訓練工具）、能敏銳的察覺個案的家庭文化（以利掌握家庭動力，化阻力為支持）、不專業本位（可接納案家或其他專業看法）、可獨立工作、主動學習的特質（居家職能治療師常是一人工作，故要保有持續學習的心態），以勝任居家職能治療之任務，造福大眾。

◎ 延伸閱讀

目前政府推行的長期照顧十年計畫，為支持「在地老化」的理念，有提供一年至多六次的居家職能治療服務。民眾需先向各縣市政府的長期照顧管理中心提出申請，經照顧管理專員評估個案符合失能條件，且有職能治療需求時，將轉介服務單位提供職能治療服務。醫院的出院準備服務與長期照顧管理中心的服務，是住院個案返回社區居家時，重要的轉銜樞紐，詳細內容可至衛生福利部或各縣市政府之網站查詢。另外，健保服務體制中，近年也積極推動「在宅醫療服務」，在醫療團隊共識下，依據個案需求可接受居家職能治療的服務。

◎ 作者的話

我是毛慧芬，現為臺灣大學醫學院職能治療學系助理教授、臺大醫院復健部職能治療師、臺灣職能治療學會監事。由於早期參與協助臺北市政府規劃及推動臺北市居家職能治療服務業務（此為國內第一個制度化的居家職能治療服務），從此開始著迷於社區職能治療的服務魅力，讓我覺得能貼近個案的生活，對個案的幫助更真實，也真正能落實職能治療全人服務的理念。因此，後續即積極致力於社區職能治療的教學與實務發展，並參與多項國內長期照護政策之研擬、研究、教育訓練等，擔任數個縣市政府的長期照顧推動委員會委員，同時投入臺大醫院輔具中心之業務運作多年。

　　由於國內人口老化問題嚴重，是現今政策的焦點，但卻面臨年輕照護人力欠缺的窘境。因此，我認為職能治療專業對於未來的長照體系扮演了非常重要的角色，因為未來必定沒有足夠的照護人力，如何協助失能者盡可能發揮潛力的達到生活自立，是職能治療專業的重責大任，「多一份生活自立，就少一份社會照顧的成本，也多一份患者的尊嚴」。

　　不論是專業人員或民眾，都需要對「復健」思維有典範轉移，導入新的觀念，翻轉職能治療僅限於醫療模式的迷思，除非個案屬急性期，治療師應該在訓練時想到要如何將訓練結合到生活層面，因此能實際到社區與居家中提供服務，真的非常有需要。對照只是在治療室中操作那些永無止境、與生活無關且無意義的訓練，居家職能治療可以用更生活化的服務提供方式，落實個案及照顧者每日生活自立的議題。職能治療專業會積極朝向此目標邁進，大家一起努力！

03 好好生活也是一種學習和 治療過程

柯宏勳

我是一位社區職能治療師，會到居家、機構或社區日照中心進行服務。

某天接到一位個案，約好第一次到家裡評估……想不到在這古色古香的小巷子裡，有一棟電梯大宅，見到警衛時他似乎已經知道我要來，直接引導我進地下停車場然後上樓，很棒的服務喔……。

一進門經過外傭進入客廳，見到一位骨瘦如柴、精神不佳的婦人，還有一位坐在沙發上、悠閒地拿著遙控器看電視的中年男子，當下還以為那位婦人是個案，個管師是不是弄錯資料了？還是我跑錯家了？……本來要直接去問候那位男子，結果他看了我一眼繼續看電視並不理我，反倒是那位婦人開口自我介紹，患者是她的先生，目前已經不太會說話……。

依照之前的經驗，我馬上回過神來。這也不是第一次認錯人了，常常看到在家的照顧者，都比患者還要疲累，尤其用心照顧的，如果個案有失智加上精神行為症狀，更是讓照顧者加倍心力交瘁。

我看著婦人努力的想跟我介紹她先生的狀況，我只先問了她一句：「妳之前就這麼瘦嗎？」想不到，她的眼眶馬上泛淚，接著掉下沉重的淚珠……然後停了幾秒，愣了一下說：「我也不知道現在自己幾公斤了。」我當下覺得，我要先照顧的是案妻，而不是患者本人！

感覺案妻已經很久沒有注意到自己的狀況，也很久沒有人關心她了。所以，她開始跟我敘述自己的狀況，且一邊摸著手上的佛珠，眼光看向後

方的簡易佛堂，說她已經自殺過幾次了，還好有宗教及教友的支持，不然撐不到現在。一開始，她自己覺得以她這麼獨立的女強人，絕對沒問題，但先生在這一年退化得很快，五十幾歲就得了早發性失智症打擊實在很大。先生原本是公司的負責人，現在公司的事情她要扛，最近先生又開始出現精神行為症狀，公司家裡兩頭忙，小孩也不在國內，親友也不支持……後來，連請來的外傭都在鬧自殺了，又多了一位病人要處理，她也跟著崩潰……。

親友不支持？於是，案妻又說了一段會讓她崩潰的故事，也是壓垮駱駝的最後一根稻草吧！因為先生是家中老大，白手起家、胼手胝足創業成功，原本算是人生勝利組，也是家中的楷模及支柱，聰明又有才幹。先生發病後，其他兄弟姊妹沒人想到大哥會變成這樣，加上對失智的不了解，所以到後來最可怕的念頭是……懷疑大嫂是因為家產，將先生弄成這樣！好令人心寒又無奈的感受啊！

這也是早發性失智的家庭，更不為人知的辛酸，發病時通常還在職場，也還是家中的經濟或重要支柱，照顧者除了面對患者本身的問題之外，還得面對親朋好友的眼光，甚至懷疑。這也是這戶人家明明看起來家庭資源應該不差，照顧者卻這麼孤單的原因。

很快的，第一次的訪視其實就在關心案妻的過程中要結束了。我趕緊向案妻介紹了台灣失智症協會等相關資源，也告訴案妻早發性失智的特色與注意事項，並聽了她許多照顧的心情與先生的大致狀況。當然，今天最重要的是，讓案妻知道她並不孤單，有許多人跟她一樣，也有許多人能了解她的處境。我認為先補充照顧者的能量，也是治療過程中很重要、甚至要先開始的一環，有時甚至要幾次才能完成這樣的任務！

接下來幾次訪視，一方面建立了關係，另一方面案妻也開始參與了協會的相關課程，外傭的問題也由仲介公司接手進行換人，感覺心情、氣色

愈來愈好囉！治療師也開始進入個案的生活，了解目前生活上遇到的問題，以下就介紹幾個職能治療師介入的部分，讓大家了解職能治療協助這家人如何好好生活的幾個面向。

◑ 生活安排（生活再設計）

個案因為失智的影響，生活參與意願降低，作息顛倒，活動量減少。因此，首先帶著家屬一起將先生的平時作息列出來討論，也了解個案過去的生活經驗為參考，擬定了幾個行動目標開始改變生活！

- 個案過去喜歡往戶外走，都會固定帶家人戶外活動，包含父母，但現在礙於功能及面子，已經很少外出。因此，建議案妻結合目前自己清晨會到附近學校操場運動的時間，將個案一起帶去，走走都好！也改變作息。

- 在家時，除了讓個案坐在沙發上看電視，當個案開始遊走時，不要限制，到窗邊看戶外時或遊走時，適時給予引導，且窗邊建議加上限制鎖保護安全，一方面增加肢體活動，另一方面增加感官及認知刺激（將案妻原本非常在意家中亂、髒、危險的顧慮先放下，以個案能參與生活為優先考量）。

- 傍晚晚餐後，即開始提早進行睡覺的準備，包含：洗澡放鬆、跟著唸佛經的環境、上廁所甚至必要時包尿布的準備……，其實進入睡覺的活動也是需要暖身的。

- 白天增加活動量後，也可以促進晚上的容易入眠，讓作息回歸正常。

- 隨著個案的生活作息正常化，案妻及外傭的生活也會隨著正常囉！

◎ 洗澡

　　觀察個案洗澡時，案妻的過度擔心且協助太多，往往是尚未等個案回應就直接強迫進行，個案也因為搞不清楚狀況加上被強迫，因此也會反抗，過程中有著許多拉扯與抵抗而非引導。洗好澡穿衣物時，是讓個案站在牆邊，外傭無助的扶著個案，案妻跪下協助穿衣褲……。

- 給予案妻照顧引導建議，根據個案的功能及活動分析，其實只要逐步引導，是可以完成大多動作的，只是順序、方向及力道需要引導而已，且需給予口語及非口語的引導及一點時間的等待反應即可。

- 建議在浴室放置一張簡單洗澡椅，個案雖能站立，但洗澡椅有助於引導過程中保障安全無虞。且洗好澡後，個案可以坐在椅子上，經由引導自行完成大多數穿衣褲的活動，除了讓個案自立發揮功能而有成就感，也減少照顧者受傷的機會。

- 案妻也因為改變了照顧的方式，較懂得如何指導外傭協助生活照顧，不須凡事親力親為，甚至避免因為使用不適當的姿勢，而造成自己容易受傷的危險，且也能發揮了個案的潛力。

◎ 如廁及盥洗

　　案妻對於個案不喜歡洗手、不衛生很困擾。治療師經由觀察發現，個案並非完全不願意，只是在被動接觸到冷水時會嚇到收回，如果打開時是溫水，個案接受度比較高。

- 建議案妻，在個案洗手時給予適當引導，讓個案不是突然被動的被拉去洗手，減少反抗。

- 先設定好水溫，在個案較舒適的狀況下，一次次給予成功經驗，即可引導個案增加洗手意願。

- 案妻藉由這樣過程，發現原來洗手過程有這麼多需要考量的因素，包含感官、環境因素，此也是一個學習過程，未來如能類化到生活中的其他面向，也能增進照顧者的照顧知能。

◎ 看電視

經由觀察及訪談，個案大多數時間會無意義的拿著電視遙控器轉臺，當轉到大聯盟時會停留較久，經與案妻確認，原來個案之前曾經是棒球迷，也帶過家人到美國大聯盟現場看球賽，家裡還有當時買的球隊球衣與帽子等紀念品。以職能治療師的觀點來看，看棒球這件事對個案應該是個極有意義的活動喔！

- 建議案妻將過去個案收藏的球隊帽子給個案戴上，或將球衣穿上，感覺又進到時光隧道，回到去球場看球賽的情境！接下來在個案轉到大聯盟時從旁給予適當引導語，雖然個案的語言表達已有困難，但表情卻很有反應，再加上過去照片的引導，個案的表情及動作漸漸增加，此也是很好的認知及懷舊刺激。
- 在個案常遊走的路徑上或房間，建議貼上個案過去的相關照片，或在茶几上隨意擺放幾本相簿。於個案遊走時，藉機給予適當的引導，也可以增加個案各種反應的機會。
- 這個過程也讓案妻了解，過去的生活經驗都有其意義，從怨嘆過去的美好回憶已不復在，到努力去尋找過去的美好記憶。尋找過去照片，甚至找到孩子的玩具及筆記，也是對照顧者很好且有意義的活動喔！

◎ 肢體活動

個案過去常參與戶外活動，活動量也高，不過目前因為減少很多，除

了外出，也可以安排參與一些居家肢體活動，以增加肢體活動機會。

- 建議拿出家中原本就有的小球，讓個案與外傭一起進行簡單的球類丟接球、踢球或拍球等活動。

- 建議可以進行類似九宮格的丟球活動，球丟出後可以黏在布上，此時給予引導、計算得分，也讓個案回到打棒球的情境，增加參與動機。

- 案妻也藉此了解，原來在家也可以增加肢體活動，同時也讓案妻享受與個案另一種互動的機會。也可刺激思考，是否可將一些活動帶到戶外執行。

○ 進食

　　案妻表示個案過去喜愛吃麵食，經觀察目前案妻皆以餵食方式協助，但經評估個案應仍有訓練潛力，若完全餵食有過度失能的危險。經詢問案妻，因為個案每次使用筷子夾麵條都會掉落，或是將碗打翻，造成挫折，個案不願自行進食，只好協助餵食。所以建議以下幾個方式：

- 建議嘗試將麵條剪短，太長不好夾取。

- 建議將目前的金屬筷改成木質筷子，增加摩擦力會比較好夾。

- 建議於個案操作時，鼓勵及引導個案使用另一隻手扶住碗（失智個案常因認知障礙動作順序及起始而無法順暢完成，需協助及提醒）。

- 如不行，建議嘗試使用可自行打開之輔具筷，可引導手指擺放位置及好夾取。

- 再不行，可考慮在第一項的處理後，使用較大空間及好抓握之湯匙，協助個案順利自行吃麵。

- 在幾次引導、訓練及案妻努力嘗試下，個案最後已能使用木質筷子

自行進食前半段麵食，後半段才由案妻餵食（因為怕進食時間過長）。

雖然只有短短幾次的介入，時間不長，但已經可以明顯感受到，個案的生活正像漣漪般漸漸的散發光芒，照顧者也藉由這樣的協助，一步步走回她應有、該有、原有的生活！職能服務再次達成任務，看到他們出現了久違的笑容，就是最好的禮物與下次再出發的動力！

◎ 職能治療小語

各位是否發現，經由照顧方式的改變、生活方式的重新設計，那怕是中重度的失智退化，也可以讓家中所有成員都可以活得更好，也更健康，是吧？！此也告訴我們，能好好生活雖然是人類天生的動機方向，但也是一個需要學習、協助甚至是個治療的過程！這就是職能治療特別的角色！

「延續生命，創造希望！」目前臺灣的醫學發達又方便，將人們的壽命延長許多，但生命延續下來後呢？如何活得更好，反而是下階段的挑戰。在醫院的治療一百分之後，離開醫院還有許多工作要做，才能讓生活一百分，這也是社區模式與醫療模式不同的地方，相對於著重在訓練能力（ability），社區模式更著重在功能表現（functional performance），而增加功能表現最好的方式，就是回去參與生活。每個人都有其生命中有意義、有目的之活動，職能治療師剛好就是可以協助個案尋找意義、目的，解決會遇到之困難與障礙的專業喔！

◎ 作者的話

我是柯宏勳，之前曾經待過精神科以及醫院復健科，從 2004 年後就離開醫院至今，全職投入社區職能治療的領域，工作及角色非常多元，在居

家、機構、社區方案都可以看到我的影子。近年增加許多督導、講師的角色，目前擔任臺北市康復之友協會顧問及督導、雙和醫院精神科職能治療督導、聖若瑟失智老人中心職能治療督導，以及中山、南港、永和日照中心的職能治療督導，並在長庚科技大學老人照顧管理學系擔任兼任講師。目前也是台灣失智症協會的常務理事、臺北市職能治療師公會的理事長、中華民國職能治療師公會全聯會的常務理事。

　　我一直相信職能治療除了醫院模式，生活模式更能增加人們的健康，因而努力著！未來希望臺灣可以在社區各個角落，甚至偏鄉，都能有我們職能治療師的據點，為民眾的健康促進一起努力！

04 深入生活的核心，參與有意義的事物

紀彣宙

　　在熟悉的巷道中，尋找著陌生的地址，這是一位居家職能治療師，我，每天上演的場景。只不過，地點不同、時間不同：從車水馬龍，人們川流不息的都市，到窮鄉僻壤，走個一小時都看不到人影的鄉間；從清晨到黃昏，從日出到日落。

　　第一次跟陳阿姨見面，是在一個炎熱的夏天午後，在河畔邊一間再也平凡不過的公寓：四層樓高，斑駁的鐵門，微陡的樓梯，伴著曾是鮮紅色的扶手，一折折向上延伸。個案陳阿姨住在四樓，公寓的盡頭，四十五歲那年因手部不自覺顫抖而就醫，被診斷為脊椎小腦萎縮症[1]。她在醫院接受了數個月的治療後，回到家裡。在接下來的日子裡，家屬就是拿著長期處方箋，久久來回醫院一次。在接受居家職能治療服務之前，這樣的日子大約已過了兩個寒暑了。

　　那天，第一次訪視，不太顯眼的門牌在我登上四層斑駁的階梯後出現，然後，跟無數的公寓大樓一樣，永遠無法第一眼發現門鈴在哪……當然，我一定找的到，只是時間的問題……。應門的是個案的先生，和一般照顧者一樣，有著疲憊的眼神，對於治療師的來訪，略感訝異，但隨即恢

1　一種基因上缺陷導致小腦萎縮之疾病，以漸進性的步伐不協調為主，伴隨手部動作、言語、眼部活動等失調。這類患者發病後，行走的動作搖搖晃晃，有如企鵝，因此被稱為企鵝家族。

復了慣有平靜的表情。不高而略為結實的身材，溫和但有著不在乎的談話語調。「你來幫我太太按摩的吧？歡迎，我跟你說……。」他自顧自的說著，一路將我帶領入家中。個案與其先生，育有兩子，未同住，自陳阿姨生病後，先生就獨自一人照顧她，沒有社交圈、沒有生活圈。對現在的陳先生來說，太太是地球，而他是月亮，能做的，就是不停的圍繞著她，沒有盡頭的轉啊轉。

初次見面，個案的功能狀況並不好，出乎我的意料。陳阿姨無法起身，手部功能喪失（部分手指無法控制），右手指關節有僵硬、顫抖之現象，無法自行坐起，日常生活功能幾乎都是需要依靠他人協助，包含吃飯。個案住在公寓四樓，無法上下樓梯，若有必要外出，則由先生背至一樓。當然也因此就鮮少出門，更不用說就醫做復健了，這件事情深深困擾著照顧者。而個案在評估的過程中，一直以不清晰的口吻，說著：「不行啦」、「做不到」……等負面話語，覺得自己無法起身、無法站立、無法行走，無法完成治療師（就是我）所要求的任何事情；個案，完全沒有自信。經過了一段時間的觀察與評估，我心裡有了一些想法。

整理好思緒，我跟家屬展開對談。在家屬的印象中，所謂的復健還停留在醫院的想像階段，做做運動、練練肌力等等。「你不是來按摩的喔？我跟陳小姐（照管中心 2）講說要復健師耶……。」「按摩的事情，我們可以等一下再聊，先請教一下，現在你照顧她最麻煩的一件事是什麼？有哪一些事情是你覺得照顧起來很困難的？」……。一陣溝通後，照顧者理解到一件事，站在他面前的人，是不會幫他太太按摩了，而且，還指揮他

---

2 「照管中心」全稱是「長期照顧管理中心」，為地方政府中的一個單位，對於有長期照顧需要協助的長輩進行個案式管理，若有服務需求，則會連結相關服務，而居家職能治療則是服務項目之一。

做一些以前沒想過的事情，例如：把家裡的東西搬來搬去（為了營造友善個案的環境），但也因此，他看到了不一樣的可能性。「紀……怎麼稱呼啊？」他看著我，「我是職能治療師，叫我紀先生或紀治療師就好，請繼續。」「其實我很想帶她去做復健，外出散散步，但是抱她上上下下，對我來說太困難了，我年紀也大了……。」陳先生很無奈的說著。「上下樓梯是吧？是有點困難……。」我說：「我們一起來想個辦法……，你有嘗試讓阿姨自己從床上爬起來嗎？」……在這次的對話中，我構思了陳阿姨的治療計畫，嘗試以職能治療的精神，為眼前這對夫婦解決問題。

　　我拉著個案的手，試著讓個案撐起來，照顧者在一旁看著：「這樣可以嗎？她好像很痛耶……，我以前都沒讓她試過啊，怕麻煩……。」在成功坐起的剎那間，我看到了個案眼神，一股熟悉卻又陌生的感覺，她再次靠著自己的力量，從平躺到坐起。「讓我再坐一會兒，可以再練習一次嗎？」陳阿姨說。「當然可以啊，這就是妳的功課，等一下我們再做一次，而且以後每天都要做！早上起床都自己來……。」我回答著陳阿姨，然後轉向照顧者：「陳先生，根據我的評估，陳阿姨在生活功能上，有進步的空間，有想過讓阿姨自己吃飯嗎？」我詢問著。照顧者一副難以置信的表情，因為從醫院回來至今，個案連自行起身下床都沒完成過，更遑論其他的日常生活功能。「可以的話我當然希望啊，可是，你看她手抖成這樣，而且每天都躺在床上……。」我高度懷疑，此時個案家屬是把治療師的話當笑話聽……。「這樣子吧，我們來想一下阿姨每天都在做什麼？」……我說：「從早上起床到晚上睡覺，阿姨到底都在做什麼？」陳先生的眼神愈來愈狐疑：「就早上起床……嗯……我餵她吃飯……。」一如我所料。「等一下」，我出於慣性，不疾不徐地打斷他：「中間不用洗臉嗎？吃飯？在床上吃嗎？需要坐起來嗎？你扶她嗎？怎麼扶……。」莫約半小時密集的來回詢問、回答、修正、回答，我終於弄清楚了陳阿姨的生活作

息，思考了一會兒，對他們說：「這樣吧，我們來想一下阿姨每天需要做哪一些事，首先，從早上起床開始……。」陳先生開始理解，也許每一件事都幫他太太做好，或許並不是最正確的事，他同時也開始意識到，或許還有機會再出門走走。

「你多久沒回南部老家了？」第一次訪視快結束前，我問了陳先生，因知道他是南部人，有老家在南部。其實他不用回答，我也知道答案，太太生病多久，他就待在身邊多久，沒有假日，也沒有特休。「你知道喘息服務嗎？」在一陣沉寂之後，我再度詢問。「那是什麼？」他狐疑的問。「你知道如果你有事要外出，例如：回南部，無法照顧陳阿姨幾天，可以請人幫忙短暫照顧陳阿姨，政府有出錢……。」他稍微沉默了一下，我想，他正在思考著。「等阿姨練習好了以後，比較會照顧自己，你若有事出門，請別人來照顧，你也比較放心，你先把這些可能用得到的資訊放心上，有機會使用再說。」我接著說，一方面讓他考慮一下，另一方面也讓他比較放心。

在簡要的交代評估結果，與個案以及案家說明可能的治療目標及方式，並提供初次的活動安排後，我結束了這個個案的第一次訪視工作。出了個案的家門，夕照正灑在門外的河流上，反射了幾道不算刺眼的陽光在我臉上，今天，結束了。在下一次訪視之前，除了記錄此次的服務內容之外，我的工作還包含了與其他社區服務團隊的聯繫，說明治療目標以及計畫的規劃。

其實，每一次的訪視，在有強烈動機的個案及其家屬的努力下，都會有大小不一的進步。在某一次的訪視中，當新的練習活動指導完畢後的空檔，我提醒了陳先生：「考慮到阿姨以後要下樓去，要不要買一臺輪椅，一來阿姨外出方便，二來也比較安全……。」「要去哪買？」他很直覺地問了這個問題：「哪一種比較適合？」「以現在阿姨的情況來看，一般的

輪椅就可以了，但不要太寬，這樣阿姨會坐不穩，最好搭配有安全帶，如此一來，在行進中才不會有跌倒的風險。至於要去哪買，下次你去醫院旁的醫療器材行問問看，最好可以拿到輪椅樣式的傳單，我們一起來選。」我接著說：「對了，今天教的動作要練習喔，下週驗收，有問題的話，打電話給我，時間就安排在每天早上的活動練習時間……。」在第六次的訪視服務時，個案購置了輪椅，是由我與案家一同決定的。那一次的訪視，讓陳阿姨在四樓試坐新買的輪椅，也許是因為疾病的關係，我看不出個案的表情，但微顫的上身以及略為激動的口氣，我想她很在乎吧，很在乎這次機會，很在乎再次可以自由移動，很在乎，也許，不需要事事都要依靠他人。

陳阿姨，在經過四個月的居家治療，其中包括了十二次職能治療，已可在他人扶持下上下樓梯，搭配輪椅的申請，個案偶爾也可以像你我一樣，到戶外透氣，不論是就醫或是享受著淡水河畔的夕陽映照。

◎ 職能治療小語

在社區中常可以發現類似的個案，既不是因為疾病的原因，也不是因為意識的原因，卻長期臥床。醫療服務解決了個案性命交關的問題，然而，卻留下一長串的問號給個案。他們對自己的潛力不清楚，想要再度回歸生活、再度參與社會，但卻不知未來的路要如何走，於是只能在床上等待。將職能治療輸送到個案的家中，跟個案與照顧者一起討論參與生活的方向與策略，找出一個如何再過有意義的生活方式，正是居家職能治療的重要精神與功能。

我所接觸到一般民眾對居家職能治療的概念，多半只停留在幫個案進行拉拉筋或是按摩。然而，職能治療的精華，在於有意義的活動，其中所謂的「有意義」，包含了對個案有意義、對家屬有意義，當然，對治療師

也是有意義的。努力了解生活中，有哪些事情對個案有意義，個案才願意投入，個案的家屬也願意配合，如此一來，治療效果也較好。

在治療過程中，不同於其他專業，職能治療除了提供個案有意義的活動之外，透過成功的經驗，建立起個案的信心，進而提升個案的動機，也是職能治療師在介入個案中很重要的技巧及方式。當個案缺乏動機完成訓練，則練習的成效有限。

要發掘個案生活中的意義，理解個案在日常生活中的每一環是很重要的工作，也是職能治療的重要治療技巧。「透過對個案日常生活的作息了解，尋找對個案有意義的活動，減少不必要的活動，進而節省個案的體力及時間，並盡可能使個案獨立執行」是職能治療師的專業處方，唯有透過這樣的方式，才可以使個案增加成就感，提升動機，進而獲得更高的獨立性。

職能治療師除了提供活動規劃及訓練外，很重要的是要鼓勵個案「參與」生活，而各種可以協助個案參與生活的方法，職能治療師都會全盤考慮，並與案家討論，共同往目標前進。對陳阿姨來說，為了增加個案與外界接觸，提升個案生活品質，輪椅將是一項不可或缺的輔具，而職能治療師有能力整體考量個案生活參與能力之所需並提供適當的輔具建議。其他相關資源的資訊提供以及家屬照護負擔的減輕，也是居家職能治療的服務重點，誠如前述，職能治療是一個全面思考的專業，希望個案參與生活，而參與其實是包含了環境的影響，此環境包含了照顧者以及社會支持系統。

家是一個人的堡壘，社區是一個人最熟悉的生活環境，雖然這些地方沒有醫院先進的儀器，但在社區中生活的每一天，尋找與參與有意義的活動，其所帶來的成就感與自尊會成為生活中的一部分，而功能上的進步也會與環境配合，達到最大的效益，也唯有在社區與家庭中重新建立生活型態，生活才會是「生活」。

◎ 延伸閱讀

1. 《一公升的眼淚》，描述脊椎小腦萎縮症的病程及其治療方式。木藤亞也著，明珠譯，高寶出版社。

2. 《我國長期照顧十年計畫摘要本》，說明我國目前的各項社區服務資源以及給付原則，取自 http://www.mohw.gov.tw/CHT/DONAHC/DM1_P.aspx?f_list_no=581&fod_list_no=1403&doc_no=3412&rn=203491521。

◎ 作者的話

　　我，紀彣宙，自 1999 年開始，就在一知半解的情況下，踏入了居家職能治療的行列，為當年少數投入該領域的治療師之一。做了一陣子，深深被這領域所吸引，在短短幾年的兼職社區服務生涯中，我發現到，職能治療其實可以做的更多，地點絕對不只在醫院、診所，而專業服務型態也絕對不只是在白袍的外表包覆下。2002 年，我選擇離開了醫學中心，從此就再也沒有回到急性醫院去了，這一路就一直做到博士班畢業的 2013 年。期間除了居家復健，尚經歷過許多樣態的社區式服務，包含：學校系統職能治療師、居家無障礙評估、居家輔具評估、偏遠地區社區定點復健、巡迴復健車，以及長期照顧機構的職能治療師。因緣際會的關係，目前任教於中山醫學大學職能治療學系。我有幸參與過長期照護先導計畫、長期照顧十年計畫等相關社區化復健服務的規劃。

　　每一位長輩都是一本故事書，而社區才是長輩生命的重心、生活的實現，這裡有熟悉的人、事、物，也就是環境，而環境對個人的影響，遠超乎我們的想像，人的能力絕對有限，然而，環境可以創造無限可能。

05 走進遺忘的祕密花園

吳鴻順

　　林媽媽是一個五十歲早發性的失智症個案，平日獨自住在大樓裡，生活起居則由三個兒女輪流照顧。大女兒的責任最重，一個星期有三至四天和林媽媽住在一起，第一次到林媽媽家服務時，就是大女兒在家陪伴的時間。我走進家中，先對林媽媽和大女兒自我介紹，說明到宅服務的目的，我記得當時林媽媽的表情沒什麼變化，看起來瘦弱的身體，端莊地坐在沙發上。

　　林媽媽在退休前是一位中階主管，對事情處理的要求很高，同樣的標準也放在對兒女的教養上。退休早期的生活相當活躍，她在社區大學裡學畫畫，不管是素描、山水畫、油畫、水彩等各種類型，都非常有興趣，就讀社區大學時和同學互動良好，從那時候到現在都一直保持聯絡。除此之外，林媽媽對烹飪也很有研究，覺得能煮出健康好吃的菜讓孩子們成長，曾經是她感到欣慰的事情。

　　大女兒說完林媽媽以前的故事，我請她繼續說明現在的情況，她說媽媽以前是非常要求完美的人，但現在的日常生活弄得一團糟，容易忘記東西，例如：刷完牙，牙刷和牙膏會亂放；常常說衣服不見了，但其實還放在衣櫃裡；明明上週已買了素描筆給她，但林媽媽卻說沒人替她買；烹煮食物時，偶爾會有鹹淡不均或是菜沒煮熟的狀況；對於安全的判斷也出了問題，常常會忘記關瓦斯，讓大家捏一把冷汗。大女兒還說，媽媽現在吃東西會偏食，說有些食物被下毒，不敢吃，近來體重明顯下降，她心中隱約擔心媽媽會不會有營養不均衡的問題。此外，讓所有照顧的人覺得困擾

的，是其生活作息出現日夜顛倒的現象，例如：晚上十二點多起來整理頭髮、整理東西，想要和媽媽溝通，她很容易就會情緒激動地罵人，把親人當作陌生人，因此大家都不知道要怎麼和她溝通，時間一久，覺得照顧的壓力愈來愈大。

對於失智症的照顧者來說，職能治療專業可以提供有關失智症的衛教，以及面對症狀的因應方法，於是我針對「記憶退化」、「時間安排」，以及「溝通表達」提供建議。

像林媽媽一樣的失智症患者，他們的記憶會像拼圖一樣，一片一片地失去，因此需要藉由「多元提示」的輔助方法來協助其記憶，例如：口頭提醒、圖卡或文字提示等。以林媽媽為例，可以幫她把牙刷和牙膏拍成照片，貼在洗手臺上，作為放置牙刷和牙膏的視覺提示，並請大女兒帶著林媽媽實際做過，並且要重複練習幾次；同樣的方法也可以運用在衣物的整理，利用圖片或圖卡，幫林媽媽把衣服、襪子等放在相對應的位置。我們也特地為林媽媽準備一張工作桌，讓林媽媽固定在那張桌子上面作畫，畫畫所需的工具也一樣用圖示標明位置，整理好之後，林媽媽看見素描筆，還開心地笑說，原來早就有囉！

作息混亂的現象常是照顧者的大難題，照顧者多半還有經濟負擔而需上班，因此一旦失智症患者日夜顛倒，照顧者容易出現上班時間精神不濟，或休息不足身心疲累的現象，故建立失智症患者在時間安排上的規律，實在有其必要。我嘗試詢問林媽媽，為什麼晚上要起來整理頭髮？林媽媽說因為要回診，所以必須要讓自己看起來端莊；然而卻判斷錯了時序，導致在「錯誤的時間進行正確的活動」。我於是建議大女兒，未來如果還有類似的狀況，可以在回診前一天，和媽媽一起挑選要穿著的衣服，幫忙整理頭髮，配合二十四小時制的電子鐘提醒正確時間，為加深記憶，一樣可以運用視覺提示的策略，在日曆上註明時間。

　　此外，為了避免失智症患者因為沒有適當的體能消耗量，導致生理機能影響睡眠，建議可以利用「作息檢核表」幫忙安排每天的例行活動。像林媽媽自從罹患失智症之後，就再也沒有去社區大學上課，在家中的作息安排就更為重要。因為林媽媽對素描有興趣，可安排一週一份素描作業要她完成，素描主題則從居家生活物品開始，好讓她多注意身邊事物，增加認知能力。剛開始時，她會固執地要求大女兒要買她指定的畫筆、畫紙，但幸好大女兒總以正向的態度解決，不認為這是困難，只要媽媽願意改變，她就願意配合。開始素描活動後，重新喚起她作畫的興趣，之後每次服務，她都會拿出這個星期的畫作和我分享，不但言語表達豐富了，臉上喜悅的表情也多了許多。

　　同時，我也給了林媽媽從事休閒活動的建議，鼓勵大女兒可以帶媽媽出門，利用機會教育進行記憶練習並增加參與感，例如：載她去附近的大賣場時，觀察從家裡到大賣場的路上，有哪些特別的路標或景點，讓林媽媽有概念，等到實際去的時候，指給她看，幾次之後，大女兒告訴我，林媽媽只要過了涵洞就會提醒大女兒「快到了」，大女兒真的感受到媽媽有參與在其中，而不再只是被安排出門而已。

　　由於林媽媽之前還算熱衷交朋友，因此不能漏掉她對人際互動的需求，大女兒鼓勵林媽媽可以繼續參加社區大學同學會，並且適切運用和回診一樣的準備策略，先陪媽媽選擇當天的衣服、準備零用錢等。大女兒說，媽媽出發前一晚，像小學生要去郊遊一樣，心情雀躍不已，因為給了適當的心理準備以及時間定向感，那個晚上睡得很好，隔天精神飽滿、開開心心地去參加同學會，當我和林媽媽碰面時，她迫不急待地和我分享聚會當天發生的事情。另外，林媽媽過去是一位廚藝高手，但自從生病後，家人擔心安全問題，很少有機會下廚，大女兒接納了我的建議，讓她重新拾回「煮飯」這個功能，讓大女兒陪著媽媽擬菜單、參與採買及準備。第一道

練習的是：肉絲炒菜豆，林媽媽幫忙撕菜豆上的纖維，雖然不是每一條都撕得乾淨，但大女兒感受得到媽媽樂在其中。職能強調「參與」，從參與中學習，從參與中獲得肯定，逐漸的，林媽媽對生活及環境的參與度更好了，情緒起伏的現象跟著改善，有時甚至可以教孫子唱兒歌、玩童玩或拼拼圖，孫子也慢慢忘了阿嬤凶巴巴的樣子。

　　接下來，還有要注意與失智症患者溝通的一些策略，包括：互動時要字詞清楚、每一次只交待一件事情，等待完成後再交代另一件。處理因為症狀造成的問題時，要先了解患者的行為源自疾病，而非故意搞蛋，所以不要正面進行對質和衝突，像失智症患者常會因症狀之影響而誤會家屬偷錢、沒煮飯或被害妄想，便想要當面解釋，此時衝突和情緒都會比較容易產生，會建議家屬冷靜、試著先退一步、轉移注意力，等到患者情緒平穩後再嘗試重新溝通。

　　建議所有照顧者的態度、方法及溝通方式要有一致性，像林媽媽的小女兒為了補償照顧上的缺席，都會順著媽媽，儘量滿足她的要求，結果打破了一些已建立的原則，搞亂原先的規律，造成大女兒的困擾。

　　最後，衛教他們關於照顧失智症患者常見的問題，讓他們及早準備相關的因應策略：

　　第一，失智症患者的病識感不佳，要想辦法說服其就醫治療，藉由權威醫師或關鍵人物，用一個他們可以接受或在意的理由，例如：帶他去看別的疾病，或是找他陪孫子一起去看病，也許這時候投其所好的善意謊言也並無不妥。

　　第二，失智症患者的認知會隨著時間退化，藉由專業協助可減緩退化的速度。新聞報導裡常有失智症長輩出門後迷路的事件，像是為了買一顆西瓜，整整迷路了九個小時無法回家。記憶力減退還容易影響安全的判斷，因此必須注意居家用火和用電的安全。也可以鼓勵長輩將標有聯絡方式的

識別手環或標籤隨時配戴在身上，為了減少抗拒或增加意願，手環可以和佛珠串在一起，就更不容易忘記戴，這樣他們外出時，會更加安全。

第三，患者的自我照顧能力會逐漸退化，未來需要照顧者協助的部分會更多，包括：用餐、盥洗、如廁、穿脫衣物等。這些也可以尋求職能治療師給予活動簡化調整、環境改造、省力原則、輔具使用等的建議。

第四，照顧者的壓力會因患者的退化程度而與日俱增，包括：工作、時間、體力與金錢，常會影響照顧者本身的家庭進而造成壓力。像林媽媽的大女兒為了照顧媽媽，改變了工作型態，把案子接回家裡做，但有時為了趕案子，照顧壓力相對也大，她也需要喘息，因此照顧的責任必須和其他家屬一起分擔。我將職能治療專業應用在失智症患者的照顧技巧之概念衛教給大女兒後，她發現照顧的負擔減輕很多，於是將同樣的技巧分享給其他兄弟姊妹，大家形成一個支援網絡，也覺得負擔減輕，而不再逃避照顧媽媽的壓力。

每位失智症長輩都是獨特的，只要掌握好照顧原則，建立友善、支持的環境，設計以失智症長輩為中心的個別化計畫，都將幫助這些長輩減緩退化，進而讓照顧者及長輩都能獲得生活品質的提升。

◐ 職能治療小語

有一次，在時間不是很充裕的情況下到賣場緊急購買需要的物品，倉促的停好車就迅速地進場購物，結完帳走到門口，一時間竟忘了自己停車的位置，當下只覺得相當慌張與害怕，那瞬間，我想到失智的長者，當他們發現自己仰賴的日常生活慣性因為失智症狀的影響，在突然間「消失」時，他們可能也和我一樣感到害怕與無助。

職能治療專業會將服務對象當作「全人」來看，包括一個人的生理、心理及環境。於是服務失智症患者時，除了儘量減緩個案退化的進程，也

會幫忙重塑「有意義的活動」所建構的「職能生活」，意即讓個案感到重要、有意義、能據以期待的生活狀態，其中也會在意個案的心理狀態和環境支持度。因此，家屬對於個案全人狀況的理解，也是能否與職能治療師共同營造失智症患者支持環境的重要因素。

◎ 延伸閱讀

近年來，失智症的議題常被探討，根據世界衛生組織的報告，全世界每四秒就增加一位失智症患者，並以每年增加七百七十萬人的速度成長。家裡有個失智症患者，照顧者就同時要面對家庭和社會在生理、心理、社經方面等的問題。

如何辨識失智症，有以下十大警訊（資料來源：美國失智症協會）：

1. 記憶力減退影響到生活。
2. 計畫事情和解決問題有困難。
3. 無法勝任原本熟悉的事物。
4. 對時間地點感到混淆。
5. 有困難理解視覺、影像和空間之關係。
6. 言語表達或書寫出現困難。
7. 東西擺放錯亂且失去回頭尋找的能力。
8. 判斷力變差或減弱。
9. 從職場或社交活動中退出。
10. 情緒和個性的改變。

◎ 作者的話

我是吳鴻順，目前是吾不私專業團隊職能治療師，也同時參與臺南市長期照顧管理中心委託臺南市職能治療師公會承接的居家復健業務。我在

二十多年前有幸能貼身跟在已故的黃曼聰老師旁邊學習，毅然決然地選擇了精神科職能治療這個領域。多年來，我把課本學習的評估、計畫、執行、檢討及概化，用在個案身上，期待復健的成效可以幫助他們回歸社區；但我常自問，職能治療是一種和生活貼近的專業，住在醫院、接受醫療服務只是短暫的過程，想落實個案職能生活，其實是要在他們的居家環境和社區環境中，那麼我們更應該把服務延伸到個案的居住環境，這個概念引領我進入長期照顧機構及居家服務團體，而成為當中的一員。在服務的過程中，我充分運用職能治療的理念，陪伴服務對象找到適當的策略，提升自我能力，或是協助個案適應因為疾病產生的生理的、心理的，甚至是工作、居家環境連帶產生的變化，而達成健康生活的目標。最後，因為同時擔任中華民國職能治療師公會全國聯合會專業發展委員會長期照顧小組成員，有機會能為政策發展盡一分心力，並推廣及宣導相關服務，期許能彰顯職能治療在長期照顧服務團隊中的重要性，讓個案可以因為接受職能治療服務，而得以提升生活品質與生命尊嚴。

06 堅持獨立，生活靠自己的生命鬥士——周奶奶

蔡政言

當夜闌人靜、遠離喧囂時，你是否曾經打開記憶的抽屜，試圖在塞滿雜七雜八的寶盒內，尋找著塵封已久的思緒，而發現在潛藏的內心深處，有著觸動心弦、讓你莫名感動的一句話？

「醫學為生命增添歲月，復健為歲月增加生命。」

是的，這就是一直帶領驅動著我持續前進的一句話。

在醫學不發達的年代裡，人們祈求的只是生命的延長、歲月的延續，也因而才有追求長生不老藥的江湖煉丹術士。但是時至今日，醫學已經進步到讓平均餘命高達八十多歲的年代，那麼如何讓增加的歲月有深度、有廣度、有生命，為醫學進步所增加的年歲中，增添生命力及光彩，似乎更是件讓活著有意義的重要之事！

當人們對醫療的要求不僅僅只是救命，而是要求更好的生活品質時，身為復健醫學領域的一份子，更要思考如何讓人們不只是壽命的延長，讓不論是因為生理、心理、社會功能產生障礙的成人，或是因為發展遲緩、學習障礙的孩子，又或者是即將面臨和已經邁入老年退化的長輩，能運用剩下來好的部分與殘留功能，發揮到最好的程度，讓人們可以回到家庭、回到社會、回到工作、回到學校，能夠獨立自主的生活，而且還要活的更有意義、更有尊嚴。

況且古有明訓，在孔子的《禮記·禮運大同篇》早已提及：「老有所

47

終，壯有所用，幼有所長，鰥寡孤獨廢疾者，皆有所養。」距今千年的先聖先賢之大同世界訓示，與近代復健醫學職能治療理念竟不謀而合。所以，這不正是自古以來即已預知職能治療師責無旁貸的使命！

絕大多數的職能治療師之主要工作在醫院、診所等臨床單位，僅有少數的職能治療師全職投入居家、社區、長期照顧機構等長照領域。若一個職能治療師離開了白色巨塔的保護，拋下高高在上、醫病不對等的地位，再脫下代表專業的白袍，當需要捲起衣袖放低身段，身處急需協助的人們家裡，面對著孤苦無依、家屬支持度低的場域，這時唯一想做的事情，絕對不是逃離，重新再度回到習慣的舒適圈，而是思索著如何能夠藉由協助，讓個案的生活過得更好、更像個「人」，只因為「蹲下是一種專業」。

唯有「全人」的照顧理念，藉由到宅評估個案、家屬教育及諮詢，三方一起擬定共同的治療目標後，經過加強居家日常生活功能訓練、社區日常生活功能訓練，提升全方位自我照顧能力，強化平衡訓練、肌力訓練、耐力訓練，增加關節活動度，增進身體功能、減緩老化退化，再透過輔具建議及訓練、無障礙環境改造，讓身體功能發揮到最大效用，這個過程完成的治療目標才會有實質的意義。如此，也才能延長人們在熟悉的家庭和社區中繼續生活，享受天倫之樂和家人朋友親情的溫暖。

在日常生活環境中運用有限的資源，配合記憶中熟悉的動作，而達到復健訓練的目標，讓人們的獨立生活功能日漸進步，此正是居家和社區職能治療師的專長。因為，「生活即復健」，生活環境和復健動作其實是密不可分的伴侶，畢竟訓練動作如果無法類化到日常活動或是結合到生活環境，那麼充其量也僅只是花拳繡腿的門派招式罷了！

「讀萬卷書，不如行萬里路；行萬里路，不如名師指路」，在政府相關單位對長期照顧的前瞻性推動下，以及職能治療師前輩們篳路藍縷的積極投入和不吝指導，再加上對於居家和社區的理念和想法，讓我在因緣際

會下，終於離開醫院環境的束縛，開始有了實踐在地社區化服務的機會。

時間的巨輪飛快地轉著，回想在服務居家長輩的歲月中，認識周奶奶已經是 2008 年底的事，至今居然已超過了八個年頭！其實仔細想想，我真的很幸運，否則在人生短短的數十載中，又有多少治療人員何其有幸，能夠擁有持續服務同一位長輩這麼多年的機會呢？

記憶中在那一年酷熱的暑假過後，由臺南市政府勞務招標公告中得知居家復健業務首次甄選招標服務單位的訊息，在報告醫院長官後，院方同意由我代表醫院復健科居家復健團隊參與評比，經過數次的評審評選後，終於獲得參與服務居家復健的機會，而周奶奶正是我的第一位服務個案。

依稀記得第一次和周奶奶見面時，她雖然因為身體的不適，只能躺著讓我評估話家常，但是她得體的應對讓我印象非常深刻。在短短一小時的閒聊中，得知高齡八十的周奶奶從小在純樸的嘉義長大，又或許是因為同鄉的關係，感覺特別的親切。而自幼接受日本教育的她出自名門望族，小學和初中畢業後，隨即北上就讀赫赫有名的臺北高女，想當年，她可是屬於高知識份子喔！

但是，由於大時代政局的變化，讓她不得不在高女畢業之後，放棄赴日繼續深造的機會，選擇進入臺北市某間國小擔任作育英才的工作，因為周奶奶任教的認真付出，許多學生都有相當優秀的表現。之後嫁做人婦相夫教子，先生的生意日益穩定，年年出國旅遊，並計畫著移居海外置產，而三位子女也都有非常好的學歷和成就，分別在北部的上市上櫃公司擔任要職或是遠嫁外國。

天有不測風雲，人有旦夕禍福，當周奶奶的一切正如人生勝利組時，竟然在二十多年前中風，造成身體左側偏癱無力。經過住院療養、積極復健和休養後，僅在左側肢體活動和行動上稍有不便，雖然日常生活功能的生活自理和自我照顧能力沒有大礙，但是心中的落寞和為何罹病的不解，

仍然是其心裡最大的痛處。之後便移居臺南，住在接近四十坪的公寓內，過著休閒調養自在的生活。雖然身體上仍然有偏癱的不便，白天又有照顧服務員的陪伴，但是整理家務、外出購物、準備三餐等日常工作，周奶奶從不假他人之手，始終堅持不服輸、一切靠自己的精神，真是令人佩服。

可是隨著年齡增長、歲數漸多，周奶奶也罹患了許多女性長輩常見的骨質疏鬆症和腰椎神經壓迫等症狀，經過骨科醫師細心照顧治療和臥床休息後，雖然症狀明顯減緩，但是體力因為長期臥床而大不如前，連基本翻身都沒辦法，更別說側身坐起、下床，甚至走路了！幸運的是在照顧服務員和社工人員的積極協助下，以及照顧服務管理專員的仔細評估後，她願意接受居家復健職能治療服務，也就此結下我和周奶奶的緣分。

藉由專業評估身體狀況和面談後，我們一起訂定治療的短期目標和長期目標，一項一項的設定完成時間表。從最基本的左右翻身和床上復健運動開始練習起，先增加全身的肌肉力量和心肺耐力，再來進步到從右手支撐起身體到坐起來，直到能夠穩定的坐在床緣後，接著慢慢的練習抬起屁股離開床鋪，身體重心移至腳尖，直到可以站起來，並拄著拐杖靜靜站立不跌倒，再到跨出一步、二步、三步，一直到能夠走到廁所，甚至走出臥室房門。

在經過三個月的辛苦練習後，當周奶奶第一次走出臥室房門的那一刻，她開心的笑容和迫不及待想再繼續走到廚房、走到大門口，想看看屋外睽違已久的藍天、白雲、花鳥、樹木的表情，震撼了平常總是不常注意身邊事物的我，至今想起仍然悸動久久、不能自已。

在努力達成目標後，周奶奶連忙將可以走出臥室房門的好消息，分享給子女和親朋好友，看著她滿足的笑容和親友不可置信的表情，讓我深深地感覺到，不論在醫院從事臨床治療，或是走入長期照顧居家復健領域，對於身為醫護人員的我們來說，這不就是我們所追求的，希望滿足符合個

案和家屬的期待嗎？尤其是在居家領域服務，因為對於治療環境的不熟悉、不確定和多變性，更是充滿著許多不可預知的刺激和挑戰！

由於周奶奶日常生活的活動範圍變大，甚至想再挑戰坐輪椅出門買東西或逛街，加上灌輸「生活即復健」的觀念，於是接著進行生活環境的居家無障礙設施及相關設備之改造和建議。首先，在住宅大門口部分，前門存在著必須經過五階樓梯的高低差，後門出入口有十公分門檻，以及有二十公分高低差的障礙，在經過居家無障礙改造獲得改善後，讓她可以隨時外出購物、就醫、找朋友，還能上美容院梳妝打扮。

在住宅內通路部分，由於家中原本無扶手裝置，再加上周奶奶不願意鑽孔破壞牆壁美觀，於是挑選適合高度的傢俱，例如：桌子、椅子、三層櫃、五斗櫃、整理箱等，再依照使用的方便性和實用性後依序排列，從臥室到客廳、甚至到廚房的移動動線上，都放置傢俱代替扶手，增加行走移動的安全性，這也讓周奶奶可以放心的在家裡慢慢走動，提升日常生活的獨立自主功能。

在浴室廁所空間部分，由於周奶奶的腰部、背部、腿部左右側肌肉之力量不平均，再加上年事已高預防退化，所以在馬桶上加裝增高器，讓她如廁後可以更省力的站起來。

在臥房空間方面，由於原本床鋪的擺放位置偏靠牆面，不方便右側下床和讓輪椅靠近床鋪，經過調整擺設位置後，不但容易上下床，還順道將許多隨身小物，擺放在可隨時取用的收納盒內，如此不但解決周奶奶取物不便的問題，還減少了許多長輩常見又最容易發生的跌倒事件。

在經過了這麼多的成功經驗和明顯進步後，讓周奶奶的生活圈從家裡擴大到菜市場、超市、公園，甚至到百貨公司參加最愛的日本週活動，人際圈也從家人、親戚、朋友、到陌生朋友，甚至會和朋友一起相約外出走走，參加社區里民活動中心舉辦的活動，品嚐最愛的日本料理和古都美食，

生活也因此過得更多采多姿。

　　對於以前總是唉聲嘆氣，覺得自己無法治癒中風的病症，是一件非常可恥或是羞於見人的事，但是在這許許多多的調整和改變後，周奶奶轉變心境，覺得人生仍然充滿著希望，想要有尊嚴、有意義的活著，於是開始看電視、看報紙，想要看著孫女大學畢業，甚至是結婚生子。這一切的一切我看在眼裡，覺得所有的辛苦都是值得的，人生夫復何求！

　　即使在往後的幾年裡，周奶奶因為自行上廁所站立不穩而跌倒，照顧服務員推輪椅時未注意速度意外撞傷膝蓋和腳踝，甚至是腰椎因為骨質疏鬆症、壓迫性骨折而必須開刀治療，她都能夠一次又一次的克服，坦然的面對，接受身體的考驗。因為她堅信，只要認真聽話地努力做復健動作，堅持獨立生活自理，儘量靠自己完成生活大小事，每一次都一定可以再站起來。

　　面對多變不可預知的未來，必定有更多的挑戰需要面對和克服，但是，周奶奶，我知道妳可以，加油！我們一起加油！

◎ 職能治療小語

　　「職能治療的目的在協助個案能夠選擇、安排與執行日常的職能活動，進而提升其生活品質。」

　　打從接觸職能治療專業領域後，經常發生不論是任何認識或不認識的人，不論是在任何時刻、任何場合，只要知道專業職稱後，總是免不了問一句：什麼是職能治療？

　　而我總是習慣運用這句話讓大家知道：所謂「日常的職能活動」，就是從每天起床到上床睡覺之間的所有事情，包括：刷牙、洗臉、洗澡、上廁所、吃飯、穿衣褲鞋襪、走路、爬樓梯、準備三餐、外出購物等族繁不及備載的所有生活大小事情，以及隨著年齡層不同的就學、就業、就醫、

就養，甚至平日、假日的娛樂休閒安排參與，都是職能治療的服務範疇。

至於「協助個案能夠選擇、安排與執行」，更是把尊重每一個獨立個體，以個案需求為中心的理念，描述得淋漓盡致。當然，「進而提升其生活品質」，絕對是服務個案的終極目標。所以職能治療師是最佳之「規劃個案生活自立的管理師」！

在提升個案生活品質並達到生活自立的同時，生活輔具的應用、居住空間的規劃與設計，更是不可或缺的重要元素！因此，在各縣市「照顧服務管理中心」的長期照顧服務中，就明確包含了「輔具改善」項目。主要是為了協助失能者藉由輔具購買、租借及居家無障礙環境之改善，增強日常生活照顧、機能訓練及活動安全。

職能治療師尤其可以藉由評估居家環境，協助個案改善因生活起居環境造成的不方便，而達到「有愛無礙」的無障礙友善環境。評估項目包含：「住宅大門口」、「住宅內通路」、「浴廁空間」、「臥房空間」、「廚房空間」五大項。透過評估可以發覺住宅中常見的問題，例如：門寬是否不足、門檻高低差、樓梯扶手、馬桶扶手、洗手臺扶手、地板材質防滑、光線明暗度、流理臺高度、客廳餐廳之空間動線規劃，透過了解生活環境的現況問題，可以給予個案最佳、最適合的量身訂做之「個人化」改善建議！

◯ 延伸閱讀

1. 《銀髮族居家無障礙設計》，毛慧芬、林佳琪著，2007 年。
2. 《高齡生活輔具應用》，毛慧芬等人著，2010 年，華都文化。
3. 《高齡者居住空間規劃與設計》，曾思瑜著，2009 年，華都文化。
4. 《通用設計的法則》，中川聰著，2008 年，博碩文化。
5. 《臺灣與香港老人生活環境之規劃》，龔玉齡、蔡政言著，2015

年。

6. 《日間照顧中心空間規劃設計手冊》，陳柏宗著，2014 年，中華民國老人福利推動聯盟。

7. 《我國長期照顧十年計畫摘要本》，衛生福利部，網址：http://www.mohw.gov.tw/CHT/DONAHC/DM1_P.aspx?f_list_no=581&fod_list_no=1403&doc_no=3412&rn=203491521。

◎ 作者的話

我是蔡政言，中山醫學院復健醫學系職能治療組畢業，於醫院復健科臨床服務的十五年間，因為復健科的經營需求推廣合作業務，先後接觸護理之家、養護中心、教養院、日照中心等長期照顧機構，發現暫住機構的長輩和身心障礙者，在生活自立和活動參與上的不足，藉由擔任機構兼任治療師，協助工作人員調整服務內容和方式，提升住民的日常生活功能。

我曾參與臺南市長期照顧十年計畫，擔任居家復健職能治療師、居家無障礙環境評估治療師兼任督導，體悟到自身本職學能在環境評估的不足，藉由參加「公共建築物設置身心障礙者行動與使用設施及設備勘檢人員培訓講習」，了解通用設計理念之原則和建築物無障礙設施設計規範，小至建築設備、單位空間，大至建築主體、都市規劃，落實通用設計和無障礙設施設計，對於普羅大眾、高齡者、行動不便者和身心障礙者的重要性。之後，於嘉南藥理大學老人服務事業管理系、高齡產業發展中心樂齡大學擔任講師，協助學生和長輩了解如何規劃設計居家和社區的無障礙環境。

在未來的人生規劃和專業領域發展上，期許自己在長期照顧職能治療專業上繼續盡點棉薄之力，將專業推廣至居家、社區、機構三大領域時能夠更密切合作，住民、家屬、機構經營者三方獲利，唯有如此，才能讓職能治療師在長期照顧的未來發展上，占有一席不可取代的地位！

07 從醫院把職能治療搬往家中：個案、活動和環境的挑戰與思考

蘇姵綺

　　某天，開著車子，聽著衛星導航的指示，前往妮妮的家。

　　她是一個高中畢業的自閉症女孩，今年二十歲，從特殊教育學校畢業後，除了在成人日托中心上課，也開始接受我的居家職能治療計畫，以做為復健的銜接。這間日托中心目前沒有職能治療師，而是由特教老師或社工師進行輔導。

　　居家職能治療是一種非醫療體系的服務模式，係由專業人員到個案的家中訪視，評估個案在實際日常生活活動所遇到的困難與問題，分析在居家環境之下可以如何解決，並實際進行訓練。因為不是使用模擬的方式，而是真實進到每天生活的環境，所以必須直接就當下的狀況提供服務，相當有臨場感。

　　我幫妮妮做職能訓練已一年多，平均兩週一次，通常由我到她橋頭的家中進行治療課程。有別於肢體復健，在居家環境中，我常常從日常生活活動開始介入，因此第一次訪視時，我開始一一確認她的日常生活功能，包含基本的和複雜的日常生活功能（複雜的日常生活功能在職能治療專業中稱為「工具性日常生活功能」），加上妮妮媽媽在照顧上所遇到的困擾與需求，我統整出幾項活動，並開始做訓練。因為妮妮容易分心、注意力不集中，做起活動來不確實，且無法記得超過兩個步驟的活動，所以一定需要媽媽在旁邊不斷地提醒，才勉強可以上課。

　　她需要訓練的日常生活活動很多，包含：掃地、洗碗、上廁所、折衣

服、穿襪子、穿有拉鍊或扣子的衣服、擦桌子、梳或綁頭髮等，族繁不及備載。每次的訪視時間有限，不可能一口氣練習所有的項目，且職能治療強調「最適挑戰」（just right challenge），所以當下最重要的還是要找到比個案的能力稍微高一點困難度，以及需要挑戰但經過幾次練習就能獲得成就感的活動，才能最有效地訓練，也才能讓個案成功的學習技能。

我很喜歡這樣與個案腦力激盪與解決問題的過程，也確確實實的感受到「活動分析」的重要性，這是職能治療的獨特之處。妮妮媽媽說妮妮在學校有在特教老師的指導下練習扣扣子和拉拉鍊，然而，回來以後仍然不會獨立完成，於是我請妮妮做一次給我看，且馬上進行評估與活動分析。

對一般人而言，扣上衣扣子是一件幾乎不需要經過大腦的超簡單任務，但實際上，這個活動需要很多不同的能力配合在一起才能夠完成：需要雙手與眼睛互相協調與相當好的手指精細動作，也需要動作計畫的認知功能與執行功能，待雙手起始位置放好後、眼睛看到、對準、穿進去，並及時用另外一手抓住扣子、拉出來；另外，扣子與洞的大小也要考量進去。每每想到這裡，我總是不禁讚嘆大腦神經迴路傳導的威力，居然能將這麼多步驟濃縮在兩秒鐘內流暢地完成而不著痕跡，讓我們太便利而誤以為這項任務太基本、太簡單、太無足掛齒！殊不知對妮妮來說，只要一個小環節搞不定，就無法自己扣好扣子了。

妮妮的手會因為緊張而顫抖、無法控制力道而過度用力、手部精細功能不佳而造成無法有品質的完成事務等需調整的表現，然而，關鍵的問題卻在她不曉得起始的手勢應該如何擺，而此是屬於認知功能的問題。我們試想，幫別人扣扣子與自己扣扣子時，「手的動作步驟」是否一模一樣？其實方向完全不同，幫別人扣扣子時是面對扣子，然而自己扣時卻需要低頭，扣子的方向不一樣了，手勢自然完全不同。原來，妮妮在學校練習時都是用扣子練習板，雖然練習會了，卻因為缺乏概化能力（指可以在不同

情境中舉一反三的能力，是屬於高階的認知功能），仍然沒辦法扣自己上衣的扣子。這一點小細微的差別，就能決定她是否能獨立生活，而不依靠他人。

一般人不會意識到這是問題的關鍵所在，每天協助照顧的妮妮媽媽沒有發現、經常訓練兒童日常生活功能的特教老師也沒有想到，但職能治療的專業養成讓每一位職能治療師把這樣的能力內化為基本功，把一件事詳細地拆解成各種能力，同時考慮環境與人的因素，看出有問題的步驟是哪一個部分。所以，每每妮妮要使用錯誤的方法扣扣子時，只要把她的手勢改正，經過幾次練習、建立起動作程序，就能自己順利完成這項活動了。

活動分析就是這麼回事，其實連我自己都覺得有種「講出來就不值錢」的感覺。相較於妮妮媽媽與特教老師，是不是職能治療的專業還是有點厲害呢？看著妮妮自己完成的開心表情：「我會了！」就是我最好的成就感。

每一回到妮妮家中，我總會跟妮妮媽媽確認在這兩週中妮妮的活動表現，她會回饋我：「她已經會扣扣子了，但拉拉鍊還是需要我在旁邊提醒。」如果無法完成的活動，我會再度要求妮妮做一遍，看看可以如何改進。我記得穿襪子的活動最花時間，因為妮妮的概化能力不好，在不同視角下，同一個活動對她而言就是兩個不一樣的活動，需要分辨腳踝與正反處、還需要兩手協調完成。如果妮妮媽媽沒有每天在家提供活動訓練，那我的治療強度絕對是不夠的。

媽媽的細心照顧在復健過程中扮演著相當重要的角色。

我兩週才前往訪視一次，一次一個小時，並非與妮妮朝夕相處。此時，我從直接治療者轉換為間接治療者，在居家的環境裡，找尋可以提供治療的居家就地物品，提供適當的活動設計，並教導個案妮妮媽媽在安全

而有效的活動情境下讓妮妮練習、使功能進步，這就是居家職能治療的價值。

我也想到一位罹患格林巴瑞症候群（Guillain-Barre syndrome）的許先生，他的進步狀況良好，我每次去都能夠換不同的活動給他，多虧了他的老婆陪在他身邊不斷訓練；反觀另一位中風的王大哥，平時只有他和年事已高的爸爸、媽媽在家，妹妹平日都要上班。爸爸、媽媽的身體不好，總是在房間休息、較少互動。他們有請一位外勞協助，雖然全程照顧，但我交代的復健運動並沒有落實，或許是因為溝通隔閡、也或許是王大哥的復健動機不強，再加上他們家庭的氣氛稍嫌冷漠，居家復健的功能發揮不了最大功效。當然，個案本身的復原潛力本就有大有小，不能一概而論；但能肯定的是，家人在旁的持續陪同、鼓勵與關愛絕對不可或缺，是打起精神來練習的巨大動力。

我是高雄人，畢業後留在臺北工作，隔年，因為在高雄的母親突然發生腦溢血，需要長期的復健，我幾經考量，覺得自己身為職能治療專業，豈有不回家協助母親復健的道理？因此，毅然決定回到高雄的父母親身邊。

從醫護人員轉變為家屬的角色後，我的感受相當深刻。身為照顧者，即使有我、父親與妹妹三人共同分擔，但需要花費的時間與心力卻比想像中還大。畢竟，大家都需要工作，如何調配所有人的時間變得相當重要，我無法想像只有單一照顧者時的照顧負擔是有多麼地沉重！所以，對於妮妮的媽媽和許太太，我內心著實相當佩服和敬重！

起初，我的媽媽非常黏爸爸，可能是因為自己的身體發生巨大變化，比起生病之前的幹練形象，居然連走路都需要他人隨侍在旁，講話也講得不清楚，對生活有深深的無助感。在情緒上，媽媽很容易生氣大叫，因為我們老是聽不懂她的意思，她想講卻講不出來，難得擠出一個字，又不是她想表達的，讓她時常手跟著揮舞、崩潰亂叫，著急得要命。媽媽有這樣

的遭遇與表現是我們始料未及的。

　　我們家有一個習慣，晚上要上樓休息鎖大門之前會把車子移到室內。有一回，晚上七、八點剛吃飽飯，外面下著大雨，我的機車停在騎樓還沒有牽到室內放，她說了幾次：「車……牽進來。」聽著她費盡千辛萬苦擠出來的話，我看著手機，漫不經心的回她幾次：「好～等一下。」因為我覺得不急，可以等雨小一點，也或許還需要出門。然而，我的回答雖然儘量讓自己的語氣聽起來很平和，但隱隱透露著不耐煩，媽媽感受到了，她突然間非常歇斯底里地用盡全身力氣大喊：「車～牽～進～來～！」喊到臉部因用力而扭曲，全身都在發抖，喊到我的心也跟著顫慄。

　　我嚇著了！怔了幾秒，我默默地去牽車進來，然後跟媽媽說：「牽車要用講的呀！生氣車子也不會自己跑進來，我不是不牽，只是現在雨這麼大，等雨小一點我再來牽，我有聽到妳說的話，只是等一下而已，不需要生氣。」劈里啪啦講完，我低頭繼續整理東西，過了幾分鐘一抬頭，看到媽媽望著我，眼淚突然撲撲簌簌的流下來，我又慌忙問：「怎麼了？幹嘛突然間哭啊？我車子牽進來了啊！」她像是小孩一樣的認錯表情，對我說：「我對妳很凶……。」一把鼻涕一把眼淚的，我看到真的很捨不得，抱著媽媽安慰她：「沒有罵妳啦！我知道妳很急所以會講話很大聲，下次用講的就好了。」在媽媽的背後，我也不禁跟著鼻酸，心裡的震撼讓我體悟到，生病的人心裡的無助感遠比我們想像中還要大。

　　從此以後，陪著她復健的過程，我們儘量用打鬧或開玩笑的方式，讓媽媽開心，有動力繼續復健。回頭想想，即使身為醫事人員的我，都差點無法保持脾氣了，更何況是無法理解疾病過程的照顧者家屬呢！

　　經過了三年，媽媽的肢體功能已經恢復八九成，會走、會跑、也會跳了，但語言與高階認知功能還在繼續復健。我正好以媽媽作為一個居家復健的例子，一人分飾兩角，體會到兩者的合作模式：

　　居家職能治療師評估過後，提供活動示範，讓照顧者在居家環境的安全狀況下每天不斷練習，落實以實際生活作為復健內容，達到逐漸能獨立自主的目的。

　　我的思緒回到了交通號誌上，停著紅燈，我想著稍早就聯絡好與安排好的路線，希望能夠把鄰近的個案一次訪視完。因為案家的分布不同、家屬有空的時間也不同，所以就跟居家護理、居家服務一樣需要事先預約與安排，有些地區由治療師自己規劃，有些地區則有請一位專責的管理人員協助聯繫。

　　待會接著要去訪視的那位個案，是一位參與衛福部健保署「提升急性後期照護品質試辦計畫」的邱阿姨，她已經從高雄的天主教聖功醫院出院回家了。在腦中風的黃金治療期內，醫院能夠依照失能程度，透過一連串復健相關整合式的照護服務，促進個案恢復自主健康、提升獨立生活功能；除此之外，健保可以給付醫院提供由治療師前往居家訪視兩次，分別在出院日一週前與一週後，我已經去訪視過一遍了，由她的兒子跟我一起討論出院居家安置的問題。住院期間，邱阿姨對醫院的環境非常不適應，所以等疾病病程穩定後，就一直說要回家、不想再繼續住院，於是我們要事先討論讓她回去的可能性與便利性。

　　居家職能治療除了提供個案復健活動外，也要評估環境的便利性與安全性，因為我們重視的是病人能否完成屬於他自己的日常生活活動。此時，環境是個相當重要的因素，在醫院的環境之下復健得很好的個案，常常在回家以後，因為家中的擺設問題，造成無法在生活中順利的獨立生活，也不知道在家中如何使用家裡環境進行復健，因此職能治療專業人員在這個環節上著實需要提供相關建議。

　　邱阿姨的家是透天厝，那天甫一進門，我就開啟了「假扮邱阿姨」模式。

　　我藉由兒子的初步介紹，來思考她一整天的基本活動安排與範圍。由於在醫院已經看過邱阿姨、評估過她的功能狀態，所以大約可以模擬她在家中的生活情況，評估環境的無障礙程度。樓梯、門檻、障礙物、浴室的止滑程度一直是安全的首重考量。邱阿姨回家後的活動範圍會在一、二樓，她的房間安排在二樓，浴室就在旁邊，通往二樓的樓梯至少有二十階，一樓有廚房與客廳，而廚房旁有間狹小的廁所（未曾用來沐浴），馬桶為蹲式。邱阿姨雖然恢復的速度不錯，但爬樓梯還是相對危險，需加強訓練。如果睡在二樓，一日活動中可能需要上下樓多次，且樓梯寬度太窄，不適合裝連續式的扶手。和兒子討論後，我們決定先在一樓暫時放置床墊，等待爬樓梯的能力熟練之後再考慮搬上去。一樓的廁所也不適合邱阿姨，因為她蹲下後沒有力氣再自己站起來，因此需要進行改造，一是請工人來重新安裝坐式馬桶，二是使用可直接放在蹲式馬桶上的坐式馬桶狀輔助器具。

　　個案在出院之前，都會有出院準備的服務。許多人可能會因為環境的不友善而造成回家後不方便出門，因此減少了出門機會與活動量，無法獲得良好品質的生活復健。醫療團隊為了銜接回到家中的生活，會因需求提供個案相關的衛生教育與資源連結服務，而職能治療師則可提供到宅做居家安全與環境的評估、提供環境改造調整的相關建議。另外，可就居家環境安排居家復健訓練活動，使個案與家屬除了在醫院做功能性復健以外，也能在家中持續不斷地做生活復健。

　　這是第二次前往邱阿姨的家，檢視邱阿姨在家中的實際生活是否需要進一步的調整來克服環境障礙，也需確認是否還有我們當初沒有預想到的問題，希望待會與她和兒子見面，一切都能順利！能看到個案在自己熟悉的環境過得開心，大概就是做為在外到處行走服務的居家職能治療師最好的回饋與成就感了吧！

◎ 職能治療小語

- 居家職能治療師針對日常生活中之身體功能、心理功能、環境改善等方面有需求的對象，均可以提供諮詢與訪視。職能治療師會同時評估個案的能力與居家環境，根據現有狀況擬定安全的介入計畫、教導個案與家屬／照顧者相關的照顧技巧與居家復健動作，也會調整其生活習慣與生活方式。實際操作的過程能夠讓個案在居家也能安心復健、安全生活。

- 居家職能治療和到醫院做職能治療的重點不同：在醫院，屬於在疾病發生的急性或急性後期時提供中、高強度的復健治療；而在居家的職能治療則屬於生活復健，能針對個案本身的能力，搭配生活習慣、擺設等提供建議與實際操練，儘可能減少他人協助，更具體地達到獨立生活的目標。因此，居家與醫院的職能治療服務內容並不衝突。

- 長期照顧十年計畫中的補助對象為經過各縣市之「長期照顧中心」照顧管理專員評定有復健需求者，依照申請者的社會福利身分（一般戶、中低收入戶或低收入戶）之不同而提供不等程度的補助。未來依照政策發展若有其他相關規定，有需求之民眾可逕往縣市所在地之長期照顧中心洽詢申請。若不符合計畫之資格卻仍有需求者，亦能以自費方式向有提供居家職能治療服務之醫療院所申請。

◎ 作者的話

我是蘇姵綺，臺灣大學職能治療學系暨研究所學士／碩士，出生在高雄，畢業後留在臺北工作了一段時間，先後在臺大輔具中心與偏遠地區社區復健服務，因家庭因素在 2014 年回到高雄，投入高雄與臺南的居家／社

區職能治療服務，成為一位行動職能治療師。2016 年有幸增加新的業務，而進入了天主教聖功醫院社區健康部的團隊，協助發展居家／社區職能治療服務至今。自研究所以來，除了身心障礙者和長期照顧的居家復健服務，最感興趣的還是長期關心老人的生活，在不同的場域提供長輩所需的團體或個別服務，於疾病發生時提供失能復健、中期回家後提供居家環境／輔具建議，針對亞健康的社區長輩則提供多元健康促進「生活型態再造」的諮詢或實務，期許在高齡族群健康與不健康的連續面上，能夠盡職能治療專業的一己之力，成為長輩們的「生活設計師」。

08 職能治療的修行是從社區做起

黃中

　　我喜歡春天時節的大臺北都會公園，生機蓬勃、近傍晚不那麼炎熱的橘色陽光照耀著草地更顯得翠綠，蜿蜒的腳踏車道上，放學後的小朋友跟著爺爺一起騎腳踏車遊玩。從橫跨其上的橋騎機車奔馳而過，看著這一幕是個幸福的時刻，彷彿生命希望都隨之點亮。享受如此美景的我不是要去哪裡遊玩，我是在社區工作的職能治療師，正在前往案家的路上。

　　三重區位於淡水河畔鄰近大稻埕，是北部早期開發的區域，相對其他地方，住宅緊鄰、巷弄較窄、人口較稠密，故居住在此的長輩相當多，自然長照相關需求也大；今天我的個案便來自三重舊城區的巷弄中，Google Maps 加上手機導航，花費了我一番工夫才找到。

　　「姓名、地址、電話、身分證字號」，抵達案家後我拿出文件確認，這是接每個新案子時我對個案僅有的認識。反覆核對與眼前的門牌資訊相符後，我按下電鈴。應門的家屬是個案的太太，年紀約六十歲上下，熱情地跟我打招呼，而現在是晚間七點鐘。

　　「我剛下班，先弄點吃的東西，可以我一邊煮，你一邊跟我說嗎？」案妻這樣問我。「當然可以！李太太您慢慢來。」許多照顧者為了生活，仍然堅守在工作崗位上早出晚歸，下班返家後換一個角色繼續忙碌著，為了減低他們的壓力，必須討論出彼此最能接受的方式。

　　環顧一下四周，新北市三重區四十餘年的老公寓，電視櫃堆滿了洋酒、子女的照片、獎狀，地上輪椅、便盆椅的紙箱隨意擺放著，看得出來家裡有一陣子沒整理了。

　　走到廚房,除寒暄外還是要完成今天的任務:「評估案家的需求」,我的第一個問題通常是:「當初為什麼會想申請這樣的服務呢?」除了自己做的小市調外[1],也先探聽案家目前生活中最需要幫助的部分、對社會資源的期待高低,此會影響之後我們訪談的重點,當然也是過去上課時老師常常跟我們說的:案家目標。

　　李太太回應我:當初會申請是先生欲辦理出院,醫院的出院準備組社工協助轉介,自己一面打理家中環境,一面需向公司安排工作時間而忙得焦頭爛額,究竟有何種社會資源可使用也不甚了解,只是先前接到政府單位的來電告知會有人到家裡訪視,想說趁這個機會再詢問看看。

　　這時一盤菜剛炒完端到桌上,我便跟著轉移陣地到餐桌上繼續話題,同時也拿出我的紀錄表開始填寫:「診斷、身心障礙證明、ICD 編碼、重大傷病卡……」,隨著我一個個項目詢問,李太太也從夾鏈袋中翻出一堆卡片與文件,將老花眼鏡向上一提慢慢地尋找著,過程中還不時詢問這些編碼、文字到底是什麼意思,怎麼看不太懂。的確,現在為了專業間有效的溝通,訪視都有制式的表格,內容多半為簡易評估工具、問卷,並有著各式各樣的量表分數、編碼,可在填寫完產生一數值結果(此稱之為量化)。量化有助於建立常模、分析,但對於人這種情感豐富、關係又複雜的生物,僅僅用數字描述狀況是不足的,文字便可以在此時作更好與全面的傳遞。

　　開始聆聽一個生命的故事,是我在訪視時最期待的階段。

　　李太太跟先生結縭三十餘年,膝下育有一子兩女,子女們目前皆已成家,居住在市區離工作較近的地方,家中只有夫妻兩人。李先生剛從南部上臺北時是從事傳產業務工作,一路升到部門主管後因工廠移往中國,不

1　目前案家的資訊來源有三:口耳相傳、申請證明時公所人員告知,以及醫院社工告知。

願意與家人分開的狀況下，選擇轉換到另一間中小企業，李太太則是擔任工廠會計，家庭堪稱美滿，兒子也在近幾年結婚後與太太搬出去住。正當兩人準備開始計畫退休事宜時，某天晚上李先生的不適成了兩人生命中的轉捩點。

「去年過年後，我還記得是二月二十八日那天，原本白天人還好好的，晚上突然說頭痛不舒服，送到醫院後整個意識不清，在加護病房住了一個月後才清醒過來，等到狀況穩定可以做復健的時候就被通知要轉院，接下來的一年就是在臺灣各大醫院間奔波，那時候請臺籍的看護二十四小時看顧，一個月要六萬多塊，還好有子女幫忙分擔。」

李太太喝了一口水，繼續說道：「因為醫院有規定入住天數，復健病房也不一定有床位，在病友的介紹下甚至跑到中南部的醫院。他也還算進步蠻快的：一開始都還插鼻胃管、尿管，後來慢慢練到站立、拿拐杖行走，就在治療師要教他上下床時，一年就到了，現在他回到家裡面住，我整個人……真的超焦慮，我們家裡面只有我跟他兩個人，那他復健、回診還是持續要做啊！突然好端端一個大男人變成生活都要我幫他，我還得上班，也不敢去麻煩已經成家的子女，啊……抱歉跟你說這麼多。」

我搖搖頭表示：「沒關係，也謝謝您跟我說這麼多，聽起來這一段時間真的是比較忙一點，不過我覺得阿姨您處理得很好，至少您有先去思考這些問題，而這些問題是每個病人返家的時候都會遇到的。既然如此，我跟您解釋一下目前政府提供的服務。」

我拿起紙筆，開始解釋各個服務間的差異。說實在的，我自己也花了好一段時間才弄懂這些服務的內容、流程，而自己弄懂跟解釋給別人聽懂又是兩回事，這個環節我也是嘗試了許久，更何況是蠟燭多頭燒的家屬。有時候總想，若是有一個團隊可以幫忙作醫院跟家庭中的轉銜，其壓力勢必會小很多吧！

　　確認服務需求後，我發現李先生並沒有出現在飯廳，李太太才表示先生自返家以後，多一人待在房間內，連吃飯也是，有時會把燈關掉剩下電視亮著度過一個晚上。兩人老夫老妻了，各過各的生活倒還好，但也擔心先生如此意志消沉，才希望可以帶他至少出門走走、復健。

　　「那我們來問問李先生。」我輕輕地打開房門，漆黑的屋內亮著的螢幕與照映著的臉特別清楚，一見我進來即舉起了健側手[2]向我打招呼；簡單自我介紹、說明來由後，我眼角瞄到電視撥放著日本職棒賽事。「李先生喜歡看棒球嗎？」我問道，他點點頭。「喜歡看哪一隊的？」「楊岱鋼、陳偉殷都看。」「喔，我也喜歡看棒球，不過我都看中職，那最近他們打得怎麼樣，您都半夜爬起來看？」就像是遇到新的朋友一樣，訪談也是從共同的生活經驗開始，難得李先生跟我一樣喜歡棒球，真想跟他多聊聊，但我們只有短短的時間蒐集必要資訊，所以適時地分配話題內容與提高感覺敏銳度是必須的，事關最後的建議給予。

　　離開李家已經是晚上八點，本日的最後一個個案結束。在返回住家的路上望著新北大橋，欣賞穿梭車潮交織河畔豪宅的燈光造景，這樣的繁華與方才居家的落差，都會激起自己心中對於人生的疑惑──正值青壯年的我們能有多少時間做自己想做的事？如果有一天我需要幫助時，我能得到什麼樣的服務？

　　轉換跑道到社區這個領域，也不是一畢業就打定此志向，動機是來自於過去醫院執業的經驗。

　　我曾在地區醫院擔任生理、小兒領域的職能治療師，這也是多數就讀職能治療系學生畢業後的選擇。一開始工作時，光是處理疾病便分身乏術，隨著個案疾病漸漸穩定、慢性化，似乎嗅到了其他問題的浮現。

2　腦中風常見之症狀為單側肢體無力，通常稱之為「患側」，反之另一側為「健側」。

我們來聽另一個故事。

那天下午，林太太照往例推著林先生進入了治療室，林先生成為我的個案剛滿半年，患中風失語雖可聽懂但是表達不易，治療過程中多是我與林太太互動閒聊。那天我們的話題是這半年來的心路歷程，林太太說其實先生中風這件事她已經慢慢釋懷，覺得可惜的是剛開始住院時家中兵荒馬亂，四處拜託親朋好友幫忙下漸漸穩定後，才從病友那邊得知政府有相關的急難救助可以申請，但也過了申請時限（這裡指的是勞保對一般勞工所提供的普通傷病給付，僅能在住院期間請領）。當下我著實嚇了一跳，沒有實際發生在自己身上，我還真的沒有聽過，也不會有動機去了解這些權益，何況是資訊相對不發達的長輩們。另一個讓林太太覺得辛苦的是，生活除了在家中就是復健，日復一日二十四小時的陪伴讓她喘不過氣；林先生在生病前是個好客的人，中風後總是足不出戶，整天僅在家中看電視與睡覺，為此兩人也偶有爭執。太太覺得先生應該在家中也繼續復健，快一點好起來才能讓她輕鬆一點；先生覺得在醫院復健已經很辛苦，自己有了這個疾病心裡也難受，不希望再承受更多壓力。

在我實習時，職能治療實習的三大領域只有生理、心理、小兒，當時的社區是歸納在心理領域下，以協助精神個案回歸職場，我想這跟現在我們討論的「社區領域」規模有差異。故我對家庭，乃至整體社會照護網絡還不熟悉，林太太心頭的煩惱我只能看到表面的情緒，一時之間也沒辦法給出好的建議，只能鼓勵她多找子女回家聚會或帶先生出門走走。她笑著點點頭，而我看著她的表情，不解這是了解還是無奈，正巧下一個個案來到，對話就此結束。

都市與鄉村、兩個案家，都曾拋給我人生、職業的問題，讓我去思考答案；社會化是人類學習的歷程，職業賦予你該扮演的角色，身為職能治療師，我轉換舞臺從醫院到社區中學習，相較醫院有更多的不確定性與經

濟不穩定，但我認為職能治療師終究要在社區發揮，那我就把克服不確定性與尋找答案的過程當作是種修行吧！

◎ 職能治療小語

　　疾病的影響層面不只個人，而是一個家庭，從職能治療的觀點來看我們稱之為「個人與家庭的失能」，解決的方式就是排除阻礙因子與增加促進因子。由上述的例子可知：阻礙因子就是中風疾病導致生理、心理的影響，促進因子就是基於個案目前的能力，我們可以提供協助、環境改造或活動設計，讓其達到預設的目標。

　　就現階段整體的中風照護系統來看，醫療院所占了很大的比重，從急性期入院到亞急性期的住院復健，還有慢性期的長期重建，皆由醫院人員一肩扛起。而在院所內要處理家庭的問題，光這「地點」的不同，我們可以獲得的訊息、提供的建議即有限。回歸到上述的阻礙／促進因子，在人力、場地等等的限制下，醫院內仍是以處理疾病造成的生理阻礙居多，但能力恢復仍有限，且治療室內可提供的挑戰縱使個案可以完成，不見得可以變成應付日常生活的能力，久而久之「到醫院做復健」這件事情變成了個案及家屬的生活重心，而醫院就變成了大家所戲稱的「菜市場」。

　　成長在南部、工作在中部的我，因為女朋友的關係，假日常跑到北部市區。北部對我來說有股特殊的氛圍：繁忙的路口、華麗的街景、各式各樣的人群；高中生一起在捷運站練舞、阿公阿嬤在體育場打氣功、創客商業論壇林立，有時在捷運、公共場所會看到行動不便的朋友們使用輔具一同出遊、工作，不禁歪頭一想，這些輔具是居住在鄉下的林先生都擁有的，但究竟這差異從何而來？是北部社會福利、公共空間的無障礙設施較發達嗎？還是傳統社區街坊鄰居的眼神較銳利，讓他不想出門活動？

　　就像臺灣向國外取經一樣，抱持著尋找答案的態度，我從中部北上開

啟了我的社區人生；在從事社區工作屆滿一年之際，當初的疑惑有些得到解答，有些還在摸索，但有更多的是難解的社會問題，例如：我們的長照系統在過去一年間橫跨了 2016 總統大選，各路人馬都有針對長照議題畫藍圖，如最受矚目的《長期照顧保險法》。長照十年計畫從 2007 年就開始推行，一直到 2016 年應該是人力、法源、財源完備之際，但我們仍在煩惱錢該從哪裡獲得、人力要從哪邊補充。

那到底職能治療師在社區內的角色為何？我必須說這個定義不太容易，畢竟此門專業的發展時間較晚，橫跨的領域五花八門。曾經有個前輩說道：「很多人都以為我是社工師，其實我是職能治療師。」沒錯，社工師、復健師、心理師、個管師，這些都是我們這個專業容易被聯想到的角色，雖然說目前強調專業，但在社區這個龐大的族群內，一個個案若要接受所有的專業服務，勢必占據相當大的人事成本，專業亦需花費時間成本溝通，而目前的醫事人員執業場所仍以機構為主，社區人力不足已不是新聞。雖然在本文從事的是評估工作，卻也是社區體系中重要的角色，我們的理論基礎在生理、心理、家庭、社會層面都有一定的敏感度，能對於個案乃至整個案家做整體性的評估，尊重案家特質且搭配地區文化特性，以利後續連結相關的專業、資源。

故希望職能治療師可在社區中擔任的是一位「尋找資源的幫手」、「提供解決方案的人」、「改善生活品質的專家」，從評估、介入、個案管理層面及最後的達成目標而結案，都有職能治療發揮的空間。回歸到當初學這門學問的宗旨：「我們要把不能變成能。」聽起來好像是魔法師，但這才是我心目中的專業價值。

◎ 作者的話

我是黃中，成功大學職能治療學系畢業後，曾於醫療院所任職生理、小兒職能治療師，目前為新北市公會專業發展團隊成員，協助公會執行社區計畫案。我喜歡棒球與吉他，期許自己有相同的熱情在工作上，幫助他人亦能發展職能治療專業，為臺灣社會盡一份心力。

在大學時期沒有想過會到社區領域服務。還記得大一打系上排球隊時是 2006 年，學長跟我們分享的市場需求是區域醫院、醫學中心等級的職缺；到大三的 2008 年，時逢金融海嘯，全球經濟蕭條似乎也波及到了醫療產業，加上健保總額制度及屢屢下修的點值讓醫院人事凍結、遇缺不補，曾讓我們這一輩的畢業生無所適從，大家搜尋著全臺僅剩的空缺，再遠也得去投，因為如果不去醫院、診所工作，我們該往哪裡去？

努力卡進醫院後，並沒有因此擺脫現實的糾纏。醫院對內的績效管控壓縮的是專業執行的品質與發展空間，有時候甚至對人生會有疑惑：「這樣的日子我要繼續過三十年？然後就老了。」如果說職能治療的精神是幫助人們過得更好，那這位職能治療師還真的沒什麼說服力。加上前面敘述的案家需求無法在醫院內獲得滿足，各種「悲觀」與「進取」的力量把我往外推了一把。

趁著離開中部到北部求職的機會，我拜訪了在社區經營的學長，他第一個問題就是：「為什麼想來？」我說：「我想來這個領域走走，看看能不能有新的機會！」這裡說的機會除了工作機會，也是給自己人生的一個轉機，期許經由此基層做起的經驗，能讓我更了解職能治療可以對人們有什麼幫助。

就這樣，我錄取了！在什麼都懵懵懂懂的狀況下開始社區的相關工作。

　　一開始當然是何處有缺人就往該處行。社區的工作地點不固定，機構、老人活動中心、日照中心、學校、居家……等都有跑過，也顛覆了自己的一些觀念。曾經走入一家位於工商業區內的機構，因產業外移而將原本的廠房、辦公室改建成護理之家，放眼望去三、四十位長者排排坐好吃點心，好不壯觀。試想一個園區有數家護理之家，而能乘坐輪椅者可能僅半數，另外一半為全日臥床，這樣相加起來的人數可能都超過一間小學了，這才驚覺原來臺灣的老年化如此迅速，只是老人家都待在長照機構內，我們看不到。

　　另外一個看到的東西是社經差異，當實際走入案家，即可感受到社會中不同社經地位的人們過著多麼不同的生活，從河岸的科技豪宅到山區沒有瓦斯和自來水的三合院，當居住在裡面的人們遇到了疾病失能時，照顧者能採取的解決方案迥異。我很感謝一些家屬跟我分享他們的方法，如果想要成為一個助人的角色，問題解決的知識基礎絕對是要從前人的經驗上汲取，課本僅能給大綱與方向，且無法探討文化、社經地位之差異性。舉個比方，就上下樓梯而言，我們都知道有爬梯機此項輔具，但一臺動輒二十幾萬，並非多數家庭可負擔，加上臺灣都會區的住宅密集、公設狹窄，爬梯機因坡度陡或無迴轉空間還無法運作，某些個案真的因此而無法外出就醫、復健、換管，僅能在緊急時請鄰居或救護車協助。曾有位案家在評估時提到無法上下樓，當場問我有什麼方式可以解決，我就把過去看到的經驗、想得到的通通寫下供案家參考，回到家後再上網查詢，才發現原來有計程車背負服務、兩人搬運帶等等方案；雖然這樣臨時抽考的確令我捏一把冷汗，但也感謝案家丟問題讓我思考，未來可以造福更多的民眾。

　　若問踏入社區領域才一年的我，推不推薦他人一起進來？我當然希望有興趣的人一同進來打拼，前面已經有資深的前輩打下基礎，接下來我們就是負責將服務推廣到社會的基本單位——家庭，但工作畢竟不像醫院穩

定，又需風吹日曬騎機車，還是需要親身體驗後，才能知道自己的個性適不適合。社區的執行本身就是一個活動分析、設計及問題解決的過程，有時候還需要一些想像力、勇氣以及對土地人民的感情，所以本文的題目會稱之為「修行」，可能對我來說不只把它當作是一種工作，更是一種生命的體驗。

09 輔具與愛

陳明豐

　　張伯伯，我過去於輔具資源中心服務的一位與巴金森氏症共處二十多年的個案。張伯伯兒子口中的他，是一個勤儉持家的好父親，年輕時辛苦賺錢、一磚一瓦蓋了現在的房子，為家人遮風蔽雨。然而，在張伯伯五十多歲時，卻確診為巴金森氏症：一種定時服藥也無法抑制症狀惡化、運動神經元被吞噬的疾病。當張伯伯開始出現手部靜止性震顫後，他再也無法自在地控制雙手的動作，走路的能力也愈來愈差。兩、三年前，家人發現張伯伯開始半夜不睡覺下床在家遊走、經常懷疑家人偷他的錢，並經常莫名發脾氣，再次就醫檢查被醫師確診為失智症……。

　　日子一天一天地過，張伯伯的病情日益加劇，但家人卻始終認為這些都是張伯伯每日「偷懶」造就現在的退步。從沒有人去了解：動作遲緩、活動動機低下等被視為「偷懶」的這些症狀，其實元凶都是張伯伯所罹患的巴金森氏症與失智症所造成的。這些疾病的病徵造成張伯伯的退化，但家人卻沒有去了解這些疾病的症狀及歷程。

　　某日，張伯伯再次於半夜下床，卻不慎摔倒造成上臂骨折，雖然經過了醫生處理，但兒子卻發現爸爸的動作能力急速地下降，也愈來愈不願意活動，甚至連坐輪椅都無法維持直立，多次要滑下坐墊。由於張伯母能力有限，無法獨立扶起陷於輪椅內的張伯伯，三不五時就要請兒子幫忙，但兒子也有自己的家庭要照顧，導致母子倆愈來愈難以負擔照護壓力。某天，兒子因緣際會聽到醫療器材行說輪椅坐墊可能可以解決問題，並給了輔具資源中心的電話，建議向中心申請。兒子一頭霧水，買這東西也需要向政

府申請？他與張伯母，早上在醫療器材行詢問，下午就到了輔具中心報到，向輔具中心社工詢問，也清楚了輔具中心可以讓所有民眾做輔具相關諮詢，並可租用一些短期需求輔具（例如：骨折或扭傷所需的輪椅或拐杖等）。輔具評估服務主要是服務領有身心障礙手冊或證明的身心障礙者，在本地戶籍的民眾只要提供身心障礙者的身分證字號，就可以在中央提供的系統中，查詢到當初辦理身心障礙手冊或證明時，在戶籍地公所所填寫的基本資料，然而張伯伯領有失智症中度身心障礙證明，此次申請的輔具為輪椅坐墊，符合 2012 年內政部頒布的「身心障礙者輔具費用補助基準表」內之輪椅坐墊的申請資格，因此可以透過輔具中心申請輔具評估服務。職能治療師或物理治療師會前往居家進行相關輔具評估，身障者不需花時間到醫院掛號等候，以及在醫院間奔波，治療師會依雙方約定時間前往訪視，張伯伯的資料也因此到了在輔具資源中心任職的我手裡。

　　我是職能治療師，但在輔具中心的職稱為甲類輔具評估人員。張伯伯家在我最常飯後散步的公園旁，由於一樓是租他人做生意的店面，我根本不知道樓上居然有位身心障礙者。我收到了兒子替張伯伯申請評估輪椅坐墊的資料，到達張伯伯家的客廳後，映入眼簾的是張伯伯坐在一臺一般輪椅上，右手握著咬過一口的飯糰，口裡還含著飯，地板上少說有二十幾隻小蟑螂，甚至連張伯伯的飯糰上都停了一隻，環境中充斥著尿騷味及食物腐敗的味道，可想而知張伯伯家的衛生環境實在很差。同一時間也觀察到，張伯伯的臀部已經快滑出輪椅椅墊，再往前滑就很有可能會跌倒，我說：「張伯伯快滑下來了，我們把他扶正一下。」兒子拉著張伯伯的右手遠端關節，口裡碎念著：「他都偷懶，每次都不自己坐好。」我擔心張伯伯的肩關節會被兒子拉傷，我請他從張伯伯背側，以雙手穿過張伯伯腋下，環抱，雙手肘扣住肩胛骨，向上拉，將張伯伯順利調整為正坐姿勢。在協助個案調整過程中，也觀察到張伯伯的頭頸部關節及肌肉都已經僵硬，因長

期活動量不足，軀幹無力，坐立姿勢會駝背，駝背會造成骨盆後傾。以人體力學來說，乘坐輪椅會隨時間逐漸前滑，就好像平常慵懶地坐在沙發上一樣，當乘坐輪椅者難以自主調整姿勢，即會逐漸滑出輪椅。剛好輪椅也沒有骨盆帶，且張伯伯頭頸部僵硬，目前的輪椅功能已不足以提供張伯伯足夠支持，支持度已需要到頭頸部。我將觀察告知兒子，並簡單詢問張伯伯病史，藉由兒子的描述，了解了張伯伯上臂骨折、巴金森氏症及失智症等疾病歷程。因評估的需要，我想幫張伯伯活動四肢，做關節活動度評估，但礙於張伯伯坐於輪椅上，執行起來並不方便，因此請兒子協助轉移位到床上，藉此機會也可觀察家人協助轉移位的方式。兒子及張伯母兩人一人拉右肩，一人拉褲頭，讓張伯伯站起，但張伯伯的輪椅離床有一段距離，床是一張在客廳中午休息的單人木板床，當下張伯伯的雙腳踮腳尖、屈膝，兩人吃力地連拖帶拉讓張伯伯到了床上。我很吃驚，張伯伯的雙膝關節攣縮，下肢無法做出跨步動作，我詢問兒子說：「難道你們平常都是這樣協助他轉移位嗎？」兒子回應：「他就是懶，每次叫他自己動都不動。」我花了一些時間，希望讓兒子了解張伯伯的活動動機低落主因是疾病退化，加上大多時間待在家中，活動量不足，生活自理大多也由家人協助，造成疾病退化更快，關節已經部分攣縮更是雪上加霜。

　　家人目前幫張伯伯轉移位的方式不但費力，且一定要兩人才能完成，也很容易造成雙方的肌肉傷害。所以，我又花了一些時間指導兒子使用坐姿平移法做轉移位，若能搭配移位腰帶之協助，會更加安全。由於張伯伯的膝關節已經部分攣縮，因此指導兒子執行大關節被動關節活動的要訣。到了檢視張伯伯的背部皮膚狀況時，打開尿片及紗布，眼前的一切蓋過了之前所有的驚訝，薦椎處有塊大面積褥瘡，褥瘡上覆蓋了部分的黑色死皮，並有一層厚厚的碘酒，傷口很不乾淨。於是，又花了很多時間，跟兒子溝通正確的傷口清潔方法，強力建議需要就醫，讓醫師評估褥瘡傷口及做整

體健康評估，並建議需找整形外科清瘡，此無法急診，需要掛號門診。今天的訪視我給了兒子非常多的訊息，也很擔心他無法立即理解所有的觀念，特別是褥瘡處理，又苦於現場沒有適切的醫藥用耗材，照顧者對於傷口護理觀念不佳，剛好張伯伯符合身障者五十歲以上的長照中心申請資格，所以我趕快聯繫在地長照中心，請他們安排居家護理師到宅提供傷口護理的衛教。這些事情都處理完畢後，我才開始思考輔具建議。

　　由於張伯伯的頭頸部控制及軀幹肌肉都因長年巴金森氏症，造成關節僵硬，所以建議輪椅要更換成高背輪椅。由於我評估褥瘡與不正確的輪椅有很大關係，因此建議氣墊床需立即使用，避免褥瘡惡化。但考慮兒子的照顧技巧及居家環境，我也擔心張伯伯會因為褥瘡傷口感染而引發更嚴重的醫療問題，因此建議兒子是否等到褥瘡傷口的狀況穩定，再考量是否需大量購置輔具，目前可先與輔具中心租借高背特製輪椅及氣墊床。雖然身為輔具中心的職能治療師，輔具購買並不一定是我唯一的建議，如同張伯伯的情形，因此要花很多時間跟家屬溝通，希望讓他們了解褥瘡處理與照顧技巧的訓練也相同重要。此次張伯伯的輔具建議包括高背特製輪椅、氣墊床及居家照顧床，兒子於評估隔天即到輔具中心租借高背特製輪椅及氣墊床。

　　評估約兩個月後，兒子前來輔具中心歸還高背特製輪椅，並表示後來醫師協助個案清瘡，原本認為傷口還好，但原來裡面組織都壞死了，挖了比他以為的還要深且大，感覺都快看到骨頭了。長照中心的照管專員也已去訪視過，並有護理師到宅去教如何處理褥瘡，而張伯伯已經出院回家照顧了，因為目前傷口仍在，所以我不建議乘坐輪椅，因此兒子決定先購置氣墊床及居家照顧床，以方便照顧個案。又過了一段時間，張伯伯的身障證明已經變成失智症重度，因此我再次前往評估特製輪椅的需求。這次訪視時，家裡變乾淨了，褥瘡傷口也已開始收口，顯然兒子付出了很多努力

照顧張伯伯，但因為臥床時間長，張伯伯的狀況又再次退步，四肢關節更加僵硬。兒子表示：「雖然每天都會幫他進行被動關節活動，但關節還是愈來愈僵硬。」我說：「我有看到你的努力，你也是盡力了，現在就讓張伯伯舒服就好。」我又教導兒子如何協助張伯伯在床上能夠躺的比較舒服、盡量維持膝蓋關節活動度在 90 度以上、避免關節攣縮加劇而導致無法舒適的坐在市售輪椅上，也討論依照張伯伯的身體狀況，建議選擇有空中傾倒功能的輪椅，可讓因認知退化無法有效與人溝通的張伯伯，能藉著正確坐姿擺位，給他觀察環境的機會，維持視覺感官刺激，也建議輪椅務必搭配輪椅坐墊使用，以降低乘坐輪椅時的褥瘡發生機率。

再次評估約二個月後，在輔具追蹤上，看到熟悉的張伯伯名字，又再次與兒子約訪，原來為了照顧的便利性，張伯伯搬到另一個兒子所住的電梯大樓，因此外出更方便，目前每日都會前往公園散步，回家後看護會協助每日一次被動關節活動，他的體重增加了，兒子再三感謝我的協助，因為遇到了我，才開始漸漸知道如何照顧自己的父親。

◎ 職能治療小語

在輔具中心，有許許多多的專業互相討論及合作，職能治療師是其中重要的一份子，需以「人」為中心做最完整的考量，輔具評估並非治療，不需擬定治療計畫，但我需將我所有對於輔具、環境以及身障者本身疾病的症狀影響做為考量，告知身障者本人或照顧者；有時民眾往往對於輔具會有不正確的期望，也需立即告知原因，避免身障者或照顧者在操作輔具時，造成危險或使用後發覺不適用。因此，輔具中心職能治療師，需要了解各種輔具的功能、不同專業間的服務內容，以及現行社會資源的申請內容，往往評估時可能都是第一個接觸到身障者的醫療人員，所遇到的問題會很多及繁瑣，有些可以讓家屬立即處理的，即使是非職能治療的專業內

容，也應適度的告知。以上故事的兒子，由於沒有正確的照護知識與技巧，對於張伯伯起初的照顧狀況不佳，並且對於輔具使用有錯誤期待與誤解，都需要細膩的講解，並且依照照顧者的理解能力，考量嚴重褥瘡可能造成的風險，或許並非一定要將所有輔具一次到位，而是漸進式地提供及追蹤。

依《身心障礙者個人照顧服務辦法》，每個縣市都應有至少一間輔具資源中心，可提供身心障礙者輔具評估及使用訓練，並須提供輔具諮詢、取得、追蹤、維修及調整服務。每間輔具資源中心至少要有一名社工、輔具評估人員及維修技術人員，因此如果有輔具相關問題，都可洽詢當地的輔具資源中心。當然不只身心障礙者，一般民眾也能使用輔具中心的諮詢服務。現今臺灣邁入人口老化的時代，慢性疾病以及身體機能的逐漸退化，在退化過程中的各個階段，都會有不同的輔具需求。

◐ 作者的話

我是陳明豐，現服務於新竹縣政府委託華光社會福利基金會辦理的輔具資源中心，因曾擔任過新北市長照中心居家訪員，而在那時種下了為社區服務的熱忱。對我來說，每個人都擁有一個屬於自己的故事，也很幸運的，接受訪視的人，都不吝於分享自己的疾病歷程，卻也常在分享過程中，發現許多因失能而需使用輔具的個案，因為使用輔具的方式不正確，而導致生活獨立性未能提升，雖能給予基本的輔具指導，但對於相關資源轉介以及輔具使用後續的追蹤卻未能給予而有所感慨，因此進入了輔具資源中心就職。輔具的給予強調以「人」為中心，以考慮個案的診斷類別、認知、動機、失能程度為主軸，延伸至個案的家屬支持度、居家環境改變的可行性、經濟能力，透過全面性考量而給予最適切的輔具建議，以及提供正確的輔具衛教資訊和後續追蹤，以期為失能者盡一己之力，達到最大的生活獨立，重拾有尊嚴及價值的人生。

10 與民眾並肩站著，提供有力的支持

方璧珍

早在「身心障礙鑑定與需求評估新制」（2012 年 7 月 11 日）公告之前就有預告：未來輔具中心需任用取得「輔具評估人員」的資格者才能執行輔具評估工作。財團法人天主教華光社會福利基金會承辦的新竹縣輔具資源中心，早已於新制開始前一年（2011 年）即招募兼職輔具評估人員，先行培養輔具評估人員，以因應新制的到來。我是職能治療師，就這樣由醫療體系、早期療育、學校職能治療、家庭管理師，轉而進入了社政的輔具界。

本文希望藉由一個在輔具中心的職能治療師之目光，帶領大家來了解輔具世界與長照領域——一塊很社區化、值得職能治療師們大展身手之地。親近民眾生活、走入民眾家裡，一直是職能治療師的期許與願景，這裡真的是職能治療師可以盡情發揮「職能治療精神」之處。我當了輔具評估人員，實際到宅評估之後，帶給我很大的震撼：看到失能者離開醫院返家照顧後，若無急性病痛需要再返回醫院，幾年下來都是由家人關起門來土法煉鋼的照顧，若家人沒有管道學習適切的照護技巧，個案就很容易慢慢退化……，時常因需要購買輪椅或居家照顧床時，透過商家的告知才知道輔具是可以申請補助的，若無身障手冊／證明，也可由長期照顧中心之管道申請輔具補助。從輔具中心派來的輔具評估人員（職能治療師／物理治療師），可能是這幾年他們唯一接觸到的醫事人員，所以她／他得具備足夠的專業能力或連結資源的能力，能現場給予衛教或是其他的資源連結，雖然她／他是短暫的出現，但可以給予的影響力可說是不小！到個案家裡，

直接面對的是：失能者如何照顧？失能者如何處理生活上的大小事？失能者目前的身體功能如何？失能者的現有能力如何？失能者的一日生活如何安排？家屬對失能者身上的疾病是否有一定的了解？失能者在未來三個月至半年內是否有復原的機會或是會一直退化下去？使用什麼樣的輔具可以協助照顧或讓失能者達到生活獨立？失能者的住家環境是否利於失能者使用或是方便他人照顧？

嗯，輔具評估人員的工作特性，在一次的見面，短短幾十分鐘內的評估，她／他就必須在腦海裡考慮以上事情並且蒐集相關資料做出適當判斷，並提供各種可能的解決方案。首先，建立起她／他與個案和家屬的關係很重要，親切的態度與友善的溝通方式，是不二法門；取得個案和家屬信任後，接下來要了解個案的疾病史，評估個案目前的身體狀況，看看現在使用哪些輔具以及居家環境的動線（主要重點在：大門—房間—浴室）；了解個案和家屬目前迫切要解決的職能生活，提供解決方式，與個案和家屬做充分的討論，當她／他們獲得共識後，並告知政府可以提供的補助金額、申請程序……等；評估結束，她／他就得守著電腦完成報告，好讓後續的流程可以繼續跑下去，民眾也可以順利購買輔具，取得政府的補助。

在做輔具評估的過程中，常常會發現要解決的問題不只侷限於輔具，以職能治療師的觀點，我們還可以做更多……。

◎ 申請【長照】的連續型扶手評估

陳媽媽這次尋求輔具中心之協助，主要是因為樓梯僅有單邊扶手，但陳媽媽的下肢肌肉力量不足，僅能用單邊施力或是兩手抓著扶手側身上下樓，有安全上的疑慮，而申請居家無障礙改善之評估。隨著陳媽媽兒子穿過一樓出租的店家，走上狹窄的樓梯，來到三樓陳媽媽的生活起居空間，陳媽媽咧？瞥見一張雙人床上，棉被下有人。親切地打招呼：「陳媽媽，

早安！」棉被下似乎有點動靜，但就是不願意掀開棉被，我和陳媽媽兒子努力地聲聲呼喊、拐騙招數使盡，她仍然用棉被矇著頭不願意見客。看著床邊擺著助行器，問陳媽媽兒子平時她的移行能力如何？認得人嗎？對時間混亂嗎（我心中懷疑陳媽媽得了失智症）？藉由其主述表示：「媽媽日夜顛倒，我們也沒辦法在白天叫她起床。她清醒時，會鼓勵她使用助行器在三樓的活動空間慢慢行走，走得很慢，也可以自己慢慢吃飯……。」「那上下樓梯的情形呢？」「上下樓梯時，因為只有單邊扶手，通常需要兩個人在旁協助，一個人在前、一個人在後的協助著，有時需要兩隻手抓著扶手，變成側身上下樓梯，感覺上不安全，所以想要加裝另一邊扶手。」看來陳媽媽的行走能力還不錯，若樓梯兩側皆有扶手，就能提升陳媽媽的使用安全。由於樓梯寬度不足，又有照顧者在旁協助的需求，扶手的裝設位置必須儘量不占用僅有的活動空間。在充分討論後，陳媽媽兒子可以接受我的提案，但有個後續問題：「請問妳有合作的廠商嗎？」「很抱歉，輔具中心沒有合作的廠商，你們需要自己找，這樣的連續型扶手需要量身訂做，建議你可以試看看找鐵工廠或做鋁門窗工廠。」我跟陳媽媽兒子繼續討論扶手補助金額的相關規定、接下來的行政流程等。但是對陳媽媽的照顧而言，我覺得最重要的還是家屬對陳媽媽可能有失智的狀況先做了解，方能提供適切的照護。於是也跟陳媽媽兒子建議先帶她到醫院檢查，並與醫師討論，看是用藥物或是活動安排規劃，先讓陳媽媽將日夜顛倒的混亂時間慢慢調整回來。我因為有許多機會評估失智老人，了解家屬的辛苦，因此有機會都會跟家屬討論社會資源，例如：日照中心，鼓勵老人家到日照中心，在白天有活動參與，晚上會比較好入睡。臨走前，我依慣例也留下了輔具中心的簡介與我的名片，鼓勵家屬對此次服務的問題可直接與我聯絡，我比較能提供即時協助。

　　一段時日後，接到陳媽媽兒子的電話，跟我回報：「扶手裝好了，這

樣媽媽上下樓也比較安全……。我們也有帶她去看失智症門診，經過醫師的評估與用藥，媽媽的症狀有減輕多了，正慢慢調整日夜顛倒的現象，方老師，謝謝妳喔！」接到家屬的後續回報電話，總是讓我又驚又喜，這不是常見的現象，但我有幾個這麼貼心的家屬。這通回報電話對我的含意是：謝謝他們在短時間內對我的信任！謝謝他們願意接納我提供的解決方案，並實際去執行，他們的回報讓我知道我提供的解決方案對他們有幫助。這是到宅輔具評估人員的工作迷人之處！

> 職能治療師在輔具評估時，也幫助家屬對疾病的認識與做社會資源連結。

◎ 申請【身障】的高背輪椅與輪椅坐墊評估

跟汪媽媽女兒約好時間，一同前往為住在護理之家的汪媽媽進行評估。在訪談過程中慢慢了解，汪媽媽未入住護理之家前，在家照顧時所遭遇過種種照顧上的困難，看著汪媽媽女兒那疲憊的、關愛的與不捨的眼神，娓娓道出：「媽媽中風後，情緒、個性變化很大，常常會用言語、很難聽的字眼辱罵家人，尤其是對女婿，持續好多年，我一直對我老公過意不去……。現在媽媽的身體狀況更不好了，我們才決定送來護理之家，但外勞還是會跟著……。」我能感受到汪媽媽女兒與家人所承受的身心壓力，於是收起我的同情心並在心中已經知道問題癥結在哪裡。先為汪媽媽做評估，量測身體數據（輪椅報告書用），看看目前看護的照顧模式如何：翻身、坐起、轉移位技巧、輪椅上的坐姿擺位，適時給予意見與實際教導。由於我們的評估時間短，主要目的是「為個案選擇最適配的輔具」，因為照顧者是協助個案轉移位的人，所以我會花一些時間教導照顧者照顧及轉移位技巧。評估與衛教完成後，即進入「輔具適配」的討論：「我們剛剛有發

現汪媽媽的頭一直偏向好邊，在轉移位過程中，好腳有不願意承重的現象，這是中風的後遺症——推者症候群，有明顯好邊不願意承重現象，在坐姿下身體也容易傾向壞邊，會建議使用空中傾倒型輪椅比較安全。」「這個症候群還有一個特別的症狀，就是個案的個性會改變、變得比較偏激，會罵髒話……這是中風的後遺症，你剛剛陳述的都是因為中風後遺症所造成的，不是她的本意，希望能化解你們家人間的心結。」

單純的輔具評估，希望能藉由我的醫學知識背景去化解因疾病引起的照顧上之衝突。

◯ 申請【身障】的溝通／電腦輔具評估

學校的治療師有時會轉介有溝通輔具或電腦輔具需求的學生，雖然簡單的溝通輔具與電腦輔具難不倒我們，但是有時碰到需求比較特殊的學生，為了達到最好的效果，我們有時會需要尋求「外援」。十二歲的浩浩是全身高張力的腦性麻痺男孩，全班最帥的男生，雖然無法言語，但聰明度是大家公認的。他常年坐在擺位型輪椅上，以維持好的姿勢避免脊椎骨盆變形；下課時，還可以將輪椅向後傾倒，協助臀部減壓，舒緩久坐輪椅的身體不舒服。浩浩有個很大特徵，不論是上肢、下肢或是頭頸部，一個小小動作都會引起其他部位一起動作，連微笑都會。他的需求、想法如何表達？如何與他人溝通？常與他接觸的老師，大多可以猜得出他的想法，然而只有最親近的人，媽媽，才能落實地與他溝通。那其他人呢？浩浩該如何與他們溝通呢？我確認浩浩的需求後，對個別化教育計畫（individual educational plan, IEP）提供建議，也判定浩浩所需要的輔具是比較特殊的，所以請「破冰團隊」協助評估。第一次評估，與「破冰團隊」的物理治療師、職能治療師一起合作，藉由玩具、電腦遊戲、外接開關……等，對浩浩進

行認知評估及尋找浩浩身體各處能「自我控制」動作的部位，花上三個多小時才能比較正確掌握浩浩的能力。雖然耗時，但看見浩浩藉由開關設計，可以控制移動的玩具、玩電腦遊戲時，他高興的難以言喻的神情，我們也都感動萬分、尖叫連連。第二次評估，「破冰團隊」帶來了頭部控制開關、跟廠商借來了擺位型輪椅，讓浩浩試用，物理治療師、職能治療師、電腦工程師、輔具工程師輪番上陣，這一試也要花上兩、三個小時。感謝「破冰團隊」、學校老師、浩浩與媽媽的耐心與配合，我們已找到浩浩當下最有效的控制部位——頭側向控制開關，試用結果不錯，有機會可以讓浩浩利用頭控開關與外界溝通，但找到適配的輔具後，還需要後續的使用教導，包括要確認使用圖片或是注音符號溝通、設計最適合的電腦介面模式等，才能達到最有效率的溝通。

「破冰團隊」網址：http://www.icebreakerpro.org。

◎ 申請【身障】的視覺輔具評估

三十九歲的小王想要報考身障特考，需要讀書做準備。他從小就患有高度近視，二十幾歲時因右眼視網膜剝離做手術時，醫生才告知有視網膜色素病變，因而回想小時候，好像在較暗的環境辨識度比一般孩子弱；2007 年左右，因白內障看不清，而進行右眼有度數人工水晶體之置換。了解小王的疾病史，順便關心一下他的生活，原來小王獨居，白天的主要交通工具是機車，晚上因為不知道自己的視野受損，發生幾次小擦撞後，就不再騎車，改搭公車回家。在百貨公司地下室的機房工作，若看不清楚時，會用隨身攜帶的手電筒輔助，因為擔心工作機會受影響，只有一起工作的同事知道自己的視力狀況。經過評估，我了解小王目前的左眼配有近視度數 1,300 度、老花 250 度的隱形眼鏡；平常輔以手電筒、光源放大鏡、一

般太陽眼鏡，雖然可以應付日常生活與工作所需，但是面對接下來為準備高考所需的長期用眼來讀書之活動，現有方式明顯不足。因此，接著幫小王做了完整的視覺評估，並依小王現有的視覺能力及需求給予輔具建議與試用：(1)在大太陽底下會畏光、明暗環境轉換適應不佳：在不同情境下給予試用了幾種濾光眼鏡，幫助小王找到最適合的濾光眼鏡；(2)小王想報考身障特考，有大量閱讀需求：協助小王試用攜帶型擴視機，協助找尋能達到最佳閱讀視力的功能選項。小王在充分了解自己目前的視覺能力後，告知其在選購濾光眼鏡與攜帶型擴視機之注意事項，他帶著笑容離開中心。

因身障身分申請的輔具補助有個檢核機制，當個案購買輔具並完成核銷後，負責輔具補助的政府承辦人員會依狀況請輔具評估人員進行檢核的工作，或是輔具評估人員認為有需要再前往案家確認使用狀況時，會事先知會承辦人員給予檢核。檢核內容主要是要看個案是否買對輔具、有否正確使用、會不會保養、知不知道保固期與維修管道。由於不是每個個案都會被檢核，所以在完成輔具評估後，並不一定有機會再度訪視，確認個案是否能在他的日常生活情境中，可以正確使用輔具，這是目前制度的缺憾之一。因為當個案對輔具使用有疑問時，時常歸因於己，不見得會進一步尋求協助，常常可見輔具無法發揮其最大效用，因此我們在評估當下儘量提供完整的資訊。

◎ 申請【身障】的居家無障礙改善評估

透天厝一樓的拉門敞開著，一進門，迎面而來的是一張茶几，茶几後方是一張三人座黑皮沙發，這是四十四歲莊先生睡覺的地方。兩年前，莊先生因心臟瓣膜破裂造成血管病變，導致腰椎以下癱瘓，目前肚臍以下的動作神經及感覺神經完全喪失。起初生活自理都要他人協助才能完成，舉

凡穿脫衣物、洗澡、大小便……等，也要倚靠輪椅才能移行。你我都會納悶，家中一樓沒有房間嗎？有，一樓客廳緊鄰著一間房間是老媽媽睡覺用的，空間不足以再擺下一張床，所以莊先生就只能以沙發為床。房間後方是上二樓的樓梯，一樓的浴室位於樓梯下方，空間算是足夠，但沒有馬桶，且浴室門寬不足，也沒有多餘空間可以擴大。穿過廚房，開啟通往後陽臺的門，一樓的蹲式廁所就位於這扇門後方，還有兩個階梯高，其餘為工作間與儲藏空間。進入莊先生的家，對輔具評估人員來說是陌生的空間，因此需要馬上能夠做好定位，以便描繪出活動空間與粗略的平面圖作為我們當場討論空間改善的依據。莊先生已經對浴室空間設計有些構想，我則跟他討論使用習慣與注意事項，例如：置衣架、毛巾桿、洗臉臺的位置與高度，然後在現場丈量現有空間尺寸，一一盤算空間是否足夠，並依現場狀況給予建議與討論。在充分與莊先生溝通後，也請他務必到時也要跟師傅做好充分溝通，確認改造出的無障礙浴室符合期待。接著，我需要就改善項目比照有補助的項目再一一列出，並告知單項最高補助金額，施工費用超過最高補助金額，就屬於自付額範圍，讓莊先生自己心裡有個底。並提醒他後續依流程進行著……，注意核銷時承辦人員主要以他附上的施工後照片做審核，若有很大的出入或疑問，我們會需要再次前往案家做確認。

> 莊先生參與桃園脊椎損傷潛能發展中心的生活訓練，以提升自我生活照顧能力。

◎ 職能治療小語

輔具評估人員是職能治療師的一個分身，也屬於社區職能治療。剛開始從事這工作，需要跟民眾解釋輔具的功用，感覺自己像是個銷售員，上門銷售輔具產品，手裡還拿著一本輔具照片跟民眾解釋著，但我們既不介

入買賣、也不推薦廠牌，純粹只做個案與輔具的適配，其目的是希望藉由我們的專業判斷讓民眾能選擇最適合自己的輔具。進入民眾家裡，直接看到的就是民眾的職能生活，我們是在職能生活中做功能性評估，協助其選擇適合的輔具、建議合適的居家環境改善，讓民眾更能貼近職能活動。

輔具補助有兩個管道（身障、長照）可以申請，皆採「先申請、後購買」制，符合其資格後即可提出申請。有些輔具需要附上專業治療師的評估報告書，其用意是希望經由治療師評估申請者能力、經濟狀況、選擇適合的輔具，讓民眾買到最適合的輔具。因兩個管道之補助資格規定、最低使用年限、最高的補助金額與行政流程皆不同，因此常須花較多時間跟申請者溝通，例如：案例一的張媽媽無身障證明資格，僅能由長照的輔具補助提出申請，經評估後申請項目為【長照】的連續型扶手，一般戶的最高補助金額為二萬一千元，最低使用年限十年，實際施作超出最高補助金額的費用，即是申請者需要負擔的部分。申請核銷時，須附上施工後的照片。一般常見的生活輔具，例如：輪椅、輪椅坐墊、居家照顧床、氣墊床等，依報告書建議可自行到醫療器材行購買；扶手、門等一般大眾會用到的非特殊輔具，會提供申請者可找尋的店家種類。

需要視覺輔具的民眾較少，在輔具中心完成評估後，會協助民眾選擇適合本身能力的輔具與提供相關廠商資料給民眾參考，並不介入輔具的買賣與廠商的選擇。視障朋友對治療師是非常陌生的，剛知道申請視覺輔具需要找輔具評估人員做評估時，都抱持著高度懷疑態度，但經過充分溝通與宣導後，他們很快的可以接納我們。職能治療師因為養成教育裡包括認知、視知覺的評估與訓練，特別是這些知覺對日常活動的影響，所以非常可以勝任視覺輔具評估人員。但是，造成視覺障礙的成因很多，且視障輔具使用上的專業性很高，還是需要繼續教育與評估前做足準備工作。

◎ 作者的話

我是方璧珍，三個孩子的媽。1999 年大學畢業後，第一份工作是醫院復健科承接的輔具中心約聘治療師，那年代輔具推廣不是那麼興盛，我做的業務主要跟復健科職能治療師做的事一樣。很早進入婚姻，來到新竹的診所工作，在診所工作每日要面對四、五十人，培養了我的溝通與管理能力，接著嘗試了學校職能治療師、早期療育中心，在不得已的情況下，我離開職場回家照顧孩子，結束蠟燭兩頭燒的職業婦女生活，轉為二十四小時全年無休的家庭管理師。無自己的私人空間與社交，持續了五年，等到孩子一個接著一個進入學齡階段，我才有了自己的時間；利用空餘時間，進入學校當志工——晨間伴讀的志工與組長，陪伴不同孩子學習與成長。職能治療對我在扮演媽媽的角色、伴讀志工的角色上有很大的幫助，並有紮實的社區生活經驗。2011年，有機會進入輔具中心從事輔具評估工作，陸續取得戊類輔具評估人員—視覺輔具評估、甲類輔具評估人員—生活輔具評估等資格，目前為新竹縣市輔具資源中心的兼職輔具評估人員，主要負責長照的輔具評估與居家無障礙評估。先前紮實的社區生活經驗，讓我對輔具評估這工作很快的上手，且樂於其中——時間安排與運用很彈性，能兼顧到家庭的照顧。我認為這是職能治療師可以好好發揮之處，值得你的加入！

第二篇

在五花八門之定點提供服務的職能治療師

11 找回屬於我的生活

黃璨珣、江婕瑋

又到了每月巡迴社區據點的時候，這次正值端午包粽活動，許多社區長輩紛紛呼朋引伴來參加，厝邊頭尾圍坐成好幾個小圈子，邊包粽子邊話家常，此起彼落的笑聲讓社區活動中心很是熱鬧。

此時在熱絡的會場旁，有個角落感覺異常地安靜。有位婆婆坐在角落的輪椅上，好似枯萎的花朵，整個人垂頭喪氣，眼神黯淡地望著來往的人們。為促進社區長輩的參與，我走上前和婆婆及她身旁的女士打招呼，邀請兩人一同參加包粽活動。

「哎呀，我婆婆不行啦！老師妳沒看到她坐輪椅腳不方便，而且她拿東西手會抖得很厲害。難得社區有辦活動，我們來看看熱鬧就好。」女士直接回絕了，婆婆低頭不發一語，彷彿默許這位女士對她的描述。

由於婆婆不太願意說話，我試著和女士聊天以了解婆婆的背景：原來婆婆以前是小學老師，退休後經常跟著退休教師聯誼會到處遊山玩水，生性開朗健談，很喜歡交朋友；但在五年前的一場中風後，婆婆的性格劇變，變得很憂鬱，成天躲在家裡不願出門，深怕別人看到她不良於行。上廁所、洗澡都要人幫忙，婆婆覺得自己這樣很丟臉，和以前的朋友也不往來了。不料禍不單行，三年前婆婆因為動作漸漸緩慢、僵硬、容易手抖，被神經科醫師診斷為巴金森氏症，再度的打擊讓婆婆幾乎放棄自己的人生，每日以淚洗面，完全依賴家人的照顧。

婆婆的家庭支持系統乍聽之下很健全，兒女媳婿都是醫療人員，當中包含了醫師、護理師、藥師、營養師、心理師等，全家人幾乎是一個跨專

業醫療團隊了；也因此在醫療照護上相當積極，症狀控制、用藥和飲食都比一般患者來得好，全天候都有人輪班照顧婆婆的生活起居；又由於婆婆的平衡不好又有退化性關節炎，家人擔心危險不太讓婆婆出門，也叮嚀婆婆有什麼需要叫家人做就好，對婆婆的生活各環節非常保護，表面上看起來萬無一失。

最近，婆婆在家裡可能是悶壞了，常因為小事與家人起衝突，媳婦聽聞社區在端午節有辦包粽活動，才帶婆婆出來散散心。婆婆本來對社區活動有點興趣，但看到和自己差不多年齡的人都好手好腳，還能俐落地包粽子，自己卻連粽葉都拿不好，覺得自己什麼都不如人，感到很洩氣。

明白婆婆的近況和心情，我讚許婆婆今天的參與：「婆婆，謝謝您今天特地來參加，我們看到您都很開心，希望之後每個月的活動都能看到您喔！」或許是感受到我的善意，婆婆緩緩抬起頭看著我，含糊不清地努力吐出幾個字：「可是……我……什麼……都不能……做了……。」目光中滿是失落。

「婆婆，別這麼說，您今天來就是很棒的第一步了！如果每次您來，我們都練習一點點，能做的事一定會愈來愈多！」婆婆有點疑惑，但彷彿又懷抱一絲希望。經過這麼多年，婆婆終於願意外出是非常值得鼓勵的，而且很有可能是婆婆改變的開始。「婆婆，下個月也歡迎您來喔！」不知不覺活動已近尾聲，我向婆婆和她的媳婦揮手道別，衷心期盼下個月還能再見。但也不免暗暗擔心社區活動才每個月一次，時間間隔拉得比較長，要讓婆婆培養新習慣不是太容易。

＊　　＊　　＊　　＊　　＊

這個月來社區據點講健康促進課程，在開講前，人群中發現了一個熟悉的身影——是婆婆！婆婆竟然真的依約來了！我趁開始前的預備時間，

把握機會到臺下跟婆婆打招呼。「我……想……看看……妳……。」婆婆很靦腆地悄聲說。我驚喜的回應：「謝謝婆婆，我也很想念您呀！」沒想到上次活動後婆婆一直記得這個月要再來。

「我婆婆喔，上次聽到妳可以帶她練習自己做事，就很期待再見到妳。」媳婦說明了婆婆很渴望能夠獨立，我也樂意允諾婆婆，課後可以利用一點時間帶著她做練習。

下課了，媳婦推著引頸企盼的婆婆來到講臺前，我問婆婆生病前有沒有喜歡做的事，她無奈地搖搖頭說不記得了，一旁的媳婦沉吟許久後說：「我婆婆她以前很喜歡爬山，每次都會把途中看到的人文風景寫成散文。她教作文的嘛，文筆很好，我們沒去的人看了都感覺身歷其境。」婆婆有點害羞，緩慢地補充：「以……前……會寫……現在……不會……了……。」

「婆婆，我們來試試簽名好嗎？」我想了想，拿出紙筆邀請婆婆。「老師，她手那麼抖，沒辦法寫字吧？」媳婦有點擔心。婆婆聽到媳婦這麼說，剛伸出要拿筆的手又縮了回來，好像做錯事的小孩般低下頭。

「抖沒關係，慢慢寫也是可以的。」我把筆放到婆婆手中，微笑的鼓勵婆婆在白紙上寫下自己的名字。只見婆婆生疏地握筆，邊顫抖邊慢慢寫下：「黃金釵」，字體明顯歪歪斜斜，且因為肌肉逐漸僵硬、無力而愈寫愈小，「黃」字還像是拇指般大，到「釵」字卻小得幾乎像螞蟻一樣。

或許是很久沒寫字了，從前當老師寫得一手好板書的婆婆，看到自己現在潦草的字跡簡直不敢置信，又專注地嘗試寫了幾次名字；只是婆婆愈緊張、手就抖得愈厲害，之後的字跡幾乎像塗鴉般無法辨認，歷經幾番努力嘗試後，婆婆只能失望地把筆擱在一邊。

「婆婆沒關係，放寬心，剛剛只是練習而已喔！我們來試試看其他的方法。」觀察過婆婆原本的書寫表現後，我在筆上加套厚厚的泡棉墊，幫

助婆婆可以較省力地握筆,再找了本上面有方格的小學生作業簿,請婆婆一格一格地慢慢寫,將每個筆劃寫清楚,每寫一個字就停一下,確認沒寫歪再繼續。

這次,婆婆的每個字都很接近格子大小,顫抖的程度也減少很多。婆婆停筆後,欣賞著自己整齊的字跡,露出滿意的笑容,主動想趁著有成就感時繼續練習。看到婆婆正在興頭上,我引導她試著在本子上寫下一句話,可以是最近的感想或是任何自己想寫的內容。婆婆提起筆想了很久,約莫過了半世紀長的時間,慢慢寫下:「先生去開白內障,我很擔心。」我稱讚婆婆寫出自己的想法很好,今天先練到這樣就可以了,但她似乎又想寫些什麼,在後方又加了幾個字:「我很怕先生的眼睛沒辦法好起來。」婆婆的積極和能力讓我很驚訝,鼓勵她這個月開始每天都可以在筆記本上寫日記,只要幾句話就好,也請媳婦帶婆婆去買她喜歡的方格筆記本,會比小學生作業簿更適合婆婆的年齡和喜好。

再下個月見到婆婆的時候,遠遠的就看得到她臉上的微笑,婆婆一看到我,就像獻寶般迫不及待地將筆記本遞過來,我翻閱後忍不住驚嘆,婆婆除了寫對先生的擔憂,也寫了家人來探望、鄉土連續劇內容、以前開心的回憶……等,而且從第一天的兩三句,到後來可以寫一小段落,偶爾還會在旁畫小小的插畫,很顯然婆婆拾回書寫能力後相當投入,這樣突飛猛進的進展真是超乎期待!

接下來的幾個月,我和婆婆合作,協助她練習從事一些她很喜歡、但需要稍微調整過的活動,像是用輕巧的小茶壺泡茶以減輕手部的負擔,用固定式的方形放大鏡讀報以降低手部顫抖、視力不清對閱讀的影響,用悶燒鍋、電鍋取代炒鍋來製作簡單的料理以減少複雜的程序……等。

八個月後,令人驚喜的事發生了!從前婆婆總是癱坐在輪椅上等待他人照顧,現在逐漸有了自己的生活重心:一早起床會讀報、做運動,等先

生買菜回來；接近用餐時間，會擔任大廚做飯，讓先生當二廚在一旁幫忙；飯後先生負責洗碗，婆婆負責泡茶給家人喝。婆婆從被照顧者，慢慢找回母親和伴侶的角色。本來希望保護好婆婆，盡量不讓她出門或做事的兒女媳婿，看到婆婆在家中的正向改變，對婆婆愈來愈有信心，反而會每個禮拜主動陪婆婆踏青、逛街。

今年過節，收到婆婆寫給我的新年賀卡上頭，整整齊齊地用心寫著：「謝謝您，讓我找回屬於我的生活！我很快樂，也祝您新年快樂。」還附上一張一家人笑得好燦爛的全家福照片，帶給我心裡滿滿的感動。

當初從未料到，只是協助婆婆寫好幾個字，竟會大大影響她的人生下半場和全家人的生活。職能治療這個神奇的魔法，值得我們繼續拭目以待。

職能治療小語

由於人口結構高齡化，平均餘命延長，使得老人的照顧需求相對增高。政府期望以社區營造及社區自主參與之精神，鼓勵更多的民間團體設置關懷據點，提供在地的初級預防照顧服務，希望能透過設置社區照顧關懷據點，可以讓老人從家裡走到關懷據點參加經過設計的健康促進活動，與社區民眾互動，達到促進身心健康的效果。

職能治療是一個生理與心理全面顧及的專業，完整的專業訓練讓接受此專業介入的人，同時可接受生、心理整合的專業服務，且因為職能科學與活動治療是職能治療的基礎科學，所以對人的評估與介入，常常是最貼近個案的真實需求。在真實尊重與專業溝通下，除了協助個案也同時幫助其家庭一起增能，並利用輔具的適當設計、選擇與運用，以及環境或活動的安排與改善，讓個案與其一同生活的家人更能參與日常生活與各種休閒活動，進而融入社區，讓自立生活的精神更落實，進而使個案對生活的統馭感大大提升。

　　雖然職能治療與社區關懷據點有著同樣的目標，都是在提高活動參與，以促進健康。但是目前多數的社區據點侷限於經費（一年五至十萬）與資源的限縮，主動尋求職能治療的介入機會不大。所以我們（Oops專業團隊：由一群有熱忱推廣社區職能治療的治療師所組成）採用化整為零的方式，主動搭配單次或少次的體驗團體，提供幾個社區據點辦理符合該社區據點之有意義活動，其目的其實是去告訴他們：「職能治療師可以提供好的活動，改善長輩們的社區參與。」如同上述故事，我們在團體過程中，介紹了生活功能重建（reablement）的觀念，並提供一些與生活參與相關的策略。目前可以說「用過的，都說好」，我們希望藉由服務使用者的親身體驗，朝向「眾口鑠金──社區的健康促進一定要找職能治療師」的目標前進。

◎ 作者的話

　　我們是黃璨珣與江婕瑋，皆屬於吾不私專業團隊的職能治療師，這是一個進入社區的團隊，將職能治療概念運用於各種非醫療領域裡，例如：災後兒童的情緒團體、社區老人共老計畫的健康促進、受暴婦女的增能與情緒團體、公司企業的職場安全、輔具的設計與推廣、機構輔導、社區老人駕駛的檢核與改善的推廣、生活型態的再設計等。

　　黃璨珣治療師是位資深的社區職能治療師，致力於專業的推廣，並盡力將職能治療的精神落實於各個層面的需求者。

　　江婕瑋治療師是位年輕熱血且十分具職能精神的職能治療師，於美國南加州大學職能科學暨職能治療研究所取得碩士學位回臺，致力於生涯發展、遠距醫療、通用設計、生活型態再設計等領域的專業服務。

12 里長前哨站：長照中的職能治療

賴彥君

　　這是一個從抓蚊子開始的故事。長照的議題在臺灣正如火如荼的被大量討論，而對於身為一個不甘只是困在治療室裡執行周而復始的治療活動之職能治療師來說，當然也不會錯過參與這項議題的機會。彌陀，一個傳統的臺17線旁之聚落，也承襲了臺灣海線漁村的傳統，是個純樸而無所爭的地區，更在南方梓官蚵仔寮與北方永安石斑魚兩大強敵的環伺下，這個以養殖虱目魚為主的小漁村發展受到相當大之侷限，也因此被列入長照資源不足地區，進而在衛福部的長照十年計畫推動下設置長照據點，而我也剛好在研究所畢業後順勢的搭上這班長照列車，展開充滿驚奇的社區職能治療人生。

　　在這個從來沒有復健科診所進駐過的小鎮，一開始我以為對居民來說是天大的福音，又是政府補助的免費資源，理當在社區復健地點建構完成後有大量的個案將蜂擁而至，但事實上卻是一天又一天坐在治療桌前「抓蚊子」的生活。如此的慘況是我始料未及，連門可羅雀都無法形容我心中的震撼，天真如我又開始認真的採購復健器材，想藉此來拉抬在社區之中的人氣，卻也不見起色。當我第三次挪動器材擺放位置以及第五次把招牌擦得閃亮之際，才被上方題字的「社區」兩字五雷轟頂，那時的我才真正體悟到：若持續用醫院的思考模式等待客戶上門，將註定把社區復健推往失敗的深淵。因此，我開始針對據點以及衛生所的志工進行宣導與教育，當時又正值登革熱的防疫時期，每個地段的護士都需挨家挨戶進行積水容器的孓孓檢測，趁著這股全社區皆關注於此的氣勢，我讓社區復健的訊息

跟著一起到社區中「抓蚊子」。在這樣天羅地網的布署之下，很快的第一隻蚊子終於「落網」了。

祥伯是個每天都騎著代步車在彌陀繞個兩三圈的人，尤其是在他兩個兒子相繼英年早逝，自己又悲傷過度地在不久後中風的狀況之下，變得鮮少與人互動，也不想一直待在家中聽老伴的嘮叨，寧願風吹日曬雨淋的在社區裡閒晃。雖然離家不遠處還有兩甲自己的農地，但就現在的情況，他連田埂都沒辦法靠近，讓一輩子務農的他更顯得一無是處。會開始來做復健，純粹是因為他那臺「賓士」的故障率實在太高了，終於有個地方可以讓他消磨時間，同時也不用一直因為代步車故障而顧馬路，一兼兩顧，但若是我問他對於復健成效有何期待時，祥伯總是搬出那套「在中風經驗中，我已經是老先覺」的說詞，闡述著他的復健無用論，讓我又好氣又好笑。

其實祥伯說的也沒錯，就他照顧中風老母親再加上自己的經歷，論年資或道行確實都比我這個剛從一堆理論基礎中畢業不久的菜鳥高上許多，但賭上職能治療師的尊嚴，我也要告訴他職能治療不只是復健，而是在改善他的生活品質，同時也能讓他更加獨立自主的生活。雖然身體機能沒辦法恢復到過去的樣貌，動作的不便有可能也會一直存在，但是只要找對方法來利用輔具或是將活動簡化，還是可以在生活中發揮最大的功能性，而這套看似完美詮釋職能治療意涵的說帖，又讓祥伯有意見了。他說一個老人最大的心願就是好死，其他的就是每天日出等日落而已，不需要有什麼最大的功能。一席話又讓我慘敗了，沒想到身為最懂得生活的職能治療師，竟被歸類到「不知人間疾苦」的定位中，真是令人不服氣。但俗話說「不聽老人言，吃虧在眼前」，沒有經歷老化過程的我，確實從沒思考過生命末端所嚮往的生活形式會以什麼方式呈現，或許也應該好好的消化一下專屬於長者的心靈小劇場，並且構思如何破解他們心中那道塵封已久且自我放棄的關卡。

　　而在社區中走跳，除了要兼顧到疾病所帶來的影響問題，更是常常遇到需要解決民生問題的時刻，連嬸就是常常來抱怨民生問題的人。勤奮如她在中風後的第三天就已經急著下床復健，家中也不乏有一些復健器材，這幾年的修練下來也能讓其行動自如，但原本從事的務農與家務工作卻因為張力影響而仍存在相當大的阻礙。面對連嬸的殷殷期盼，更讓我燃起了一絲鬥志，或許這就是職能治療的存在價值，同時我也思考著如何讓這個社區的失能者有一個相同的努力目標，最終我決定先從大部分長者皆有經歷過的園藝開始下手。接著，我連結了志工與附近建材行，在後方的空地上逐步的搭建出一個屬於失能者的小菜圃，除了利用水泥磚將園藝盆架高，讓使用輪椅的個案也能享受澆水除草的過程之外，也架起了一個高度較矮的菜棚，方便讓有坐站訓練、行走訓練以及肩關節穩定度訓練需求的個案，也能從中獲得治療的效果。

　　終於在一次次的溝通調整後，連嬸重拾了務農能力，也逐漸的將訓練之成果類化到原本的作業場域，現在不僅能照顧自家的農作，也常常依照時節將她的菜移植到我們的小菜圃中，讓更多人感受到這份樂趣和喜悅，其中最大的受惠者就是祥伯，而最大的受害者就是我。祥伯像是要把畢生絕學全都傳承給我一般，不停的指導著所有與農作物相關的技巧與知識，讓我忙得廢寢忘食；祥伯更是每天在我上班開門之前就在門口等著巡菜園，到底是誰說老人只想要日出等日落的，我想只不過是因為那些瑣事沒有切中他們的心坎罷了。

　　這個經驗也讓我再次驗證了：務必要試著讓功能發揮到最大化的程度，不過對象不再只是針對個案或是個案的能力，而是轉換成了職能治療師，因為唯有先將職能治療師的功能調整到最大，利用職能治療對於活動分析的運用以及與人互動的敏感度，找出個案隱藏在心中那微不足道的願望，並且有效地運用資源來做媒合與整合，為他們創造機會去放手體驗失

能後的人生，才能協助其重拾自尊與笑容。月姨就是一個很好的例子，她實在不敢想像中風後未來的三十幾年，她的人生就只有剩下客廳及房間，雖然知道有各種代步車可以使用，但是因害怕自己的能力不足而無法安全的駕馭，也因為不符合補助資格，所以遲遲不敢向家人提出想要購買的要求。經我的評估之後，發現除了路上會發生的突發狀況仍不知如何反應之外，其餘的能力皆很合適讓她使用這項輔具，但是該怎麼讓她放心的嘗試，甚至進一步去購買，仍是需要努力去克服的因素。幸好當初我在社區中結交了許多熱心的「車友」，也藉由媒合的機會，讓月姨能夠實際的去體驗及操作，進而累積對自己能力的信賴，透過一次又一次的模擬練習來排除可能發生的危險，同時也減少家人對於這項活動的疑慮，終於月姨成功地從十坪大的密室裡逃脫，並且在購買她人生中第一部「名車」之後，逐步地回復她五十幾歲應有的主婦生活。

　　但治療師並非每一次都是那個關鍵人物，所以等待時機出現也是相當重要的課題。在長照據點的業務中，社區需求普查占了相當大的分量，為了了解全區失能人口的樣貌及比例，因此需要藉由名冊來確認每一筆資料的真實失能程度，但在這個詐騙集團猖獗的年代，執行挨家挨戶的拜訪時便經常碰到不得其門而入的狀況，但以下這戶人家的主人卻是異常的熱情。敏嬋是一位醫師娘，總是坐在家中望著門口的熙來攘往卻不願意踏出家門一步，「自己家在開診所還中風，太丟臉了！」所以當我這個陌生人主動上門聊天時，她像是找到了出口般開始滔滔不絕。為了讓她從那自我建造的失能監獄中獲得假釋的機會，我便三不五時的往敏嬋家裡跑，期望能夠在聊天的過程中引導她走出家門，正當我覺得關係建立得十分穩固而邀請她到社區中來做復健時，卻被無情的一口回絕。「全部的人都認識我，太丟臉了！」而像這種選擇繼續侷限在自己舒適圈中之案例，其實在社區中時常能夠遇見，其中的原因不外乎是因為身體樣貌改變太丟臉或是遇到了

就只能認命，無論他人再怎麼苦口婆心的勸說也無法動搖。就當我快要放棄時，奇蹟竟然發生了，敏嬸帶著她身旁的神祕嘉賓一同在門口現身，原來是她長年居住在美國的女兒回國探親時聊到社區裡的改變，女兒覺得這項資源應該善加利用，因此鼓勵媽媽出門來試試看。正所謂萬事俱備、只欠東風，在這過程中，或許我無法成為那關鍵的東風，但讓萬事皆俱備卻也是職能治療師當仁不讓的工作。雖然表面上有些吃力不討好，且需要花費大量的時間與精神去與其培養感情、灌輸觀念以及給予適當資訊，卻能逐漸將原本抗拒的活動潛移默化進個案的生活。但是，真功夫總是需要依靠時間來磨練及印證，並且等待見真章的時刻到來，最終東風終於到來，而敏嬸也將展開另一段生活旅程。

◎ 職能治療小語

在社區中常會遇到兩種不同型態的個案類型：第一種是具有強烈的改變動機但找不到有效方法帶來生活中的改變，而第二種則是自我放逐、安於現狀且對任何事皆無所求。但無論是哪一種型態的個案，對職能治療師而言最終的目的便是找到足以激發生活中小小火花的板機，並且在適當時機中進行射擊的動作，因此需要掌握的祕訣有以下三點：

1. 重新審視失能高齡者的需求：提升功能也許是職能治療最常談論的議題，無論是在生理或心理層面上，都希望可以達到適切的效果，也期望能夠透過專業上的建議去提供輔具、簡化生活或是找到代償的方式。但是當自己所面對的對象是一群已和失能共存許久的高齡者，我們所給予的專業建議是否能真正切中需求或者只是生命中一陣隨即消逝的漣漪，在其人生的最終階段，我們如何改善其所面臨的處境或是解決心中的缺憾，在無憾的情境下走向其所期盼的人生終點，因此易地而處是需要隨時謹記在心的功課。

2. 協助經驗的累積：雖然職能治療的最終目的是讓個案能夠帶著他的失能回歸到自主獨立的生活，但是從接受失能到帶著失能繼續生活並不如想像中容易做到，第一件要克服的便是個案心中許多疑慮所組合而成的障礙，是否安全、是否能力所及、是否造成他人的不便。除了針對能力進行評估之外，職能治療更加需要強調經驗的重要，正因為創造「最適挑戰」（just right challenge）是職能治療師的強項，所以在醫院模式中運用了各種擬真的情境來進行訓練，而在社區中卻應展現貼近生活的作法——直接將真實的環境做適當調整後呈現在個案的生活中，讓個案實際的去體驗在目前的失能狀態下，去從事這項在意的活動時有何感受及困難，並且鼓勵由其本身開始構思如何進行調整，再將這份體驗內化成自己的能力，才能在遇到需要臨場做調整時展現出彈性與韌性，當其成功達成目標時，成就感也就自然而然的戰勝害怕他人異樣眼光的恐懼感；而第二件要克服的障礙就是獨立操作的自信心不足，「好像有你在就可以耶」這句話的意義對一位職能治療師來說是成功也是失敗，成功的因素在於個案終於願意鼓起勇氣去嘗試也從中獲得正向的回饋，但失敗的原因則是雖說職能治療師本身也是一種工具，但不該是成就個案執行活動的必要條件，如何適時的抽身與放手，也是必須要思考的課題。

3. 環繞的藝術：在社區中常常會有一種感嘆，失能之後的臺灣人，其認分特質真是發揮得淋漓盡致，不僅甘願困在自己的小空間中，有時甚至聽不進別人的衷心勸告或是專業的評估，執意的認為往後的人生就只能認分的接受什麼事也無法做之命運，而此時的治療若是依然故我的使用積極介入之手段，勢必會造成反效果，同時也會因為無法從個案身上獲得適當的回饋，進而削弱職能治療師對於工作

的熱情，因此更應該培養有關於環繞的藝術。所謂的環繞就是在視覺、聽覺及所處空間的感受中皆參雜著我們想傳達的訊息，並且以此當做深耕的種子，在各方的條件皆合適時逐漸發芽茁壯，雖然當下無法即時的反應出成果，但只要我們秉持著成功不必在我的精神，環繞在個案左右、潛心的準備著前置作業，並且期待有如神機妙算的諸葛孔明般引導出最關鍵的人物／因素，當那東風一開始吹拂，職能治療師便能等待碩大的果實成熟採收之時的喜悅與感動。

在長照中的職能治療師就有如里長的工作一般繁雜，不僅僅需要兼顧到過去所了解到的日常生活功能範疇或是周遭環境的改善，就連準備食物、清潔衣物、就醫回診、交通接送、出門採買等工具型日常生活活動，也會出現大量的需求，有時甚至是處理家庭關係、媒合經濟支援等複雜情況，但職能治療師與里長最大的不同是，我們並非就單一事件來做處置，而是希望在通盤的了解前因後果之後，可以建立一套持續型的執行模式，進而減少對於外界的依賴程度；治療的過程中不見得需要淵博的學識或是專業理論來支撐，而是需要細膩的心思去挖掘個案隱藏版的需求，以及極富巧思的腦袋來處理各式生活的疑難雜症，因此強大的問題解決與活動分析能力，便是我認為在長照中的職能治療師不可或缺之工具，最重要的體認則是在社區中其實不用博學多聞而是要「博聞多學」，博聞指的是多聽多看各種生活範疇的人每天所執行的每項活動，因為無法實際去參與各行各業的生活，也無法加速經歷老化的過程，因此博聞不僅能獲取其中的「眉角」，同時也能在個案高談闊論其在意之活動時，能夠就分析過後的內容提出獨特的見解；而所謂的多學，則是多向在地智慧請益，畢竟就人生經歷而言，我們確實不及他們的一半，老人的智慧就像馬拉松賽中的高蛋白補給果凍般，能瞬間補充我們進行失能者生活分析所需的常識與經驗，也讓我們所做的職能介入可以更加貼切的符合每個長照對象之需求，最終與

這些可愛的失能者一同達到滿意生活的終極目標。雖然長照強調的是「在地人照顧在地人」，但在各個偏鄉據點總會存在著找不到在地人的窘境，若是能夠利用職能治療師對於事物整合以及精神層面分析等特質，或許也可在當地架構出適合的在地經營模式，同時也能拓展整個社區對於長期照顧的關注程度，而達到社區營造與健康促進共榮的效果。

◎ 作者的話

　　我是賴彥君，義守大學職能治療系及高雄醫學大學職能治療所畢業。大學畢業後於臺東教養機構遇見了來自德國的職能治療師，其極具巧思與以個案生活為主的介入方式，從此開拓了我對於不同面貌的職能治療領域之視野，而後致力於為失能者創造多樣的職能經驗，而在研究所中對於賦權（empowerment）模式加以鑽研與學習，更加深信只要不停的創造機會讓個案踏出第一步去體驗不一樣的生活方式，便能引導其更彈性的、有自信的與失能共處，而個案也將再次建造適合自己的另一個充滿目標與喜悅之人生。現任彌陀長照據點專業服務人員，執行居家與社區復健工作，結合社區營造、健康促進等方式，提升當地對於長照效能以及參與程度。

13 職能帶你品味生活：
氣爆後的職能治療

林采威

◎ 從「一陣驚天巨響，炙熱的火光」開始……

2014 年 7 月 31 日，夜，一陣驚天巨響，炙熱的火光，把寧靜的黑夜劃開了一道傷痕；一場爆炸造成了社會、家庭以及個人的損傷，這種傷，不止造成生理上的傷害，更在心裡烙下無法抹滅的記憶。

第一眼看到小易（化名），那個畫面是忘不掉的。一位青年兩眼無神的乘坐在高背輪椅上，頭因為頸部無力總是垂著；為了讓他能看向前方，家屬總是利用頭部固定帶，把頭固定在輪椅的加高背靠上，向他打招呼時，眼神中的那一抹無助盡收眼底。這樣的傷友，在氣爆中不止有小易一人，但八一石化氣爆的傷者與其他的災害不太一樣，我們所遇到的傷友，除了燒燙傷外，還有著不同的類型，例如：因爆炸的衝擊波彈高至三層樓高墜下的脊髓損傷年輕女孩；撞擊到腦部造成頭部外傷的青年；跌落坑洞骨盆骨折的新手媽媽；協助善後而出車禍的志工青年。除此之外，在氣爆後，更有許多因創傷而心理有著恐懼陰影與無力的社區民眾。

有別於一般所遇到的傷友與病友，他們需要更多的同理與包容，在大家的努力之下，兩年後的今天，慢慢地看到了他們的蛻變……。

◎ 接續著一份想到社區幫忙的心……

氣爆發生當下，社團法人高雄市職能治療師公會開始積極的籌備相關

之職能治療服務，並積極爭取高雄市政府衛生局以及國際崇她中華民國總社（以下簡稱崇她社）的合作，進行氣爆後的職能治療服務。我們希望除了提供氣爆民眾回歸家中適應的居家職能治療介入外，能同時在氣爆區域中的社區提供職能治療創傷後紓壓的課程，以提升氣爆民眾的生活品質。

「職能療癒班：跟失眠、煩躁、壓力說掰掰」，這是團隊與崇她社合作首度在社區中執行的課程。「社區」，聽起來是多麼熟悉、多麼容易的名詞，但對於一群非在地的專業人員來說，如何融入卻一直是一道很大的高牆，尤其對於這些氣爆區域的民眾，從氣爆後就有許多的媒體、團體以及專業團隊進入進行採訪、資料蒐集的打擾，對「專業團隊」總是會抱持著一種觀望的態度。在堅信能夠協助災區民眾適應與重建功能的信念下，我們努力去了解社區，去接近社區，於是選擇從幼兒園著手，從在地幼兒園兒童連結到家長，再藉由親子關係拉近團隊與社區民眾的距離。除此之外，在另外一個區域，我們與社區發展協會合作，藉由社區原有之組織進行宣導，運用社區原本的管道增進團隊跟民眾的互相了解。在課程中，由心理衛生領域的職能治療師進行帶領，兩位職能治療師運用紓壓技巧、體適能、繪畫、手工藝、自我表達等當作媒介，讓氣爆區內的民眾能夠藉由不同方式的抒發和技巧，學習表達自我，進而降低氣爆後因焦慮造成的心理問題。

在崇她社合作方案結束之後，職能治療師團隊承接了高雄市政府衛生局八一氣爆專案，為了擴大服務氣爆區域的民眾，除了崇她社專案服務過的兩個地點外，我們也分別在受影響區之前鎮區及苓雅區選擇三個社區據點與物理治療師團隊合作，提供社區活動服務。職能治療師團隊沿用崇她社模式進行社區活動，並同時搭配物理治療師團隊提供體適能的運動活動。為了提供更豐富的活動內容以及品質，團隊招募了分別在生理、社區、居家以及心理領域的治療師進入團隊，由不同領域的治療師從不同角度進行

活動帶領，以提升活動的多樣性。

　　這樣的社區模式，持續執行了近半年，服務了上百位社區民眾。民眾們從陌生到認識，從認識到接受，從接受到捨不得，是我們融入社區的證明。從社區中的長輩、婦女以及親子臉上散發出的笑容，那光芒已經照亮了原本氣爆造成的陰影。

　　「這樣就夠了嗎？」身為氣爆計畫的專案經理，我反問著自己。

　　「當然，不！」

　　「職能治療師，永遠都有更好的模式。」

◎ 我們真的有幫到忙嗎？

　　「看得見民眾到社區參加活動開心的表情，但卻只能看到重傷民眾困在居家努力生活的神情。」

　　這句話不停地在我腦海中打轉。在辦了近五十場社區活動，讓社區中的民眾走到社區來參加活動，但他們是走出來了，卻還是有一群人走不出來。

　　相較於社區心理創傷的民眾，氣爆中有許多重傷的傷友因為傷後造成的失能，而無法回歸到原本的職能生活，這些傷友如同在文章一開始所提到的小易一樣，在傷後有著許多的障礙而需要外在的協助。在專案一開始，我們積極提供居家職能治療服務，讓傷友能夠藉由職能治療的協助，在居家中提升獨立生活能力。在居家中，大部分的訓練與介入會以居家獨立生活或是照顧技巧為主，藉由治療師到宅提供的服務，針對傷友在家中所遇到的困難，會依所需求的能力與技巧進行訓練與介入，例如：有截肢傷友想要泡澡，所以治療師教導其使用輔具進出浴缸泡澡；有脊髓損傷傷友想要進出汽車，所以治療師教導其利用省力且安全方式進出汽車與收納輪椅等。治療師依需求，進行能力訓練或技巧教學，讓傷友能夠完成；但「居

家」終究是「居家」，僅能在「居家」活動並不是一般人擁有的「職能生活」。對職能治療師來說，職能是有意義的活動，能夠參與有意義的活動，才叫做過生活。我們希望能藉由我們的專案，讓生活已慢慢失去職能參與的傷友能找回屬於自己的生活，所以我們規劃了一系列活動，並且給它一個新的名字，就叫做「職能帶你品味生活」。將原本的社區活動轉型成以重傷傷友為主角的新形態社區適應活動。

◎ 反思後的新形態社區適應活動

「職能帶你品味生活」一系列的活動是以「快樂」為出發點進行。

現在，大部分以醫療為本位的治療師通常會以「功能」為導向進行活動設計，而我們這次新形態的社區適應活動，希望能以傷友「快樂」為導向來設計活動，以功能為導向的活動很好思考，那，以快樂為導向的活動該怎麼思考呢？

「職能帶你品味生活」的一系列活動，為了能更貼近傷友們的「快樂」，依照傷友們的需求而有不同的活動主題。

「相見歡」，第一次活動的時候，邀請了所有的重傷傷友以及他們的親友家屬到遠離他們住家的一家咖啡廳，由居家職能治療師評估傷友能力，並一同與傷友到達咖啡廳，在過程中協助傷友一起解決問題，從居家到社區，邁向第一步。在咖啡廳中，傷友們互相認識並且與治療師團隊成員認識。在認識之後，由職能治療師引導進行尋找「快樂」的活動，我們請傷友們將「依目前自己的能力，覺得最想做但卻無法做的活動」寫在便利貼上，以不記名的方式貼在我們設計的快樂海報上。因為不記名，傷友更能夠不隱藏的表達自己之想法與意願。在活動結束後，我們將所有便利貼上的活動統整分類，歸納出不同面向的「快樂」活動。

依照「快樂」的需求，共設計了七個主題活動，分別為：「外出購

物」、「烹飪」、「電影欣賞」、「展覽參訪」、「咖啡拉花」、「歡唱KTV」，以及「快樂出航」。

在活動開始之前，職能治療團隊依第一次相見歡的傷友名單為主要參與對象，在評估傷友的能力以及可能會遇到的困難與狀況後，經由活動設計分級以及路線規劃，讓不同能力的個案能夠參與活動。在尋找合適的活動場所時，我們會評估場所內的無障礙空間，如輪椅傷友需要的斜坡、無障礙廁所、輪椅的動線空間、截肢傷友行走階梯時需要的扶手等，再經過數次的職能治療師會議討論後，確認地點以及流程。而在活動當天進行時，居家職能治療師亦會一同在旁提供即時的引導問題解決以完成活動。

「電影欣賞」，傷友小花（化名）說：「自從受傷坐輪椅後再也沒有到過影城看過電影了。」其實這不止是小花的心聲，更是所有新輪椅族的心聲，這些從一開始的購票到影廳中再到看完電影出場之過程，對輪椅族來說都是一項挑戰。

「讓我們閉著眼睛想一下，影城是什麼模樣？」

「階梯。」

「階梯。」

「階梯。」

「長排椅子。」

「長排椅子。」

「長排椅子。」

小花說：「因為輪椅無法上下階梯，只能坐在第一排看電影，實在很不舒服，且乘坐輪椅不方便購買電影票，所以不太願意到影城看電影。」

接收到小花的顧慮，團隊治療師開始著手解決這令人不舒服的障礙，其實若未接收到小花的需求，許多治療師們也未曾好好看過影城的無障礙空間。在實地場堪之前，團隊治療師們先設計了到達影城最適當的動線，

並實際走訪場地勘查。其實，現在許多影城都設立在百貨公司或是賣場內，無障礙設施充足，故到達影城的過程是非常順利的。在經過探訪場地後，從購票、入場直至到達座位的過程，部分影城的確有許多不便，但亦有影城具備了無障礙服務與場地。大部分設有無障礙場地的影城，入場通道設有斜坡，斜坡可及中間排的位置，無法轉移位至座位的身障者較可惜，只能乘坐輪椅在該排較靠邊的走道上。經過調查，大部分影城大影廳的無障礙設置較佳，小影廳就並非全具備無障礙設施，但若有需求，仍建議向影廳的工作人員提出需求，他們一般都會協助身障朋友進行入場移動。購票部分，因為影廳場地問題，購票動線通常較為複雜且空間不足，目前部分影廳設有低櫃臺或是快速購票窗口開放給身障朋友快速購票。

因為這次我們選擇的影片已接近下檔時段，被分配到小影廳，但由於工作人員的協助，所有參與者還是在較舒服的位置開開心心地看完電影了！此次的經驗可供分享給身旁有輪椅族的民眾，當然，建議行前還是先致電影城，詢問一下想看影片的影廳是否具備無障礙設置喔！其實身障者看電影，沒那麼難的！

「三分天注定，七分靠打拼，愛拼才會贏」，還記得我們一開始向讀者提到的小易嗎？小易因為嚴重腦外傷，對於外在的刺激反應極少，大部分的時間都是表情呆滯坐在高背輪椅上，低警醒程度的狀態。想像一下，這樣子的小易，竟然能夠跟著旋律在充滿五光十色的KTV裡，唱起歌來，當時，在場的所有成員真的深深地受到感動。進一步與小易的家屬了解，原來小易在氣爆前是一個夜貓子，一個星期至少會跑 KTV 三趟，但是在受傷後，除了到醫院復健、回家休息就沒有到過其他地方了，更沒有到過這個對他來說是重要職能的 KTV。其實如同看電影一般，KTV 充滿了許多障礙，是的，這也是業者應該檢討的地方。大部分的 KTV 場所之無障礙設施均不足，雖然大部分均配有電梯，樓層都不是問題，但最多的障礙

是入門階梯及廁所（有許多貼著無障礙輪椅標示的廁所都是不符合規定的）。其實，許多障礙是可以藉由一些技巧或是輔具改善的，例如：我們在與男性輪椅使用者或是女性輪椅使用者討論如何解決排尿問題時，可以得知對於不同嚴重程度的使用者來說，有不同的排尿方式；相對於女性使用者來說，男性使用者有較簡單的排尿方式，有時只需要一個小隔間使用尿壺自行排尿或是進行導尿；而女性使用者若是自行排尿則較為不便，所以一般來說，大多數女性輪椅族外出時會使用尿布或自備導尿用品，其實也只要一個小隔間讓她們能夠進行尿布更換或導尿即可。所以，其實可以先致電詢問是否有獨立隔間或是可以藉由簡單道具圍起的空間之包廂，即可解決此問題。

另外，傷友因肢體不便對於外出購物活動過程中可能會遇到的無障礙不足、路程過長、高低起伏、無法提重等因素，而導致傷害產生之危險感到擔憂。為了讓活動更加生活化，所以我們結合購物與烹飪這兩個快樂活動，以「自己的食材自己買，自己的蛋糕自己作」之理念，舉辦了「外出購物活動」及「烹飪活動」。除此之外，也舉辦了「展覽參訪」，以及讓傷友們更融入一般民眾生活，近一步參與了坊間咖啡廳的「咖啡拉花」課程。

「職能與你快樂出航」，是這一系列活動的壓軸，我們希望跟傷友們一起在港都高雄創造一個「快樂出航，航向未來」的願景，邀請傷友登上高雄港遊港輪，體驗不一樣的生活。許多傷友在一開始非常擔心自己的能力，畢竟船不是一個穩定的平面，上下船都是一個問題。王先生曾在海軍服義務役，原來是不害怕船的，但因為受傷後的燒燙傷與截肢，擔心上下船會有問題，我們一起討論，嘗試解決問題，終能順利完成上下船。上下船或者是船艙間都有著高低的門檻，輪船公司除了原本有的斜坡外，也請船員協助輪椅進出船艙。唯一美中不足的地方是無障礙廁所，因船本身的

設計問題，無障礙廁所是無法讓輪椅族順利轉位到廁所裡。為解決此問題，我們搜尋到坊間可購買到的簡易開收攜帶式的更衣帳蓬，讓傷友能夠在船艙內進行如廁的動作，並且提供該輔具資訊讓傷友能夠參考，以便解決未來外出如廁之問題。

「職能治療師是生活的專家」，這是每位職能治療師的自我期許，也是努力想達到的目標。也是因為如此，當我們看到在那聲巨響下，傷友們因傷害而失去原有生活時，更希望能夠為他們做些什麼。所以我們由快樂開始，從崇她社開始至銜接衛生局方案，我們藉由不同的模式，帶給社區民眾快樂的職能。活動設計從治療師認為的活動為基礎，進展到以傷友們感到快樂的活動因子為目標，一步一步提升傷友們的能力，讓生活再次充滿快樂的職能。

◎ 職能治療小語

「職能治療」其實是一個不容易理解的名詞，尤其對於一般民眾來說，很容易把職能治療與職業治療聯想在一起。藉由上面的經驗分享，希望能讓民眾更了解職能治療能夠做些什麼。

八一石化氣爆發生至今已兩年多的時間，時間雖然慢慢地一點一點帶走傷痛，但仍無法讓所有的傷友能夠慢慢的找回屬於自己之職能生活。在一開始面對這些民眾時，有別於一般在醫院或是社區中所遇到因疾病或是一般意外而造成失能的民眾，因為是重大災難所造成的，所以當面對這樣一群因重大災難受傷、可能具有創傷後壓力症後群的民眾，其實是需要有充分準備的。

臺灣自九二一地震以來，重大災難後的復健介入慢慢的受到重視；南臺灣在莫拉克風災後，災後心理衛生以及失能民眾復健也慢慢的建立反應機制。但臺灣的職能治療師中僅有少部分對重大災難民眾提供過服務，即

使是醫療人員，在未經過訓練前就面對重大災難後受傷的傷友，自己的心情也時常久久不能平復，因此職能治療師在提供服務前也需要接受訓練。我們的團隊成員在接觸氣爆民眾前，均有接受過當面對重大災難民眾時心理調適的課程訓練，以幫助職能治療師在提供服務時，能夠維持專業態度。其實，不只是專業人員，我們建議任何未來想要投入災難後服務的人員，包含志工等，都需要經過專業的心理調適訓練，以免提供服務者與接受服務者雙方都出現心理調適問題。

在整個規劃過程中，職能治療的介入，包含居家、社區以及外出適應三種不同類型的模式，希望能讓傷友、家屬以及一般民眾都能夠了解到，職能治療不只是僅限於肢體動作訓練，職能也不止是日常生活功能如吃飯、走路、洗澡等而已，職能治療師團隊能運用不同的模式，循序漸進提供專業服務，並在過程中反思，進一步提升服務效能，並讓個案更接近「職能」。雖然許多職能活動看似簡單與平常，但沒有經過評估能力、引導學習，以及安全執行，傷友們不容易跨出自己居家的圈圈，甚至除了復健、醫療外，已遺忘了還有許多自己在傷前「讓自己快樂的職能活動」。

職能治療團隊是由不同醫院、不同社區、不同領域的治療師所組成，所有的職能治療師都是兼任治療師，也因此大家都是利用僅有的下班或是假日時間協助計畫執行，故除了專業與時間外，熱情是比任何事情都還要重要的。團隊的治療師常為了能夠考慮到每一部分，在社區適應活動前會先進行實地場勘，在場勘後，更利用大家僅有的共同夜晚時間進行活動設計與討論，甚至常常討論到半夜十一點，只為了能考慮到每一個步驟並加以解決。除此之外，活動時間均在假日，若沒有團隊成員的互相支援與支持，是沒有辦法把每一場活動都完美的完成。

除了專業能力、團隊及社區合作外，在進行專案時，政府部門協調以及宣傳亦是很重要的一部分。在最後一場「職能與你快樂出航」活動時，

為了希望能夠讓更多人了解職能治療，讓更多人能夠不要遺忘這些氣爆傷友，在社區適應活動開始前一小時，於靠近碼頭的高雄展覽館舉辦「八一氣爆職能治療記者會」，當中邀請高雄市政府衛生局黃志中局長、高雄市政府社會局姚雨靜局長、高雄市議會康裕成議長、鄭光峰議員與會。為了能夠得到市府團隊的支持，我們團隊透過各種管道，藉由親自拜訪以及寄發邀請函等方式，引起市府的重視。在整個記者會籌備過程中，與媒體記者朋友們的聯繫是最為困難的，畢竟這不是市政府所舉辦的活動，所以媒體朋友對於活動的關注度不高，即便是平面媒體；最後經過多方努力以及相關人士的協助下，終於有媒體朋友願意來採訪。在與媒體朋友以及傷友們交流的過程中，傷友們願意透露的資訊及媒體朋友所需要的內容之差異，常常需要我們從中協調。在醫療倫理教育下的職能治療師們，對於傷友們的資訊提供是非常謹慎的，但對於媒體朋友而言，若資訊太少，則在媒體宣傳部分會不夠吸睛，而缺少經驗的我們也從中學習了許多。

在此次的專案服務中，團隊夥伴帶領傷友們採用有別於傳統醫療體系職能治療的模式，進行「職能活動」。曾經有民眾詢問治療師團隊：

「你們的活動看起來只是一般平常的事情，由治療師帶領跟沒治療師帶領有什麼不一樣？」

其實，聽到這個問句的當下，治療師們是震驚的，便開始反思為什麼會讓別人有如此想法。對治療師來說，有意義的生活就是職能，即使是平常不過的活動，但傷友卻無法達到；在得知需求的當下，我們就會藉由我們的專業去調整設計活動，讓傷友的這個職能能夠完成。

「因為一切太過自然，所以我們更要說明。」

這是對於問句的反思，經過活動設計，讓傷友能從無法達成到順利完成，這一切發生的太過自然、太無障礙，容易讓人有所誤解。但其實在如此成功的活動背後，是經過由一開始的需求探討、問題分析，到中間的活

動分析、活動設計與調整這些過程，一步一步由職能治療專業所建構出來的，而「這些過程往往被藏在治療師的腦袋裡，沒有被說出來」。經過這次反思，也讓團隊更加了解到「專業展現宣傳」的重要性，期許未來能有更多人了解職能治療的專業。

本文藉由經驗分享，希望大家能更認識職能以及職能治療師的專業，以及從中所遇到的困難、解決方式與成長，而在不同的領域，無論是高齡、亞健康、心理創傷、失能的民眾，職能治療師都能協助，讓大家一起用職能來品味生活。

◎ 感謝

這個計畫是由團隊一起努力參與才能有此模式，首先感謝社團法人高雄市職能治療師公會謝彥緯理事長、陳其嶸外展事務主委、蔡宜蓉副主委三位的規劃及協助，再者感謝參與社區團隊的職能治療師：蘇姵綺職能治療師、劉偉德職能治療師、游濬瑋職能治療師、吳沛蓉職能治療師、陳彥璉職能治療師、吳宜華職能治療師、陳忠誠職能治療師、宋欣姵職能治療師、李靜嫻職能治療師、陳奕廷職能治療師、黃聖祐職能治療師，並感謝協助快樂出航活動進行的高雄醫學大學職能治療學系在學學生及畢業生。衷心謝謝大家的協助，因為有各位，才能讓整個服務更加完美。

◎ 作者的話

我是林采威，高雄醫學大學職能治療學系畢業，因為父親是燒燙傷身心障礙者，從小就認知到應盡自己所能幫助身心障礙人士。在學期間開始參與相關的社區及居家職能治療服務，畢業後擔任莫拉克風災重災區偏遠復健計畫的專任職能治療師，也是從這個工作開始接觸到重大災難後失能民眾。計畫結束後短暫到中國大陸進行教學指導，回臺灣後從事復健相關

研究工作，2015 年開始協助八一氣爆計畫執行，擔任專案經理及計畫社區職能治療師，並從 2016 年開始擔任社團法人高雄市職能治療師公會的全職居家社區職能治療師。

「職能治療師，永遠都有更好的模式」，這是我對自己的期許，希望經由每一次的服務進行反思修改調整，讓接受職能治療的民眾都能一步一步更接近快樂的職能生活。

14 從亞健康邁向全健康的寶藏：職能治療與社區長輩一起應用生活型態再設計來挑戰老化

蘇姵綺

　　在職能治療的實務工作中，似乎有股無法言喻的力量，一直將我往社區的領域裡頭推，而我也毫不遲疑地往社區裡頭鑽。

　　我知道那裡有許多寶藏等著我，但我至今才知道，那些寶藏就是社區裡可愛的長輩們。

　　「我最喜歡每個星期三來上姵綺老師的課！」

　　「來 YMCA 就是非常地開心。」

　　「有很多朋友，也可以和大家聊天，心情就快活！」

　　每每聽到這類的話，心裡總是一陣暖意，因為我的課堂在他／她的人生健康中占有一些版面！

　　我是這樣做健康促進團體的。

　　兩年的時間，我早就跟這群長輩產生深厚的情誼了。

　　我總是心甘情願地每個星期起個大早，從高雄開車到臺南，運用職能治療專業幫他們解決生活問題，使他們的生活更平衡、健康、安適。

　　因緣際會的從老師口中獲得這樣的機會，可以帶領一般長者的健康促進團體。這群總是笑口常開的長輩們，是參與位於臺南東區老人健康活力中心課程的成員，他們每一期（三個月為一期）都可以選擇老人中心開設的課程，內容琳瑯滿目，舉凡有氧運動、體適能、3C 產品使用、攝影、小

農園藝、卡拉OK、油畫……等。而我則是負責「請你跟我這樣過」與「健康骨骼動一動」之課程，也帶過現已由學弟接手的「腦力活化」課程。

我常常在課堂上打趣地和這些長輩們說「人生七十才開始」，他們那一代辛苦打拼的生活終於結束，開始退休與享受。我問他們打算享受些什麼？做些什麼？總是得到：「謀啊！就是每天這樣過日子啊！」「每天都去運動啊！」「出去玩。」「現在呷這麼老了，會走會跑就很好了！」等比較籠統的答案。可能因為地方民情的不同，我總能感受到臺南人的樂天與知足。雖然如此，他們看似開心的生活，體力上仍然走不遠，慢性病的藥還是吃很多。我告訴自己，我有很多事情可以做，可以讓他們更健康、生活品質更好。

這些長輩們的背景多元，從建築師、牙醫、老師、公務人員到家庭主婦，各行各業都有，但卻有一個共通點：那就是他們都「退休」了，連家庭主婦都有退休的一天喔！因為孩子大了，組了自己的家庭，身為母親的角色，好似可以鬆懈了些。他們有些是自己看到廣告傳單上門，有些則是兒女得到資訊協助安排。他們說：「反正底厝也嚶嚶美代子，來這卡袂無聊。」無論是什麼原因來到這裡，身為職能治療師的我就開啟了治療雷達，思考他們的需求為何。

有多少的長輩，會像電影「高年級實習生」裡的主角一樣，在退休後不斷嘗試新的事物？電影主角覺得退休後就該盡情揮灑，培養自己的創意，所以他學瑜珈、烹飪、種盆栽、上中文課等，但他發現這些都不是他要的，人生依舊出現了空缺，他知道要把這個空缺填起來，所以積極地尋找他在社會與生活中的定位。整部電影描述他在一次徵求年長實習生的廣告當中做了最佳嘗試、展現了自己的優勢與價值。

而這些長輩們，有部分人跟主角一樣自己追尋所想，但個個是否都能像他一樣，有辦法自行開創這樣豐富的晚年生活嗎？

　　有位高奶奶，因為重度憂鬱症，聽到這邊有課程可以參加而聞訊前來。對她而言，起初就是來參加一堂健康生活討論與實作課、找點事做，讓先生有些喘息時間、減輕照顧負擔。然而，對我們來說，這不僅僅是一堂打發時間的課而已，我們藉由活潑的討論，希望能從不同生活層面協助她，讓她在外出增加社會參與互動之餘，更了解如何自己經營健康。起初，她總會把自己有憂鬱症掛在嘴邊，表示自己的頭腦已經變得很差勁了，眉頭總是緊皺著，沒有笑容。課堂中，我若看到她做得不錯，就會適時提供鼓勵。漸漸地，她的表達變多了，尤其我們討論的都是生活話題，很容易引發共鳴，不但在我徵詢答案時會回應，也會主動與同學分享觀點。有一次，長輩們的作業要帶幾張自己和家人的照片，高奶奶帶了最多張，介紹時也很投入，開心地與我們分享她與家人的事物。還有一次，為了協助長輩們思考在人生中各種尚未完成的心願，或選擇發展新的休閒活動，我們討論到以前小時候的遊戲，她主動教導同學跳房子的規則，也起身示範，臉上漾著的笑容使她看起來年輕很多，就像是當年那個小女生回來了一樣！

　　課程後期，高奶奶談到自己憂鬱的問題時有所抒發，團體中同學相當熱心地建議她：「哩丟愛走出來，常常和我們聊天開講，這樣才不會想東想西。」旁邊的人也會附和：「丟啊丟啊！來這裡很歡喜，妳一個人在家裡會黑白想，鑽牛角尖。」我在這裡，看到了同儕互相支持的力量！其實，我的介入並沒有很多，沒有一對一的會談、也沒有討論任何治療的計畫，就是順著這班同學，帶領他們需要的健康議題，運用團體動力的各種技巧來引導。就這樣，經過了一期的課程，我相信對於高奶奶而言，我們已經成功跨出第一步了！因為，她對生活恢復了興趣。

　　過去人類的壽命並不長，小時總是聽到做壽做「六十『大』壽」，所以六十五歲退休剛剛好，可以休息與安養天年。然而，比照現今，一百歲還能活蹦亂跳的大有人在，但社會工作結構並沒有跟著改變，六十五歲退

休以後還有好幾十年的時間要過，想要擁有健康滿足的生活，實在需要細心規劃。我曾經遇過好幾位退休以後的長輩，因為不再需要工作了，每天就坐在家中看電視，沒有出門，話變少了，笑容也變少了。這樣看起來，那似乎不是享福，而是不知道該為自己安排些什麼事讓自己的生活精彩，所以漸漸退化，有的跌倒、有的憂鬱、有的中風失能、有的失智……。

小時候童年成長經歷求學過程、進入職場工作賺錢、步入婚姻、成家立業生子、養育第二代，每個階段都有生活的目標與重心，但退休以後呢？生活的重心應該是什麼？我常常在想，我應該給他們的是什麼？他們到底想要的是什麼？

我發現，他們最關心的終究還是如何擁有全面的健康，不失能也不失智。也或者說，他們知道要多了解健康的資訊、從事健康的相關活動，以預防疾病。過去總說「養兒防老」，而這群長輩說「健康靠自己」！

我運用職能治療的專業，在預防職能治療學的領域裡，設計了一連串課程。起初是「預防失智」，所以我帶領一連串的腦力訓練；一段時間後，我開設了第二種課程，他們想知道「關節骨骼與體態保養」，而有了長者健康版的美姿美儀課程；接著，「生活型態再設計」則是讓長輩們在輕鬆活潑的討論氛圍之下，了解一般健康的生活型態所需注意的基本知識，也回顧自己的需求，進一步為自己重新設計新的健康老年生活。

然而，套上理論後而產生許多我自以為厲害的生活好點子，卻常常遭到長輩們的回擊，往往讓我啞口無言。

「不可能啦！妳吃到我的年歲就知道了！」

「我努力了幾十年都和我那個姑嫂處不好，要等到她過世了，這個問題才能解決。」

「哪裡還需要像年輕人一樣去做重訓？我心臟不好，還能夠走路十分鐘不會喘就要偷笑了。」

「環遊世界？出國旅遊？我出門不方便，不用想那麼多了啦！」

對啊！以自己三十歲的年齡，都不到他們的一半年紀！即使我好像學到健康的生活應該是什麼樣貌，但我沒有真的經歷過（例如：結婚養小孩所遇到的各種問題），我到底有什麼資格來幫他們上課呢？我能夠教他們什麼呢？在人生的旅途中，他們吃過的鹽可是比我吃過的米還多啊！雖然我有專業的背景與訓練，但在面對這麼老成的長輩們，我有辦法告訴他們應該怎麼過生活嗎？

這樣的想法，曾經持續了好一陣子，讓我每當要準備課程時就愁眉苦臉，臉上冒了很多顆痘子，因為害怕長輩們覺得我好傻好天真，上課的內容不吸引人、不有趣、不是他們要的，然後他們就會不想來上課！這種感覺像是小惡魔頂著三叉刀在我背後奸笑一般，督促著我一直不斷地看書，同時費盡心思想了解他們的需求。大概過了將近一年，我才漸漸體會到，原來最好的學習，就是藉著不斷地互動，從他們活動參與的反應微調、從這些長輩們的生命經驗裡拼湊出健康生活樣貌的必要元素。

長輩們給我的影響，不只是在我專業的累積，更在我的人生道路上。有時候我心情很差，怨懟人生中的各種不高興，都會在每週不得不去幫這些長輩上課之際，化解得煙消雲散。因為與這些長輩的對話與討論，總能體現出他們對生命的看法。還記得芳姨說的：「我覺得人生最重要的就是學會『轉念』，每當不開心的時候，就是要轉念。」或者是對婚姻的看法：「青菜啦！嫁都嫁了，睜一隻眼閉一隻眼，不要跟自己過不去！現在我也都忘了我年輕時都在吵些什麼。」在他們的眼裡、時間的洪流中，每一個人生低潮與困苦，好像都成了一粒細沙般渺小，似乎也不需要這麼計較了，也都可以輕描淡寫地說「過去了」。回頭想想，當下的我又何必困囿於這樣一個小胡同裡，而不肯踏出去呢？所以我說，長輩們是我的寶藏。

除了臺南的YMCA老人中心，「生活型態再設計」的概念也運用到教

育部所推廣的樂齡大學課程中，且相當感謝在中山大學規劃課程的朋友之肯定，我在其中開設了「打造健康老化的快樂工程」，已經有一學年的時間。而長輩們的可愛程度絲毫不遜色，每次我來上課，他們必定會帶著自己做的「束脩」前來，有時候是餅乾，有時候是饅頭，好吃到讓我不禁讚嘆：「根本可以賣錢了！」

在這一年裡，我與他們先綜合討論健康的生活，再進一步共同決定幾個生活主題，從這些層面深入討論。其中一個是「睡眠型態」，我和長輩們花了將近一個月的時間進行，探討如何擁有良好的睡眠品質。內容包含：傳達睡眠醫學常識、讓他們自我記錄與分析睡眠型態、檢視問題且討論改善方法，並實際帶他們做些練習。

有長輩一開始就相當斬釘截鐵的說：「我這個已經好幾十年的問題，不可能會好的，一定都要吃安眠藥才能睡得著。」也有些長輩不知道失眠為何物，活了這把年紀而睡眠完全沒有問題。大家討論得很熱烈，過程中我邀請那幾位睡眠沒有問題的長輩跟大家分享自己好眠的情況，也要求小組一起腦力激盪想辦法解決組員的睡眠困擾，甚至有許多我不甚清楚的在地資源都說了出來，例如：某某醫院中醫師的某某茶喝了非常助眠，他們之間的團體互動發酵後，素材與媒介真的很豐富。同時，也感動於這些長輩的實際行動力，我在其中一堂課帶領他們自我放鬆技巧，實際操作之後，過了一陣子，聽到他們有在持續練習，也聽到他們的回饋：「現在真的可以很快的就入眠耶！」我的心中於是灑下朵朵小花，覺得好有成就感！

課程設計團隊了解生活體驗的重要性，也舉辦校外活動，讓他們走出教室，有音樂會、有健走活動、也到臺南一日遊，我想每一群長輩都有他們小小的文化，如果能夠發揮這樣的健康次文化，增加生活經驗，要從亞健康再進步，就不是難事。

要這些長輩過豐富的生活，光是有職能治療師是不夠的，需要的是整

個團隊的合作，負責安排課程與舉辦活動；要落實「生活型態再設計」，有職能治療師與團隊合作仍然不夠，最重要的還是長輩自己的學習與想要健康的心，並且實際進行。我想起曾經與團隊專員聊天，提到一位奶奶好久都沒有來了，才由專員口中得知，原來那位奶奶在不久前過世了，是在睡夢中離去的。她的女兒寫了卡片來，感謝我們陪伴奶奶走過人生的最後一段路程，因為有幸參與這些課程，她每天都過得開開心心的。大概，人生的最後一段路，不希望在病床上度過，或許也可以選擇像這樣度過吧！

當下我體會了，原來健康促進可以在長輩的生活中發揮如此重要的功能。

這些長輩，是我的寶藏，而我的努力與付出，也希望能夠成為他們健康生活的甘泉。

職能治療小語

「生活型態再造」之概念源自於美國南加州大學（University of South California, USC）職能治療系的健康老年生活計畫（Well Elderly Program），至今歷時已有二十餘年，在美國已發展為一成熟且有效的現代職能治療理論模式，而世界上其他國家也以此為依據（如英國、日本等），發展屬於當地文化的健康促進服務。

此概念的哲學基礎在於藉由實際進行團體或個別活動的方式，協助長輩了解健康生活的內涵，在生活中運用自我職能分析，檢視自身生活型態的各種面向不足之處，訂定目標，在治療師的引導與同儕的影響與互動下，改變習慣，一起達到健康而平衡的生活，使生活品質更加提升。

在臺灣，民眾可以藉由職能治療師的諮詢與引導，獲得健康生活的資訊，並與治療師共同討論，規劃實際操作的行動計畫書，改造而達到良好平衡的生活型態。

◎ 作者的話

請見第 7 章。

15 竹山社區的守護者：
職能生活與記憶拼圖

紀盈如

「我並非瀕死之人，只是被迫與阿茲海默症共處的病患，更會盡
我所能繼續生活下去。」

——《我想念我自己》

這是美國暢銷作家 Lisa Genova 於 2007 年出版的小說中，罹患早發性
失智症的女主角 Alice 所說的話，道出了失智症患者的心聲。這本小說於
2014 年翻拍成電影，又喚醒大眾對失智症的認識及重視。

「你是誰？我不記得了？」

「我吃過飯了沒有？」

「哪裡？我到了哪裡？是我家嗎？我有來過這裡嗎？」

這是張阿嬤跟女兒在家時常發生的對話。八十二歲的張阿嬤患有失智
症五年，記憶力變得愈來愈差，常常忘記剛發生的事，或一轉眼就忘了自
己要做什麼事，有時候連現在是哪一天、身處在哪裡也不記得。張阿嬤的
身體看似健朗、行動自如，但獨立生活很危險，因為記憶力和定向感的衰
退，經常迷路或忘了關瓦斯；女兒擔心阿嬤的安危，五年前毅然決然地退
休回老家照顧阿嬤。張阿嬤經常反覆問一樣的問題、說一樣的話，或是容
易發怒，甚至是懷疑女兒要拋棄她。有時候晚上好不容易安撫阿嬤上床了，
可能躺了十分鐘後就又下床遊走，一個晚上可能反反覆覆這樣好幾次，照

127

顧的壓力讓張阿嬤的女兒幾度差點瀕臨崩潰。

　　「媽媽有時候像個小孩一樣，會吵、會盧，除了生活起居之外，我還要應付她的情緒，但我也會累、也會有情緒、也會有受不了的時候。有時候我也會對她發脾氣、大小聲，但當下我真的不知道該怎麼辦才好。有一次我對她發脾氣的時候，她哭了，我也哭了，我們都好無助。我知道媽媽不是故意的，但這樣的照顧壓力真的好沉重喔！」那天，張阿嬤的女兒跟我們分享的時候，邊掉眼淚邊說。像這樣的生活，在臺灣有好幾萬的家庭每天都在反覆的上演，失智症造成的生活衝擊，不僅僅是個案的生活功能退化，也造成家屬沉重的負擔，甚至讓家庭崩解。我決心幫助他們，因為深知失智症的可怕，且我可以跟他們一起面對，讓他們不孤單奮戰；如果能有更多醫療和社會資源的協助，這些在社區的失智家庭就會有一絲希望，生活也會變得快樂一些。

　　南投縣是臺灣人口老化嚴重的地區，年輕人的外流，造成老年人的比率較高，其醫療資源又不如大都市，然而這樣的地區卻更需要長照的醫療資源。為了幫助這裡的失智症家庭，竹山秀傳醫院自 2014 年開始承接衛生福利部的「長照資源不足地區建置失智症社區服務計畫」，希望能服務竹山附近的社區民眾，並計畫於中和里設置服務據點。中和里位於南投縣竹山鎮西北端，與濁水溪相連，人口數不多，約 1,151 人，周遭環境優美氣候佳，居民以老年人居多，大多以務農為主，離市區及醫院較遠，醫療資源缺乏，更是我們醫院失智症照護團隊與遠距照護服務的責任地區。

　　我是竹山樂智社區計畫負責整體規劃的職能治療師，是個案管理師，同時也是失智症照護團隊的一員，對於失智症，我有著無限的熱忱跟憧憬。在這個計畫中，我不斷的摸索逐漸找到癥結，希望能找到對個案更好的適應或面對的方法與需要的協助。但這個計畫是個非常非常艱難的任務，由一開始好不容易篩選的個案後，接著，我口沫橫飛的向家屬和個案分析所

有疾病與可能會產生的問題和情況，以及我們能給予什麼樣的資源。對他們來說，我的行為真的很像「賣保險」的，不意外，我被拒絕了，而且是所有一切的治療方案計畫。我被拒絕之後，最困難的是還要保有熱情與活力，於是我與其他的團隊夥伴親自到每個個案家中訪視，說服家屬及個案參與此計畫；取得家屬及個案的同意後，開始評估個案與家屬的身心狀況及規劃課程。然而，訪視的過程並沒有想像中順利，經常沿著街道挨家挨戶地拜訪，在風雨以及嚴寒酷暑中，風餐露宿，在永無飽足感的飢餓中，吃盡苦頭，但秉持著，被拒絕一次，那我們就再拜訪一次，因為我一直相信成功是失敗累積出來的。

記得第一次訪視劉奶奶的時候，我敲完門，劉奶奶從屋裡出聲音大聲地問：「你們是誰？」我回答說是竹山秀傳醫院的醫療人員，要來探視劉奶奶，看看有沒有需要幫忙的地方。劉奶奶說：「我不認識你們，不需要你們的幫忙。不要再來了。」經過一番的勸說，她仍堅持不開門。後來我連續拜訪了好幾次，她都不相信我，不願意開門。直到有一天她先生在家裡跌倒骨折了，劉奶奶才著急的開門跑出來向我求救，拜託我救救她先生，這才開始取得了劉奶奶的信任。因為失智老人面對陌生人或陌生環境會感到非常的恐懼、不安，所以在訪視時，有好幾個個案像劉奶奶一樣拒絕訪視，或是拒絕評估。

除了吃閉門羹外，我與其他團隊夥伴在社區訪視、努力融入社區、跟阿公阿嬤搏感情的時候，也遇到不少有趣的事，例如：有一次到林阿嬤家中拜訪，我們在門外說明來意後，她卻在屋內回答：「你們等一下，我畫個妝再開門。」要化妝才能見人，這是她的堅持。那天天氣很好，非常的炎熱，我們在林阿嬤的家門外苦苦站了半小時以上，她才開門讓我們進去訪視。我們對阿嬤這樣的行為感到好奇，我就問她：「若來的人是郵差，妳也要先化妝再出來嗎？」阿嬤說：「對啊，一樣啊，讓他等。」訪視每

個個案都會遇到不同的趣事，除了要詢問他們是否願意參與此項計畫外，還會做簡單的評估並記錄個案與家屬的狀況，也藉此機會跟個案和家屬建立良好的互信關係。

　　篩選好個案後，接著就是規劃場地。我們選擇里民常出沒的活動場所——中和里社區活動中心做為據點，並與里長簽署據點使用同意書，於每週三、五上午辦理活動。在整個團隊中，身為職能治療師也是個案管理師的我是最了解失智症的專業人員，所以除了規劃與帶領活動課程外，也需評估和觀察每個個案，並擬定個別化的治療目標及計畫，更負責整個服務據點裡裡外外的環境規劃。為了要讓里民知道這裡是失智症服務據點，我在活動中心入口處的公布欄標示「竹山長照樂智社區服務據點」，以樂智取代失智之字眼，希望民眾友善對待失智個案。我也製作了一個站牌「竹山秀傳中和站」佇立在活動中心前，讓個案清楚知道活動地點。服務據點內的環境更是我一手規劃的，為了符合失智老人的環境需求，我將整個活動中心設計成無障礙環境，每個地方都加裝扶手、標示等的設施，請其他團隊夥伴一同協助；我也經常親自幫忙貼防滑條、粉刷油漆、布置環境。活動中心二樓設置成懷舊風格的活動區、作品公告欄及家屬休息區，所有的懷舊道具都是到處尋找才找到的，例如：蓑衣、花布、童玩等，這是為了要讓失智長輩在這個環境中感到熟悉、有安全感。

　　以職能治療全人的觀點來看，我關心的不僅僅是個案參與活動的表現和進展，我更希望能讓他們在自己家中的生活品質可以變好，所以除了改善社區活動中心的環境之外，我也走進個案的家中，協助他們改造居家環境，讓他們的家變成無障礙的環境，例如：裝設扶手減少跌倒風險、放置居家定向板讓個案清楚知道日期與時間、貼圖示或文字的指示牌讓個案知道每個區域或物品的功能、在浴室廁所貼止滑墊避免滑倒，以及在桌子貼防撞條等。接著，我依照每個個案的需求、能力設計居家課程表，為的是

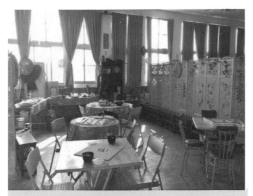

懷舊風格的活動區

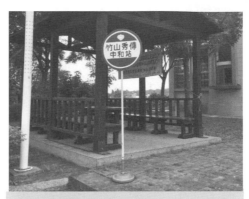

「竹山秀傳中和站」站牌

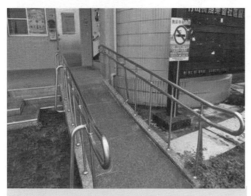

入口設有無障礙通道

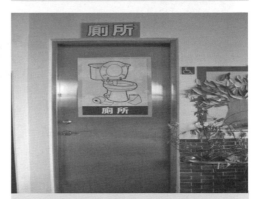

廁所標示清晰及裝有扶手

要個案在家中的生活功能得以提升，也讓他們能重拾自尊。我曾讓蔡伯伯做竹蜻蜓等童玩給孫子玩，這就是他居家課程表的活動，蔡伯伯跟孫子一起完成童玩，不僅僅讓祖孫有段愉悅的相處時光，也讓蔡伯伯覺得自己很有能力，活得很有價值。看著蔡伯伯和孩子的笑容，蔡阿嬤也好開心，這就是我所希望達到的目標。

然而，居家活動計畫的執行相當困難，因為需要努力說服個案配合才能有效執行，讓我屢次遇到瓶頸。有好幾次我精心設計的環境改造方案和課程表都被個案一口否決，例如：有一次為了要讓深度知覺不好的阿公能

看清楚馬桶的位置及高度，好讓他能安全地坐上馬桶，我想在馬桶椅座上漆上紅色的油漆，結果阿公嫌棄地說：「麥喇～～很醜ㄟ～～賣蝦ㄐㄧㄢ」（臺語）。還有一次我在個案家中的牆上設計一個家族樹，並貼上每個家人的照片，讓個案可以回想自己有幾個家人及每個家人的長相，結果個案走過來看到這些照片，便指著每張照片說：「這、這、這是誰？那又是誰？」（臺語），每個人都不認識，讓我和家屬覺得又好氣又好笑。另外，我幫所有個案設計個別化的生活作息表，希望他們能有良好的作息，並增加參與更多有意義的活動，但他們總說：「唉唷～～我沒有那麼早洗澡啦！」「蛤～～我不想做這個啦！」「這很麻煩耶！」（臺語）。幾乎每個個案都拒絕改變他們的生活作息，讓我感到失落無助，但依然努力到家中訪視、查看、規劃、調整，直到個案家中起了些許變化。

　　課程規劃是由我針對失智症個案設計的一系列健康促進活動課程，內容包含：藝術、懷舊、認知刺激、音樂、運動、園藝、烹飪、手語教學等，以及提供家屬支持性服務。我會親自帶領活動課程，也會邀請護理師、社工師、社區老師等團隊夥伴一同參與帶領，為了讓活動課程更有品質、更有成效，我會給他們一些專業的意見。每週兩次的活動課程，個案可搭乘本院提供的交通車或自己步行前往活動中心參與失智症課程。為了要讓每個個案都能參與活動，課程進行方式會依個案能力調整；以烹飪課程為例，擅長烹煮的人負責煮飯與炒菜、能說一口好菜但不會煮的人負責指揮、其他人負責洗菜或洗碗等。個案從一開始對環境及照護團隊人員的不熟悉，經過規律地參與課程及定期訪視後，雖然他們可能依然不記得前次上課的內容，但已能漸漸地習慣每週來到這個地方上課，遇到團隊人員也能認出我們並打招呼，這些都是很值得開心的小進步。

　　我希望這樣的服務能夠不斷地調整、進步，讓個案和家屬能得到更好的服務。所有的訪視評估（生理狀況、認知功能、社會／自理功能、心理

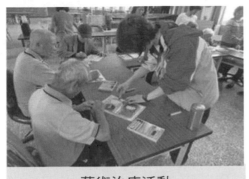
藝術治療活動

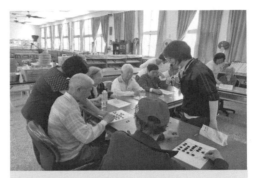
認知刺激活動

適應）、個案活動過程表現、個案質性及量化評估、家屬及個案滿意度調查（環境位置及設施設備、工作人員態度、服務適當性、整體滿意度）等，都會做記錄，並統計分析結果。為了更提升服務品質，所有的團隊成員都會參與失智症相關課程，並參訪其他樂智據點，相互交流，而協助的志工也必須接受志工失智症教育訓練課程，才能協助失智症個案進行相關活動。更舉辦許多失智症講座，並印製宣傳單，以提供民眾樂智照顧的相關知識及資訊，並推廣樂智服務據點。

　　陳阿嬤已經參加這個計畫兩年了，女兒說陳阿嬤以前因為不認得鄰居和過去的好朋友，所以不喜歡出門也不願意和別人聊天。自從參加樂智活動課程後，生活好像漸漸有了動力和目標，她很期待每個禮拜三和禮拜五的到來，她知道那天她可以出門參加活動，雖然她可能不記得每個一起上課「同學」的名字，但她喜歡跟他們相處，也喜歡那裡懷舊的環境，看到那些懷舊的東西，她總能說出許許多多過去的事，而且說話的神情彷彿變成了另一個人，變得好開心、好有活力。而且陳阿嬤參加活動的時間，也能讓女兒獲得一些喘息的機會，跟其他有共同經驗的家屬聊天，也能得到一些幫助和壓力的紓解，女兒說她很感謝我們醫院辦這樣的計畫。聽到她的分享，讓所有團隊夥伴很感欣慰，也讓大家更有動力繼續做樂智社區服

務計畫。

從空無一物的社區活動中心改造成完善的樂智社區服務據點、從篩選個案到完全了解個案、從個案對團隊人員的排斥到完全的信任，這些的從無到有，都是團隊一點一滴建立起來的，這些努力因著家屬和個案的笑容都值得了，更得到 2014 及 2015 年度長照樂智社區服務據點業務特優獎的肯定。我們醫院希望這樣的服務可以造福更多的人，所以 2016 年要仿照此模式在竹山鎮設置另一個據點，並結合社區、政府機構與企業的力量一同推動健康促進，減緩民眾失智，減少家屬之負擔，希望能建置竹山地區在地化樂智長照服務的友善環境。我常在想，如果我們這些微薄的力量是一盞燈，那我希望這世界充滿陽光，照亮每個失智症家庭，讓他們不會在黑暗的角落裡感到無助。

○ 職能治療小語

失智症不是正常的老化過程，而是一種漸進式的功能退化疾病，從輕度逐漸進入中度、重度、末期症狀。疾病退化的時間不一定，依不同罹病原因，病程有個別差異。可能會出現明顯的記憶力衰退、智力喪失、思考障礙、社交及情緒功能障礙，以及出現異常的行為等症狀，也可能同時出現干擾行為、個性改變、妄想或幻覺等症狀，嚴重影響其人際關係與工作能力。

失智症目前並沒有藥物能有效治療或延緩退化，那我們該如何延緩退化呢？在整個失智症醫療照護團隊中，職能治療師是不可或缺的一環。職能治療是以全人的觀點介入個案，也就是說我們不僅僅看待疾病及症狀等生理問題，還會關心個案的心理、認知、居家或社區環境、生活自理能力、生活品質等問題。我們會透過活動的方式介入個案，例如：肢體活動、戶外活動、生產性活動（手工藝、藝術、烹飪、家務等）、益智活動、懷舊

活動、參與日常生活活動、社區參與、治療性團體（懷舊、感官、認知等）等活動，以達到增進個案及家屬的生活品質之目的，又如：參與日常生活活動訓練課程，以提升個案的生活自理能力與生命尊嚴；或是將活動任務簡化，如減少步驟或給予提示，讓個案更容易完成活動；或設計生活作息表，幫個案安排適當、簡單、重複性高的活動，重建生活規律，以減緩退化的速度。

因此，身為職能治療師的我到每個個案家中訪視時，會評估個案的生理狀況、用藥、自我照顧能力、心理狀況、行為功能、認知能力、個案生活作息、輔具使用，以及家屬／照顧者的心理狀況、情緒狀態、生活品質、生活作息、資源使用情形等問題。我也會與個案家屬討論適合的介入方案，讓個案能在家裡參與更多項的活動，能接受更多的認知和感覺之刺激。另外，我也會協助提供生活輔具給失智症個案，例如：使用輔助筷及加粗湯匙，能讓手功能不好的個案獨立進食；有些個案因為中風等神經損傷影響行走能力，我讓他穿戴足踝部副木 AFO，避免垂足造成跌倒；放大鏡也是老年人常使用的輔具之一，能大幅提升閱讀的能力。除此之外，我也會透過居家環境改造，例如：預防跌倒、適當的照明、止滑、扶手、廁所或浴室的改造、清楚的標示等，營造安全、簡單、舒適的居住環境。

除了介入個案的職能外，家屬／照顧者也是職能治療師關心的重點。因為失智症是個不可逆且病程長的疾病，加上個案有認知能力、溝通能力、情緒控制、行為問題或日夜顛倒等障礙，而造成家屬或照顧者有很大的壓力，甚至照顧者也可能出現憂鬱的症狀，也曾有例子是因為照顧壓力過大導致悲劇發生。所以在失智症計畫中，對於家屬與照顧者的關懷與介入也是相當重要的。我會花時間跟家屬會談，深入了解家屬或照顧者的問題與需求，給予協助、方法或轉介，以減少家屬或照顧者的負擔與壓力，例如：舉辦失智症家屬衛教講座教導照護技巧、個案出現問題行為的處理技巧、

情緒控制技巧，以及舉辦支持性團體，給予心理支持、同儕照顧經驗分享與關懷；或是提供照護資源相關訊息，如喘息服務或日照中心等社會福利資源。

　　對於失智症這種退化性認知障礙疾病，我們的目標不是恢復個案的認知功能，而是希望透過安排有意義、有目的之活動或環境改造，提升個案的生命尊嚴與價值，以及生活自理的能力，延緩退化速度，並減少家屬及照顧者的負擔。如同 Alice 所說的，失智症個案也想盡辦法地繼續生活下去，但持續的退化加上生活無法自理，他們感到無助及沮喪；因此他們需要我們的協助，透過我們的介入能使他們發揮最大的潛能，幫他們找回尊嚴。雖然他們可能明天就不記得今天的事，我們還是要儘量幫助他們能開心、有尊嚴的過每一天。

◎ 作者的話

　　我是紀盈如，目前就讀於高雄醫學大學職能治療研究所，在工作八年後，無意間接觸了失智計畫，從醫院走入社區，不僅讓我了解到社區計畫的艱辛，也在經過社區歷練，才真正體會到，沒有真正踏入社區環境中，真的不知道其中的細節。對我來說，南投竹山社區是資源、是綠洲，也是荒島，但也讓我看到職能治療師的彈性跟可能性，除了能透過發現個案的問題與優勢來解決當下的問題之外，由環境設計、活動規劃，來協助維持失智長者在社區生活，也讓職能治療師透過「記憶拼圖」這樣的方式，讓我們一塊塊拼湊這段失去記憶過程中的改變、成長與獲得，對我們職能治療師是一個寶貴的經驗，對失智長者更是一個寶貴的資產。

16 失智，即使是個錯誤，也可以如此迷人嗎

徐瑞鏷

　　一天，吃過午飯的悠閒時光，在陽光呵護下的外婆從睡夢中醒來，她驚訝地說：「怎麼沒有人叫我吃飯？」從吃驚、疑問、否認到接受，家人開始能較有耐心地、一次又一次地告訴外婆，她的早、中、晚餐吃了哪些美味的食物！從那時候起，我開始更加深刻地了解失智症是怎麼一回事。

　　在醫院服務的時光接觸到許多不同問題的個案，當然，不會有任何一個病人的問題完全相同，但是大多數同樣要面臨的問題是：出院準備。個案和家屬總是既開心又害怕，即將出院表示急性期的處理到了一個較為穩定的段落，但令人焦急擔憂的是出院後，然後呢？家裡到醫院充滿了許多障礙，家屬和個案都想把握所謂的黃金期，然而一層層的障礙和現實問題、資源訊息不夠透明，讓許多失能、失智的個案失去了能夠向前進展的時空；在這樣的循環之中，維持失能現況甚至更差，以及急速能力退化的人口只會有增無減。目前的長照似乎有漸趨完整的樣貌，然而，職能治療能做些什麼？

　　在離開醫院後，很幸運地參與了「回憶錄大富翁」團隊在日間照顧及養護中心裡的創新服務內容模式，照顧服務員的熱情和細心，是畢業後踏入日間照顧的第一印象。透過「回憶錄大富翁」的輔具設計，職能治療師能更專注地在活動中給予長輩們引導，以豐富的懷舊、認知、感官元素，讓長輩在活動中的專注力、參與動機增加，也有多一些的表達和互動機會，團體間的氣氛和動力更加活絡！看著長輩的笑容在臉上逐漸開展，翻動著

螢幕上的照片，指著照片中的自己述說著記憶中的故事，我想，中心、長輩與職能治療，都充滿了無限潛力！

感謝上天，有幸能踏入日間照顧中心服務。所有的長輩一起唱生日快樂歌，有的人拍手，有的人揮著手搖鈴，大家一同望著兩位壽星爺爺，其中一位在社工的鼓勵下，靦腆地說：「祝大家身體健康快樂！」雖然無法說得非常清楚，但溫馨的氛圍感染了在場的人員，臺下的長輩們也拿起麥克風獻上祝福，那一幕的感動，很震撼、很深刻。有些美好的回憶，即使是片段，當下長輩們感受到了，也就是曾經的永恆。這是我對於日間照顧中心的第二個印象，充滿活力和溫暖。在社區式日間照顧中心（以下簡稱日照中心），白天由中心的專業人員們帶領長輩活動，提供生活照顧服務、護理服務，傍晚家人能將長輩接回家與熟悉的家人共處。當家中的照顧人力忙於工作、照顧壓力龐大、無法給予適切照料時，許多家庭便希望能透過日間照顧服務，給予長輩合適的生活安排，同時也紓解了一些照顧困難與壓力問題。

職能治療做些什麼？這是提供職能治療服務時必定被問及的問題，也是身為職能治療師的我應要努力的方向。小天爺爺總是很紳士地露出微笑，但對於初次見到面的我似乎感到敬而畏之；當我思考著如何引導讓爺爺回答時，正好經過的社工瞧見我的猶豫，便向爺爺說道：「爺爺，她是我的朋友喔，今天來看看您，跟您聊聊天！」爺爺立即呵呵地笑了，開始與我聊了幾句。還記得訪談過後，爺爺看到桌上的色紙，拿起來說道：「這……就不用了吧……。」看來好多的挑戰現在才要開始。

在與社工及護理師討論小天爺爺的狀況後知曉，本來一個人生活的爺爺，後來因失智及一些生活能力開始下降才進入日照中心。據說以前的爺爺常常提到他擔任志工的故事，年輕時的他多才多藝，對甲骨文、書法、園藝可是頗有研究。在與爺爺訪談和評估的過程中，推測以前在電視臺工

作的他應是秉持謹慎原則、盡心認真，雖然現在的他，語言表達退化了許多，經常需要思考良久才能說出幾個字詞，狀況不錯時能連續表達一兩句，且經常會重複述說，但我相信，小天爺爺身上的許多「能」，雖然不若從前，但從他看著甲骨文的眼中散發專注的光芒，我想這些過去的光輝能夠幫助爺爺，增加口語表達，甚至是情感抒發及社會互動，這就是我幫他初訂的職能目標。

學校教的知識大都大同小異，書上沒有教的事，便是無字天書，對社區職能治療師來說，每位長輩都是厚厚的無字天書，如此充滿挑戰性。雖然了解如何評估和設定介入目標，難的是每個計畫和活動都有可能碰壁再碰壁，但在每次小小氣餒之後促發自己激盪出另一種方法，能再次微笑地走向個案。每回的嘗試都能更深更廣地了解個案，許多成長和生命故事與經歷，是長輩的寶藏，職能治療服務所擔任的角色之一，便是帶領長輩進行一步步挖寶（找回職「能」）的過程。

回到小天爺爺身上。在團體活動中，由於爺爺重聽，發言的次數也較少，但這次的活動引導物是水果，希望能看到爺爺更多的主動反應及發言。大家傳著蘋果、蓮霧、葡萄，輪到爺爺時正好拿到了楊桃，他看著瞧著、在手裡轉著，慢慢道出了：「看著這個楊桃，讓我想起了一個笑話，我父親說過……。」哇！這是爺爺除了介紹自己之外，表達最多、最完整的一次。從爺爺的字句中可以感受到那是個難以忘懷的情景，流露出的是與父親共同生活的種種情感，也許，有許多爺爺已經說不出的故事，治療師也可以學習著勾勒出這些記憶，或許是片段，但就目前經驗來說，每次的片段會有些微不同之處，有時多了數個場景和幾絲細節，其實對長輩來說，那是很重要的時刻，當下的他／她拾起了一些曾經，從中搭起了他／她與自己的橋梁，這就是很珍貴的歷程。爺爺有許多的人生經歷，透過一些適當的回想或引發，也就拼湊出更完整的自己。

經過幾次的介入，與小天爺爺開始建立了一些默契，爺爺熟悉的笑容中更多了神采奕奕，在旁邊沙發上閉目休息的時間也較短了。只是，手部功能及動作控制的部分，爺爺似乎不太喜歡摺紙、貼圖這類的精細操作活動，嚴格來說，爺爺參與活動的主動和投入程度並不高，從增進他的活動動機開始，我想是所有介入目標中之首。這天，我帶了毛筆去找小天爺爺，猜猜看，爺爺會有什麼反應？

令我意想不到的是，爺爺握著毛筆，凝視了一番，正當我想提問，他緩緩開口說道：「好好做，這事很有趣味！」聽了爺爺說的話，我也覺得很耐人尋味！他慢慢分享著，雖然未能詳盡且有些無法命名的困難，但他說了希望能把一個故事寫下來。這是我第一次聽到小天爺爺說有想做的事，暫時把它放在爺爺和我的願望清單裡，接下來，該怎麼逐步實現呢？

這次，我備齊了文房四寶，當小天爺爺看到了這些寶貝，反倒是更加有禮地回應著我。在我說明的同時，他很專注地點點頭，我遞給爺爺一張六字的字帖，想邀請他試著臨摹幾個字，他很客氣地推辭表示我寫就好，但我想爺爺應該可以一試，於是我便答應爺爺從我開始試試。我請他幫我轉開蓋子倒出墨汁，爺爺可以的，沒有明顯困難！或許讓爺爺做旋轉螺絲組也能評估出相似的部分動作能力，但前者與他更貼近，動機也較高，所以我選擇了這樣的方式。爺爺仔細端詳著我寫的字，說道：「不錯，不錯。」爺爺可知，我可是捏了好幾把冷汗熱汗，沒想到數年沒碰書法的我竟然在此時重拾毛筆。完成了宣紙的上半部，我放下了筆，再次邀請爺爺揮灑幾個字。「爺爺換您試試！」又再次出乎意料地，爺爺說：「好，那我們換位子，我來這裡寫。」如果是您，是否和我同樣感受到一股興奮之情——just right！爺爺完成了書寫，我開玩笑地表示以後說不定可以寫春聯來賣，他想了想竟然語出驚人：「妳還真是財迷轉向！」

很快地又過了一個星期，到了訪視爺爺的那天，這次我除了帶齊紙墨

筆硯，還有小天爺爺上週提到希望能有與八月相關的詩詞。在我開始介紹時，爺爺竟點點頭表示他知道，坐下來後爺爺拿起這張篇幅不小的詞，主動唸了起來：「明月幾時有，把酒問青天……轉朱閣，低綺戶……。」爺爺對於古代詩詞的掌握，讓他能斷句在正確之處，且唸起詞來宛如文人墨士，充滿畫面，朗誦般的音調起伏，讓我沉浸在那樣美好的「但願人長久，千里共嬋娟」之中。爺爺欲罷不能，在這樣的氛圍中朗讀了四回，其中還大大嘆了口氣說著「人生啊」，照服員姊姊也跟著笑了。我想爺爺真的很喜歡這首詞吧，他微笑說道：「這首詞唸起來真的很舒服。」沒有見過的是，那時小天爺爺以流暢地語調和語速吟誦，與對詩詞的喜愛程度，我想似乎向著初訂目標邁進了一大步。爺爺揮灑了聞名古今的最後兩句，操控毛筆可是精準，一撇一捺不含糊。我告訴爺爺說不定可以裱框起來掛在牆壁上並實際比劃著，爺爺說：「別開玩笑了！」但他滿是笑容。活動完成後，爺爺喜悅地說：「這挺有意思的！」我想這是可以繼續發展的活動方向，或許能夠先準備爺爺有興趣的詩詞，和他討論其中意涵，並在中心每天早上的現實導向活動時，請小天爺爺朗讀一首分享給大家，對於爺爺來說，便是為他量身訂做的職能安排，很期待這樣的活動將會和爺爺擦出什麼樣的火花。與爺爺一同注視著他的作品，我想，我離小天爺爺又更近了一些。

　　小天爺爺的故事，讓我學習了如何站在個案的角度列出介入目標與方法，用心感受、靜靜聆聽，長輩會引領著我們如何幫助他／她。在日照中心裡，會接觸到許許多多的長輩，一個人無法做所有的事，無法處理個案所有的問題和需求，但透過專業自我提升，跨專業的合作，為長輩設定適切的介入目標和生活安排，提升生活和社會參與，進而增進自我價值和安適感，我想這是在日照中心提供的職能治療服務可以努力的方向。其實，

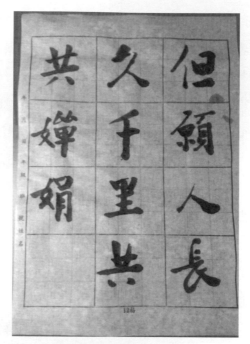

小天爺爺的揮毫之作

這也是廣義的職能治療意義，但在日照中心裡，所有的影響表現因子 1 都隨時變動著，所需的密切溝通和考量也就隨時隨地隨著需求而生，包含中心裡的專業人員間、專業人員與照顧者間，以及長輩之間。

職能治療個別化的活動需求評估和安排，除了對長輩更富有意義之外，延緩退化、增進日常功能表現、連結與關切到照顧者，才能更加到位，

1　「人—環境—職能」（Person-Environment-Occupation, PEO），三者間的關係處於變動狀態，相互影響下的結果便是職能表現，在人的一生當中不斷發生。當這三者處於一致狀態時，人們能有最適當的功能或職能表現。相較於單純的生理或心理障礙，失能或許更與人和環境條件無法相配合有著更大的關係（引自 Law, M., Cooper, B., Strong, S., Stewart, D., Rigby, P., & Letts, L. (1996). The person-environment-occupation model: A transactive approach to occupational performance. *Canadian Journal of Occupational Therapy, 63*(1), 9-23.）。

這也是我們寄予職能治療更深一層的期許[2]。彼此將同理的手伸向長輩、家屬、其他專業人員，這是我對於職能治療服務團隊的期望。從長輩身上，試著多找出一些優勢，也許就是所見問題的解答。失智，即使是個錯誤，也可以如此迷人嗎？小天爺爺朗誦著《水調歌頭》的畫面，我的答案是肯定的，從個案本身的自我價值與認同，以至於照顧者、專業人員對於長輩的認知，都是職能治療所要著力之處。看見日照中心裡的家屬對於長輩的付出與努力，屢屢提醒著我，愛，是一切難之解，在給予職能治療服務、面對長輩時不忘懷抱著它，很神奇地如同一道光，會映照給自己。

◎ 職能治療小語

「害怕，是因為未知和無力之感；勇敢，是因為同理和無盡的愛。職能治療牽起兩者的手，用勇敢，一點一滴融化一絲一毫的害怕。」

在面對正常老化的過程中，許多人已感到焦慮，曾經有人說：「害怕老化，是因為我們沒有變老過」，我認為這是很經典的一句話。所有我們可以掌握的，無論是醫學之理、數理、資訊材料，還有對於天氣的觀測預報，再怎麼困難，似乎都有人創造出日新月異的軟體硬體來駕馭和操作，但是老化，無法預知充滿變數，因此對於我們無法掌控、可能不若從前的景況，應該會感到害怕，更何況面對的是失智症患者的記憶或能力猶如沙漏般地流逝呢？給面對問題的自己和其他家人們澄清現況、了解長輩、適

2　研究顯示，以職能治療計畫介入後，相較於控制組，對於日照中心失智症患者更能促進生活及社交功能，從照顧者的角度認為患者的生活品質提升，並顯著地減輕照顧者負荷。期待透過此研究結果，能讓日照中心更了解職能治療人員的角色，而發展出更貼近患者的需求、活動安排與相關的日間照顧策略（引自 Ko, H.-H., Huang, Y.-H., Li, M.-H., Wu, C.-Y., Li, K.-Y., & Hsieh, Y.-W. (2013). Occupational therapy intervention for people with dementia in day-care centers: The effectiveness of activities of daily living, social function, and caregiver burden. *Journal of Taiwan Occupational Therapy Research and Practice, 9*, 113-125.）。

當抒發，以及得以喘息的一些空間和時間；鼓勵家屬在逐漸接受長輩的變化後，勇敢地尋找沙漠中的綠洲，視個別需求，在現今長照資源涵蓋的居家、社區、機構式服務，以及喘息、輔具、無障礙環境改善的服務中，向戶籍所在地之縣（市）長期照顧管理中心提出申請，獲得所需的照護資源。更重要的是，用同理的態度來理解長輩的無助，他們並非行為或能力像個孩子便能以教育孩子的方式對待，學習從正確的角度來重新認識變得不一樣的家人，或許就能夠不那麼恐懼了。

◎ 延伸閱讀

跨專業的服務模式在各專業中顯見區別且各司其職時顯得更為重要，看見社會的需求，從自己的專長領域著手，透過專業間的合作互動，計畫創造出解決需求問題的方式，這是最完善及精確的解題方法。「回憶錄大富翁」（Memoir Monopoly），結合用戶體驗設計師、資訊工程師和職能治療師的專長領域，經過專業間的溝通合作，含括懷舊、感官、認知訓練元素，創造出能在機構或中心的團體中使用之服務設計，出色的設計理念及輔具和服務榮獲 2016 年史丹佛銀髮設計競賽心智組首獎（Stanford Longevity Design Challenge Mind Division First Place）！

在「回憶錄大富翁」網站（https://readymag.com/MemoirMonopoly/home/home/）裡，有服務內容及案例分享、遊戲介紹和設計過程，讀者可參考。

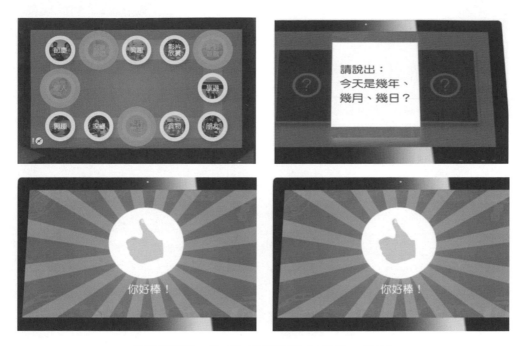

資料來源：取自「回憶錄大富翁」網站

◎ 作者的話

　　我是徐瑞鎂，新竹市土生土長的女孩，畢業於國立臺灣大學職能治療學系，曾於醫院體系服務了四年。從家中長者開始努力，有感於長期照顧人力及資源不足，毅然決然踏入社區磨練，期許自己能在長期照顧服務中多盡一份心力，現為延希工作室團隊成員，服務於日間照顧中心及居家職能介入。願景為希望能協助新竹，甚至是臺灣各地，開展出讓長者安心在地老化、幸福在地生活的理想園地。

17 找回你我曾擁有過的生命意義

趙崑陸

　　我是一位社區行動職能治療師，每週兩次到老人日間照顧機構進行服務，負責帶領爺爺奶奶們的治療團體及個別復健服務。當我來到機構帶了幾次團體之後，我對於一位姓李的外省伯伯有了非常特別的印象；這位李爺爺看起來就像是一位紳士，儘管年事已高，對於自己的儀容卻仍非常重視，一身挺直的襯衫與西裝褲加上梳得整整齊齊的頭髮就是他的招牌，而且爺爺因為重聽、也是少數的外省籍男性長者，因此在團體中總是顯得特別突出，尤其是在團體活動中，李爺爺大多坐在一旁，看著一群奶奶們嘰嘰喳喳地進行活動。身為一位團體領導者，我當然會嘗試邀請李爺爺加入團體活動，但李爺爺也許是習慣了自己一個人，每每希望邀請爺爺加入活動時，他總是板著臉揮手拒絕，旁邊的長者也連忙搭腔說：「趙老師，他不參加活動的啦！」對於我來說，爺爺看起來就像是打卡上班一般，參加日照活動就只是了卻孩子的擔憂而已，日復一日地看著時光更迭，沒有什麼特別意義。

　　某日的團體活動過後，正準備離開機構的我在門口遇到了李爺爺的家屬正要來接他回家，在等待的過程中聊了起來。原來李爺爺過去是一位歷史老師，從過去就是一位律己甚嚴的長者，一生為了教育奉獻心力，培育過不少優秀人才，一直到了十多年前退休後，才開始享受與愛妻的休閒生活；但原本平淡的生活卻在太太生病過世後出現了變化，原本就不多話的李爺爺愈來愈少外出與人互動，平時在家沒事就容易發脾氣，但發脾氣的原因卻都是久遠以前所發生的事件。平時愛整理儀容的習慣不變，但是家人卻開始發現爺爺的扣子或是拉鍊沒有扣好，上廁所的時候也偶爾會出現

147

稍微失禁的情況。有次外出的時候，爺爺更忘記回家的路，也不知道要撥電話回家，最後還是由警察問出了李爺爺所住的大廈名稱才順利返家。家人後來帶到醫院診斷後，才發現爺爺罹患了失智症 [1]，就開始嘗試接受治療，除了服用藥物以外，並開始到附近的一家長照機構附設的日間照顧中心上課。

李爺爺每星期如同上班一般，星期一到星期五白天搭中心的交通車到中心來，雖然中心有安排許多活動，讓老人家能夠運用頭腦、跟其他老人家互動，或活動筋骨、運動等，但是爺爺的硬脾氣卻總是與每個人拗脾氣，對於機構照顧人員準備的活動都不願意參與，推說這些都是小孩在玩的活動，自己又沒有怎樣，為什麼要來這邊上課。久而久之，大家也就習慣讓爺爺自己選擇在旁邊，一個人看著活動的進行。

對我來說，如果一個治療師無法儘量讓每位爺爺奶奶們都可以接觸到適合或者感覺到有趣的活動，那會是一件非常可惜的事情，不但浪費治療師的時間，當然也是浪費李爺爺與家人的時間。因此，我特地找時間與李爺爺的家人及照顧者討論，去了解爺爺過去的人生經歷到罹病之後的生活型態，希望能從中找到適合的介入點。後來發現，爺爺的重聽跟認知能力退化，造成他對於大部分的活動都沒有什麼參與動機，但，當電視或是活動中提到了跟大陸的歷史、人文、地理有關的資訊時，爺爺總是意外地會表達一些自己的意見，但也許因為重聽且記憶力較退化，當繼續希望爺爺表達想法或是再說明清楚一些時，爺爺卻總是表現出聽不太懂，甚至是選擇閉上嘴巴不願回應的情況。在獲得這些重要資訊後，我開始嘗試在私底下找時間跟李爺爺聊天以建立關係，聊天的內容也多是跟大陸的人文歷史資訊有關，我打著希望多了解李爺爺的一些過去生活樣貌之旗幟，一步步地引導李爺爺逐漸打開心房，好好指導我這個「小毛頭老師」。當然有時

1　認識失智症（台灣失智症協會）：http://www.tada2002.org.tw/tada_know_02.html。

受限於爺爺重聽的情況，我們的聊天都還需要手腳並用以及紙筆溝通，很需要耐心，但也跟爺爺建立了愈來愈深厚的關係。我開始鼓勵爺爺參加團體，並在團體活動的過程中談論到爺爺拿手的歷史文化時，會故意諮詢他的意見，讓李爺爺有機會在拿手的歷史文化問題中展現所長並且練習表達。

另外，我還發現爺爺的情緒起伏及社交互動動機差的問題，除了失智症常見的 BPSD 症狀[2]外，重聽也是一項非常重要的因素，如果因為聽不清楚而產生了誤會或是讓爺爺覺得受挫，他寧願選擇不說話或大發脾氣。為了解決此問題，我嘗試建議家人與鼓勵李爺爺戴上外觀就像收音機耳機的聲音放大器，這項輔具可以讓爺爺在社交溝通的過程中，減少環境雜音，讓重聽問題影響溝通的情況降低。經過了一段時間的努力，李爺爺對於參加團體已經產生高度的興趣，甚至當團體中遇到歷史或是地理問題時，成員們也都開始習慣性地向李爺爺諮詢求助。我感覺到李爺爺當初指導學生的熱情與衝勁又回到了他身上，而且儼然變成了我團體的大樁腳，常主動協助解決與回應其他成員的問題，整體的認知與社交互動表現提升許多。我成功地讓李爺爺覺得參加職能治療活動是一項非常重要的日常活動，因為在團體中，李爺爺就像是變回了李老師一般，充滿了專業與活力，生活不再只是挫折。

隨著與李爺爺的互動愈來愈融洽，我總是試探性地詢問爺爺在平常的生活當中是否還有困擾或是難以達成的目標，爺爺總是一口就回說沒有什麼問題，就是變「笨」了什麼都不會，有時候明明以前會的東西卻總是想不完整或是常常忘記剛剛回應的資訊或是今天該進行的活動。我笑著說：「爺爺，我也常忘東忘西，但是我會帶一本小筆記本，寫下我該做的事情，

2　據研究指出，失智症患者中有 70% 以上合併行為與心理症狀（Behavioral and Psychological Symptoms of Dementia, BPSD），這種並存的現象常導致病患、病患家屬、照顧者與醫護人員極大的壓力，加重經濟負擔、過度失能及惡化失智症狀的病程等（摘自李淑花精神科醫師網站：https://www1.cgmh.org.tw/intr/intr2/c3360/E_LSH(BPSD).htm）。

想到就拿出來複習一下，也可以讓腦袋活化一下記憶。」爺爺聽了說：「是呀，我以前也教學生用筆記本，怎麼自己忘了呢，趙老師，謝謝你的好建議，我會去買一本小筆記本。」從此之後我們團體又多了一位「紀錄員」，總是清清楚楚地在筆記本上記下日期／人員跟活動內容等的資訊，協助他回憶。當我在某天又見到了李爺爺的家屬，聽他們談起爺爺的變化：「趙老師，爺爺聽得清楚而願意說，真的讓整個家庭都鬆了一口氣，大家可以比較明確地掌握爺爺想要表達的需求為何，所以發脾氣的次數跟頻率也下降了許多；而且爺爺為了擔任小老師的角色，還開始翻出塵封已久的教學筆記，說是要避免被團體成員問倒，那種專注查詢資料的神情，讓大家又慢慢地找回對爺爺過去的印象！」對於他們來說，現在的李爺爺當然能力不若以往，但真的很開心來了日間照顧中心，又找回了他曾經擁有過的生命意義。

◎ 職能治療小語

老人長期照顧機構是為了照顧失能長者所設立的機構，依照長者們的功能狀態，可簡單區分為住宿型與日間照顧型的模式。日間照顧型通常提供給輕度到中度失能，在部分協助下能完成大部分自我照顧活動的長者們，一個白天可以接受認知、社交、律動等多元團體活動的場所。日間照顧中心具備多專業團隊（如護士、社工、照顧服務員），職能治療師通常扮演功能性團體活動與個別功能訓練活動的規劃與領導者，提供長者各種有趣卻又可以符合功能訓練目的之活動，希望透過職能治療活動可以提升或是維持長者們的功能狀態，避免退化太快。

住宿型機構則是提供全天或是臨托的照顧服務，讓失能程度更高，家庭已經無法負荷照顧其重擔的長者們，可以透過入住機構來獲得更完整的照顧。住宿型機構過去被稱為養老院，早期設立的時候，多只重視長者的

基本生命狀態的維持，而忽略生活品質與個人價值；因此，送入養老院的目的就是在「等待」，等待邁向生命終點的那一天之到來。故，早期的長照機構，在狹窄的居住空間中，多擠滿了眼神呆滯或是躁動不安的長者，他們多被固定在輪椅上，只為了避免因為移動造成的跌倒或是照顧不便而增加了照顧者的困擾。這群爺爺奶奶們唯一的生活「娛樂活動」就是所有人看著一臺不斷重播的電視節目，度過漫漫長日，定時吃飯、定時睡覺，幾乎沒有生活品質，更不重視個人價值。

但，隨著長期照顧服務的發展，無論是政策或是對個人生命價值的重視程度漸漸提高，長照機構的服務項目也愈來愈多元，開始重視多專業整合團隊服務。職能治療師進入長照機構體系後，提供功能評估、生活型態再設計、無障礙設施改造、輔具評估、功能導向團體等職能治療多元介入，重新提供了因為老年傷病所造成失能的長者們一種新型態之生活價值與模式，讓爺爺奶奶們還可重新找到生活的價值與重心，不因退化及失能造成「參與有意義生活」的障礙。

職能治療師對於團體活動的設計多是功能與生活導向的，尤其是針對日間照顧機構的長者們，設計的團體活動不只是讓爺爺奶奶們打發時間，更多的是提升功能與改善失能對於生活影響的目標，例如：原本多數機構就有在帶領的手工藝團體活動，職能治療師可能會融入懷舊與時事議題，重視自我探索，甚至是自我照顧能力的提升等多元目的。

職能治療師的手工藝不只是畫畫或是做做美勞，我們設計以黏土練習包水餃活動，除了練習手部的靈巧度以外，更希望爺爺奶奶們回到家中，可以練習參與下廚，當家人在煮飯時可以提供部分協助，讓自己的日常生活更為豐富。我們在過年時期設計用筷子夾紅包遊戲，除了新年應景的包紅包動作，也可讓爺爺奶奶們在紅包內寫下對自己或是家人的祝福，活動結束之後可以帶回家，另外也練習到了筷子的操作，無意之間提升了爺爺

奶奶們的自我照顧能力，讓他們不會太早因為退化而不會用筷子或是需要他人餵食；就算之後爺爺奶奶們的能力退化到無法使用筷子或湯匙時，擁有十八般武藝的職能治療師也會提供「輔具」建議，讓爺爺奶奶們使用輔助筷或加粗把柄的進食輔具與防滑墊，維持自我進食的愉悅與成就感。職能治療師的團體不只是團體，更重要的是要帶著爺爺奶奶們找回當年曾擁有的生命意義。

◎ 作者的話

我是小貝老師（趙崑陸），是個不務傳統正業但對助人專業有高度熱情的熱血職能治療師。身為行動職能治療師，我無論是在身心障礙者之職業重建、就業輔導、長期照顧、偏鄉復健、社交互動與人際關係建立，以及情緒與壓力處理等領域都積極參與其中之外，只要有需求就可以看到我的身影，滿滿的創意與行動力是我的特色。

曾遠赴新加坡從事精神科職能治療師工作的經驗，讓我看到許多在國際上職能治療師所應獲得的專業尊重與價值，在臺灣工作卻被有限的醫療資源給侷限，許多專業且熱情的職能治療師被綁在畸形的醫療體系中而讓自我消磨殆盡，而失去了身為職能治療師的趣味與榮耀。臺灣這種職能治療的困境，也讓職能治療師忘記了自己的生活品質，忘記了自己是健康生活的專家；因此，我嘗試向外拓展一條嶄新的道路，努力開創不同於傳統醫療領域的服務模式，讓更多不同的專業與需求者看到職能治療。對我來說，職能治療師不只是一份工作，更是一項生命的志業，這個志業可以讓職能治療的概念隨時隨地的協助他人，而且不只是病人，更有可能是親人或是我本人。職能治療師是生活的專家，所以職能治療將成為我的職志，我將會用一輩子的時間學習怎麼用職能治療的理念來生活，更希望可以將成功經驗複製給有需求的人。

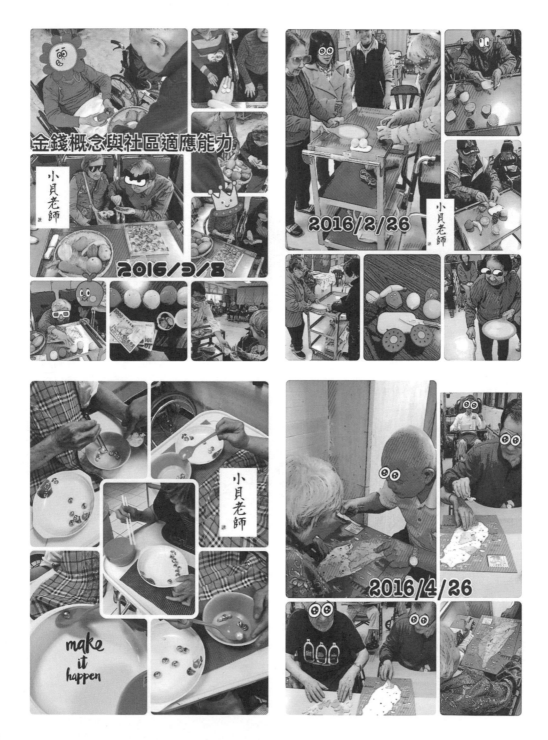

金錢概念與社區適應能力

小貝老師

2016/3/8

2016/2/26

小貝老師

小貝老師

make it happen

2016/4/26

18 從偏鄉復健談職能治療與生活型態調整

趙崑陸

　　我是一位社區行動職能治療師，平時在社區中行走跑跳，長時間的交通往返雖是家常便飯，卻也不覺得這是個令人愉快的工作環節；然而，每週三我都需要進行一個來回將近三小時以上車程的復健服務，聽起來很嚇人，但反而是我每週最愉快的時光，因為在每次的車程中，伴著我的是海天一線的壯闊海景，聽的聞的是鳥語花香，這是位於臺灣東北角貢寮的新北市偏鄉巡迴車復健服務。

　　每次巡迴車開到了服務點（可能是里民活動中心或者是宮廟的辦公室），迎來的都是不絕於耳的關懷話語：「趙老師，你上禮拜怎麼沒有來！是不是又跟小姐去約會。」「趙老師這是我今天摘的竹筍，很甜很好吃，你帶回去吃。」一句句如同鄰家長輩充滿人情味的問候，現已在都市中少見，但卻是偏鄉復健最常聽到的話語。一週一次的偏鄉復健，像是都市老師一週一次的戶外旅行，也像是爺爺奶奶們一週一次與住在都市孩子的相見歡。復健不再只是冷冰冰的醫院空調及設備，也不再只是日復一日的重複相同活動，偏鄉復健包含了生活型態的融合與改變，讓我有了更多元的復健情境可供挑戰。

　　和美村是個不超過五十戶人家的小漁村，坐落在濱海公路上一個不甚起眼的小海灣邊，這邊的人家自然以捕魚的相關產業為生，男人外出下海捕魚，女人則是一肩扛起家內的所有大小事務；除了一般家事外，男人捕回的魚貨，就是交給女人整理，在烈陽下一張小板凳花上幾小時處理幾百

公斤的魚皮與魚刺，夏天到了要到海邊摘石花與海菜，要到山裡面摘竹筍與砍木柴，別小看這邊的阿嬤們，嬌小身軀過去可都是有能扛起幾百斤重物的紀錄！然而，經過歲月與時間的更迭，現在的和美村被長輩們自嘲為「美人村」或是「沒人村」，主因為漁業沒落而造成人口外移，過去出海討魚的男人們也有許多因為意外及疾病離世，造成目前和美村的女性人口遠高於男性。這些堅強的女性同胞一肩扛起了許多家中的事務，撫養長大的孩子們移居都市之後，就剩下自己獨立生活；偏鄉生活的不便讓這群奶奶們對傷痛的因應策略都是「忍耐」，受不了再去拿止痛藥來吃，談到要花兩、三個小時的車程外出復健，更是一項不可能的任務。

阿蜂嬤是一位獨居的長輩，嫁來和美村之後就一直與丈夫從事著務農與捕魚的工作，子孫為求更好的發展而移居都市之後，兩老就在和美村一起相互扶持到了九十歲高齡，在村中更是被傳為佳話，說阿公阿嬤一輩子都生活在一起，真的很幸福。然而，阿公離世之後，阿蜂嬤以自己還可以自我照顧的理由，拒絕孩子們希望她搬到都市生活的請求，很堅強地擔起所有生活中自我照顧的大小事務。身體硬朗的阿蜂嬤身材雖然嬌小，但是因為討海人家的磨練與骨氣，到了八十多歲都還可以外出摘海菜與撿海螺，自己燒飯洗衣都不需要仰賴他人之手，也讓子女比較放心地讓阿蜂嬤在和美村生活。但，最近阿嬤因退化性關節炎造成的五十肩症狀愈來愈嚴重，原本順手的曬衣跟煮飯工作，都因為肩膀疼痛而無法動作，不得不聽從衛生所醫師的建議，來到了巡迴車接受治療服務。

第一天的治療，阿蜂嬤的治療目標就讓我大開眼界，一位九十多歲的老奶奶的主述居然是：「老師，我的手現在痛到舉不起來，都沒有辦法曬衣服跟拿鍋鏟炒菜。」這種在都市醫療服務當中非常少見的積極目標，反而激起了我的動力，希望能透過職能治療的專業，來協助阿蜂嬤重返「獨立生活」的目標。阿蜂嬤的診斷為冷凍肩（Frozen Shoulder），因為關節

炎造成肩關節活動困難及疼痛無力，我與物理治療師分工著手設計了阿蜂嬤的治療活動。

從此阿蜂嬤每週接受治療一次，每次都先接受物理治療師的電療與熱敷活動來減緩關節的不適感，在獲得充分休息後，再到我這邊接受關節活動與肌力訓練活動。阿蜂嬤剛開始其實有些抗拒，因為對她來說，希望像感冒吃藥一樣可以「馬上就好」才是最渴望的目標，不懂為什麼要花時間接受治療活動；但在我提供了可以舒緩肩膀不適的關節運動及按摩手法後，讓阿蜂嬤開始願意配合治療活動。首先，我先從阿蜂嬤的生活型態與模式進行改變，以阿蜂嬤是個急性子而且自述「勞碌命」的個性來說，每日早上起來就開始辛勤忙碌的整理家中環境或是操作農活，但這些工作並不是真的急迫且必要完成的項目，這樣的壓力反而造成阿蜂嬤沒有太多休息的時間；因此，我們花了一些時間來討論每日行程的重要性與重分配，並且為了解決手洗衣服而過度出力與負重所造成的肩關節與腰椎不適，我們成功地說服阿蜂嬤先用一直處在休息狀態的洗衣機洗衣來減少身體負擔。另外，也在每日的行程中，安插一些在家中即可輕易執行的治療活動（如毛巾操、手指頭爬牆壁、肩關節活動等），讓阿蜂嬤在治療室練習嫻熟後，回家就可以獨立執行。

此外，我也在治療室設計了一些類似於曬衣服及炒菜概念的訓練活動讓阿嬤練習，循序漸進地依照阿嬤的進步情況來調整難度，例如：因為阿嬤的手舉高有困難，我先要求阿蜂嬤只作平行移動拿取木塊的動作來做暖身，當關節活動因為足夠的暖身而可以負擔更多的高度時，我們就讓阿嬤練習投錢進小豬撲滿，隨著阿嬤的進步，我再使用治療室常見的垂直塔活動，依能力所及將圓形木塊插入不同高度的柱子；到了最後，再將治療活動直接模擬曬衣服活動，準備曬衣夾來讓阿蜂嬤手舉高夾取不同的物品。另外，阿蜂嬤因為關節疼痛而長期使用不痛的手執行工作，讓她的患側手

開始有點肌肉無力，因此我們使用彈力帶及毛巾，要求阿蜂孃提供模擬擰衣服及曬衣服的訓練活動，練習雙側手臂肌肉的出力動作，來增加肌肉力量與持久力，以希望負荷曬多件衣服甚至是重量較重的棉被之日常活動。

針對煮飯與炒菜的目標，我們特地找了不同重量的鍋子或是容器，讓阿蜂孃可以練習一手拿鏟子，一手拿鍋子炒東西。炒的物品可以說是五花八門，就是為了提供不同程度的訓練難度，例如：用鍋鏟炒有重量的小彈珠就比炒綠豆或是紅豆來得困難，又或者要求阿蜂孃必須練習將鍋子內的物品完整地鏟到旁邊的盤子而不能灑出來，透過這樣需要肌肉力量與協調性要求很高的工作模擬，我們就可以清楚地發現阿蜂孃目前的能力狀態是否可以負荷煮飯與炒菜工作。另外，為了增加阿蜂孃的治療動機，我也一直鼓勵阿蜂孃能夠儘早恢復，這樣才可以讓我品嚐她的好手藝。

就這樣，我們維持了將近三個月的治療，每週的治療除了提供訓練活動以外，都還要再檢視上週給的回家功課，以了解阿蜂孃是否有確實執行或是執行有無遇到困難。有別於傳統醫療復健所進行的標準化測驗與評估，在偏鄉所設定的目標都是非常生活化的方向，因此常聽到阿蜂孃自首說：「趙老師，我上禮拜比較偷懶，都有點忘記怎麼做了，可不可以再教我一次？」當然也會聽到因為治療與回家活動所產生的成效，例如：「趙老師，我現在已經可以曬比較小件的衣服了。」「趙老師，我又可以拿鍋鏟炒菜了，但沒有辦法炒得很久。」就這樣一次次的討論與調整訓練模式，我嘗試著讓阿蜂孃以生活化的治療訓練，朝向回到社區獨立生活的目標前進。

經過了三個月的努力，阿蜂孃拿了一罐自己炒的花生來送給巡迴車的工作夥伴，感謝我跟物理治療師的協助，讓她又可以獨立生活，不用再讓都市的孩子擔心。另外，她已經變「聰明」了，做不來的工作就不再勉強，衣服讓洗衣機洗，拿不到的東西就用棍子或是叫孩子幫忙拿就好，從現在

開始她就要「輕鬆生活呷百二」。而我知道，我們所共同討論的治療目標已經達成，並且讓阿峰嬤的生活型態變成較為健康且降低傷害風險的模式。而在這樣的治療模式當中，職能治療師的角色是多元的，除了醫療及助人者角色，我們也像是朋友與親人，用最溫暖的關心來讓偏鄉的長者們感覺得到支持，有時我們更像是阿嬤的孩子與孫子一般，聽著阿嬤們講述著過去的生活型態與口耳相傳的小常識，這樣充滿溫暖的「醫病關係」，都是過去在傳統的醫療院所很難接觸到之經驗。

在偏鄉復健的道路上，我常常在想，這群長者們明明因為年紀與醫療資源不足而出現了許多身心疾患，造成相當程度的生活障礙，但有別於都市長者們的自怨自艾，偏鄉復健的長者們多選擇樂觀地面對生命的困難，不放棄每個能讓自己更好的機會，也因此造就了高配合度與高復健動機的產生，讓我能夠較快速地設定治療目標與相關計畫，也能夠較快速地發現與調整治療策略，讓這群爺爺奶奶們的復健能夠產生更高的成效。

◎ 職能治療小語

新北市偏鄉復健巡迴車計畫開始於 2014 年 7 月，起因於國際獅子會捐贈新北市衛生局一台可裝載多項復健設備的巡迴車及相關器材，欲提供給偏鄉地區的長者們也能擁有醫療復健服務。新北市幅員廣大，除了幾個重點發展地區（板橋、新莊、中和、永和）擁有相對較多的醫療資源與相關照顧預算外，也有貢寮、雙溪、坪林、平溪、石門等相對偏遠且醫療資源嚴重不足的地區，這些區域因為資源缺乏而造成人口外移、人口嚴重老化、長照資源嚴重不足等長期照顧問題，故巡迴復健車就被賦與一項非常重要的任務，除了讓偏鄉長者開始「懂得」使用復健外，更重要的是要提升偏鄉區域對於功能促進與健康生活型態的重視。

職能治療師重視個人生活型態與有意義之角色扮演，如果因為不正常

的生活模式，或是傷病造成功能狀態改變等原因而影響生活參與，此時職能治療師的介入就非常重要，無論是功能訓練或是生活輔具的提供，都能夠有效地讓案主再次掌握身為「人」生活的價值。然而，這樣的介入模式，卻不一定在偏鄉復健領域可以馬上收到成效，其中主要的原因就是偏鄉領域的爺爺奶奶們之生活習慣和文化背景與都市的差異頗大，而且可以獲得的醫療復健資源嚴重缺乏。因此，如何讓偏鄉民眾重視健康生活型態及獲得正確的醫療復健知識，並且連結及整合社區及醫療資源，考驗著偏鄉復健的職能治療師之專業及調整能力。更具挑戰的是，不同偏鄉地區也有各自文化與生活型態的差異，例如：坪林的茶農長者跟貢寮的捕魚人家，就存在著不同季節的忙碌、不同工作與生活型態、不同傷病類型、不同居家治療活動建議、不同資源連結等。因此，對於一位職能治療師來說，既是困難但也是挑戰，若能夠應用職能專業彈性調整符合生活角色的復健活動，才有可能在偏鄉區域成功地執行復健服務。

◎ 延伸閱讀

1. 〈背著紅白藥包，守護貢寮 19 年〉（4 分 10 秒處有出現小貝老師的身影），https://www.facebook.com/gv.monthly/videos/101539830 90403799/。

2. 〈貢寮衛所可復健 惜缺治療師〉，http://udn.com/news/story/7328/ 1456016。

◎ 作者的話

請見第 17 章。

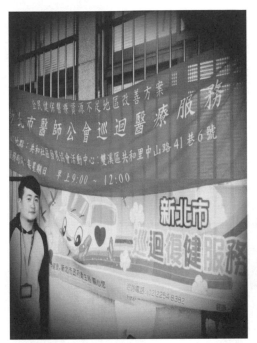

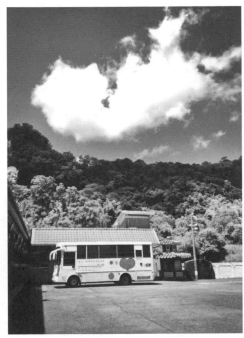

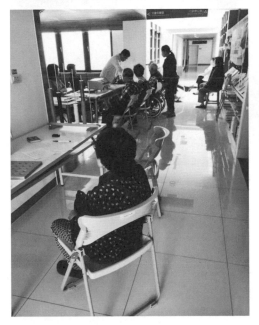

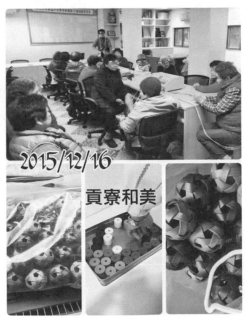

19 與照顧者一起，打造失智者有尊嚴、有意義的生活

張玲慧

　　我是成大醫院失智症中心失智症照護諮詢門診的職能治療師，那天我一如往常地坐在診間進行相關諮詢業務。還記得那一次門診我已經看了兩個失智家庭照顧者，並針對他們家失智老人的照護問題進行討論。然而，這兩個家庭都不是很好處理，因為照護者們在照顧患者時不得要領，導致累積了過多的壓力，使得諮詢期間幾乎都在處理他們的情緒問題，尚無法進一步討論照護策略。這樣的狀況讓我內心不免有些低落，但是忙碌的業務可不會給我一點轉變心情的機會呀！只見前一個照顧者剛剛踏出診間，鄰間的個管師就馬上敲門問：「張老師，下一位諮詢者來了喔！可以請她進來嗎？」我只好盡快整理臉上的表情，並點頭示意。這時診間的門緩緩地打開，一位約略四、五十歲的女性探頭進來，手上緊緊絞著一個布包，快速地瞥了我一眼，接著在診間桌子旁的椅子坐下，低垂著頭似乎是要將自己縮成小小一團似地，半晌不說話。我耐心的等了一會兒，然後拿著眼前的治療轉介單，先開始確認她的身分：「你是陳○○嗎？」「你是○○○（個案名字）的什麼人？」我發現這樣的簡短確認，通常可以幫助來諮詢的人逐漸進入狀況，然後開始早已演練熟悉的開場白：「我是張玲慧，我是職能治療師，今天的失智症照護諮詢門診，主要是要討論妳在照顧媽媽時，有沒有遇到什麼問題。我們可以一起討論這些事，看看可不可以找到一些方法，讓妳照顧媽媽時，比較容易。」陳小姐輕輕點頭，但仍盯著桌面默不作聲。我耐心等著，一會兒又再提示一下：「陳小姐，妳覺得在

照顧妳媽媽的過程中，最為困擾的問題是什麼？」

陳小姐雙手抓著置於腿上的布包帶子糾結扭轉，一時間診間的空氣竟有了短暫凝結之感，接著她深吸了一口氣，似乎下定決心鼓起了勇氣，然後她抬起頭來望著我說：「我再也受不了了！我真的是想帶著我媽媽，兩個人一起去死算了。」然後痛哭失聲。其實在我們的失智症照護諮詢門診，這樣充滿情緒的發言並不陌生，但每一回都還是讓我為之動容。但我知道情緒失控的照顧者加上受影響的治療師並無法解決問題，因此當下我只能陪伴著她，不單是為了等她稍稍平靜下來，也是為了平復自己的情緒，好為接下來的諮詢做準備。過了一會兒，她拿出放在腿上皮包裡的小手巾拭淚，久久不能自已。待她情緒似乎稍微穩定後，我又再度嘗試詢問：「陳小姐，我了解妳現在很難過，那妳覺得妳現在可以跟我說一下，妳照顧媽媽的狀況……。」但我話還沒說完，陳小姐就猛然站了起來以近乎歇斯底里的語氣說道：「沒有用啦，我今天沒辦法說，沒有用啦！」然後就衝出診間，留下錯愕的我，而這就是我在失智症照護諮詢門診，唯一一次與陳小姐的接觸。

一段時間後，來了一個照顧者，她提到之前自己的妹妹曾來諮詢門診尋求協助。這時我才知道原來之前坐下來即哭、奪門而出的陳小姐是她的妹妹。我問起妹妹的狀況，她忍不住搖頭嘆氣的表示，媽媽只有她們兩個孩子，她們年輕時就因為婚姻或工作離家，留下爸爸媽媽相依為命，但是爸爸幾年前過世了，剩下媽媽獨居在老家。當時因為生活上沒有大問題，所以她們跟媽媽的互動是以定期打電話與每月回家探望為主。

但這一切一直到媽媽失智確診後有了改變。她自己因為有家庭，難以提供媽媽全面的照顧，所以未婚的妹妹主動辭職回鄉扛起照顧媽媽的重擔。數年過去，隨著媽媽的病程進展，許多怪異行為漸漸浮現乃至變本加厲。而妹妹因不知如何有效處理這些狀況，導致身心俱疲，精神幾近崩潰。她

看著妹妹的狀況實在不好，同時也害怕出事，所以接手把媽媽接到高雄家中照顧，但是因為媽媽的到來，嚴重干擾家人的生活作息，讓她自己也覺得實在吃不消，壓力甚鉅。

其中，最困擾的問題就是媽媽的怪異行為。媽媽時常看到「不存在」、「他人沒有看到」的東西，例如：晚上會指著廚房的白鐵門說，看到裡面有人（其實是白鐵門上的自己或其他物品之影子）；有時也會繪聲繪影地說著：「你有看到嗎？你有看到嗎？那兒有個小女孩，穿著紅大衣，在跟我打招呼呢！」有時則是演出單人全武行，拿著掃把去打白鐵門裡的小偷。剛開始時，大家都跟著緊張害怕，不知道是真是假，尤其是晚上睡覺時，時常就被媽媽的大叫或敲擊鐵門的聲音驚醒。後來，也曾找過人來家裡收驚驅鬼，搞得大家人心惶惶，且使得家裡所有人的睡眠品質嚴重下降。甚至在白天時也是如此，時常大喊著角落有人，又或是在照鏡子時，無法辨認鏡中的人原來就是她自己，而說是有壞人在家裡，情緒激動得無法平復。

除此之外，在我們的討論過程中，她又提到媽媽平時不喜歡出門，從年輕時起就是典型的家庭主婦，平日裡除了處理家務外幾乎足不出戶。就算在爸爸生病後，媽媽也是一手擔起照顧工作，且怕麻煩女兒，幾乎不讓她們插手。這個情況在爸爸過世後愈發明顯，媽媽可說是真的變得大門不出二門不邁了。後來，她們在回家探視時，漸漸注意到家裡愈來愈亂，且冰箱常有壞掉的食物，但這個時候媽媽的應對進退尚沒有明顯問題，所以她們對媽媽的狀況雖有些遲疑，但也沒有嚴重到讓她們警覺媽媽是否已出現問題，只是提醒媽媽食物要買適量、要定期檢查冰箱。後來，媽媽時常在晚上打電話給她們說看到家裡有人，一開始她們也十分緊張，擔心媽媽是否遭遇危險。但經過幾次的假警報，她們開始覺得媽媽只是因為爸爸不在了，精神緊張、隨便亂想，所以只能儘量給予媽媽安慰，或許也帶有一

點自欺欺人的成分在吧！此時的她們仍未發現媽媽的異常，直到有一次，她們接到警察局的通知說媽媽走失，被路人送到警察局，警察帶媽媽回家後，才發現沒有鑰匙可以開門進去，於是向鄰居輾轉打聽到姊姊的電話。這時她們才覺得情形不對，帶著媽媽就醫，確診是阿茲海默症。

就職能治療的觀點，正確的活動安排與適切的環境，可以適切處理許多失智個案的精神心理行為問題[1]。所以如果精神心理行為症狀是照顧者困擾的主要原因，我在諮詢門診時傾聽照顧者的經驗後，通常會開始將討論重點逐漸轉向到日常生活活動的狀況，希望能夠了解失智者平時的生活規律與常做的活動。因此，我們開始討論媽媽平時的生活安排，從白天媽媽所做的事情開始討論，了解雖然媽媽平時白天都在家，但因為現在受到疾病影響使她的活動執行品質不佳，故女兒們也不讓她做任何家務。還記得她女兒是這樣跟我說的：「她喜歡折衣服，以前衣服折得對角整整齊齊，現在摸來摸去，還是亂七八糟，我實在看不下去，乾脆我自己做。」加上平時媽媽很少出門，除了家人外幾乎沒有與他人互動的機會。同時，也因為媽媽對女兒家附近的環境不熟悉，所以女兒也不願意媽媽自己出門散步，深怕媽媽迷路。經過討論之後，姊姊也突然發現到媽媽每天真的是無所事事，白天沒有地方消耗她的能量，多只是坐在椅子上打盹，難怪晚上精神很好，常常吵鬧。

之後，姊姊總共來諮詢了兩次，我們討論的重點放在如何處理媽媽的視幻覺，以及如何改變媽媽平日的活動安排與生活型態，例如：生活中是否有足夠的體能活動、社交活動、認知活動，白天是否有足夠的活動讓她

1　精神心理行為問題：失智症個案因為腦部病變的關係，有時會併發精神心理行為問題，例如：視幻覺（看到不存在的東西與現象）、妄想（沒有發生的事情，把它當真，如以為別人偷他東西、配偶外遇等）、躁動（靜不下來）、易怒或甚至有暴力行為、日夜顛倒等。這些都是異常行為，可以用非藥物治療或藥物治療來處理。

做，使得晚上較好入眠，以及如何引起媽媽對活動的動機等。以下列舉幾個我與姊姊討論的照護重點。

◎ 精神心理行為問題的處理

視幻覺是部分失智症個案會經驗到的症狀，其處理方式之一就是觀察個案出現視幻覺的情境，來分析是否有些前驅因素讓其產生視幻覺，例如：鏡子與白鐵門都是很容易有反光、倒影的傢俱，若失智者的視知覺辨識受到影響時，很容易認不出哪些映照出的景象其實只是物品或是自己的倒影，導致患者以為看到怪東西或陌生人入侵家裡，而造成患者不必要的恐慌。因此，就失智者的照顧上來說，我們應避免讓其看到鏡子等物品，例如：用門簾把白鐵門及鏡子遮住，就可以減少許多類似問題。

◎ 鼓勵活動參與

希望媽媽每天都有固定的活動可以做，一方面是藉由做活動的過程，進行腦力激盪並趁機做一點運動，另一方面可以讓媽媽自己覺得對家庭依然具有貢獻，來建立自尊感。因此，在諮詢過程中，我們開始討論一些活動，例如：買菜。媽媽以前喜歡逛市場買菜，但是姊姊其實很不喜歡媽媽買菜殺價的習慣，加上姊姊把逛市場視為每天的休閒時間，所以如果帶著媽媽去，就等於沒有自己的時間了。但在媽媽喜歡做家事方面，姊姊同意盡可能讓她繼續參與家事，例如：幫忙折衣服、晾衣服；即使做得不好，又需要花很久的時間，但是在做的過程中，就可以讓媽媽獲得成就感，同時也是一種消磨時間的方式。故我向姊姊建議，就讓媽媽做，但切記不要批評媽媽的作法，就算媽媽做得再不好，反正姊姊都是要做，再由她事後調整即可。

◎ 生活規律的建立

　　媽媽在夜晚時常失眠，會半夜起來喝水吃東西，且有時會因為視幻覺問題而吵醒大家。所以我建議白天除了有固定的家事讓媽媽做之外，盡可能帶媽媽在有陽光的時候（幸好是住在南部，這問題不大），每天固定出門兩次。研究顯示，光治療可以改善日夜顛倒的情形，所以如果每天固定出門散步兩次，且儘量選在有陽光的時候，例如：冬天早上八、九點，下午三、四點，每次散步二、三十分鐘，不但可以讓媽媽運動，又能夠曬到太陽，且散步期間還可以跟媽媽聊天，可謂是一舉三得。若姊姊仍然覺得這負擔太大，是可以考慮與家人輪班的。

◎ 環境調整

　　因為住家與鄰居家間隔很近，白天時常將窗簾拉上來保護隱私，所以家裡偏暗。我建議姊姊白天應儘量讓家裡保持明亮，使媽媽在白天較不會感到昏昏欲睡，例如：可以考慮在窗戶加裝紗簾，白天使用紗簾讓外面的陽光透入。如果實在需要拉起厚窗簾，就要將家裡的燈光打開，儘量製造白天光線明亮的感覺，幫助媽媽在白天的精神維持良好。

◎ 社會資源轉介

　　建議姊姊善用社會資源來一起照顧媽媽，例如：替媽媽報名住家附近的失智日間照顧中心，讓媽媽白天到中心參與活動，傍晚回家，這樣就可以稍微調整日夜顛倒的問題。通常日照中心的活動都有經過設計，所以包含了認知、體能活動等，藉由多參與活動，就能夠使大腦與體能得到訓練來延緩退化。但姊姊的第一個反應是「不可能」，因為媽媽很不喜歡社交，所以絕對不會喜歡那個地方。我告訴姊姊，十個長輩裡九個半都是先

拒絕，但是我認識的幾個失智中心負責人都跟我說，雖然長輩一開始拒絕參與日照中心的活動，但是真正到中心來後，開始與許多同齡夥伴互動，才發現這裡的好處，且可以很快的適應。所以重點是先帶長輩到中心去看看，給長輩一個機會。

　　雖然在兩次諮詢中，姊姊對我所提的各項建議，多數馬上拒絕，例如：帶媽媽出去散步並聊天這件事，她說：「我平時照顧她已經很累了，實在無法再跟她好好聊天。」但是對於白天保持光線明亮、讓媽媽做一些家事，與參觀日照中心等事項，卻又覺得可以考慮看看。雖然之後並沒有看到姊姊再來諮詢，但是我仍時常想到她，不知她們後來過得如何？直到有一次帶學生到一個日照中心見習，驚喜的見到媽媽很專心的聽另一位長輩講話，對於我之前給姊姊的建議被採納且具有一定成效，而感到十分的欣慰。

◎ 職能治療小語

　　社區職能治療的目標是協助失能個案的功能維持，目前國內的失能者有八成以上住在家裡，由家人照顧。根據 2011 年的「身心障礙者生活狀況及各項需求評估調查報告」之結果顯示，家庭照顧者照顧失智長者，平均一天需十七個小時，照顧時數之負擔僅次於植物人。所以失智症照護裡的重要關係人，除了失智者外，就是他們的照顧者。照顧者應是最了解失智者生活起居與習慣的人，是否能夠達到失能個案功能維持的目標，一切成敗將取決於照顧者是否能夠提供適當、即時的協助。因此，家庭照顧者是職能治療師的最佳夥伴。

　　失智者通常會因為能力較差，導致活動動機減低。因此，若檢視他們的日常生活型態時，常常會發現他們平時的活動量極低，但是家屬卻又不知道要如何協助個案從事活動，也不知道哪些活動比較適合。所以職能治

療師可以一起跟著照顧者檢視目前個案的生活作息與活動，以了解這些活動是否可提供足夠且適當的認知、社交及體能刺激等。如果不夠，職能治療師將會評估個案的能力與潛在問題，一起和照顧者討論如何適當帶領個案一起從事相關活動。因此，我在做失智症照護諮詢時，目標是協助照顧者了解失智、了解維持參與日常生活活動的重要性，接著培養照顧者分析活動問題的能力，進一步引導照顧者想出對應策略。因為一個具有問題解決能力的照顧者，才能因應失智者的多變症狀，並適當安排生活活動，維持良好的照顧品質。

治療師與照顧者成為一種夥伴關係，聽起來十分理想，但實際上完全不是這麼一回事。臺灣醫療文化傳統的醫病關係，一向是醫療人員具有主動權，醫療人員被視為疾病處理的權威，且被期待要告訴照顧者與個案疾病症狀如何處理，反觀照顧者與個案通常是知識與醫療行為的被動接受者。因此我常常在跟照顧者討論時，問照顧者：「針對這個問題，你目前用過哪些策略？哪些策略是有用，哪些無用？」我的目的是讓照顧者開始從自己的經驗裡學習觀察與分析，並尊重照顧者的照顧經驗。但是，多數照顧者的反應會是：「我就是不會處理，才來這裡問妳，妳是專家，妳跟我講如何處理！」或者「沒有用啦！怎麼講都沒有用啦！」這時就需要特別去跟照顧者溝通並給予他們支持，讓照顧者對自己的照顧能力有信心。當一個照顧者擁有自信，照顧的路才可以走的長久。

◎ 延伸閱讀

台灣失智症協會、天主教失智老人社會福利基金會與臺南市熱蘭遮失智症協會的網站都有很豐富的衛教資料，能協助大眾了解失智與失智照顧的基本原則。坊間失智症照護的書籍也逐漸增多，健保署自 2016 年開始，於一些大醫院開始推動失智整合照護計畫，其目標就是提供多專業的失智

照顧者諮詢服務，例如：護理諮詢、職能治療諮詢、心理諮詢等。

◎ 作者的話

　　我是張玲慧，除了在成功大學醫學院職能治療學系教學與研究外，也在成大醫院失智症中心擔任失智症照護諮詢門診的職能治療師以及臺南市熱蘭遮失智症協會理事，平時經常應邀參與失智症照護的相關講座。我對失智症照護的理念是，照顧者是最了解失智者日常生活起居習慣的人，職能治療師則是具有失智症、失智症照護與促進活動能力的專業知識，因此我們與照顧者是夥伴關係，要共同努力幫助失智長者能夠在生活中多參與活動，過有意義、有尊嚴的生活。

20 給他們一個支點，
世界終將重新平衡

吳鴻順

　　曾媽媽總是望著小曾的背影若有所思，嘴裡喃喃地唸著：「我是愈來愈老啊！安勒你是要安怎啊」（臺語）。掛在曾媽媽心上的，是很多失能或喜憨兒家長的共同擔憂，然而，大約在高中發病，現在四十歲，罹患思覺失調症的小曾，也和他們面對同樣的困境，幸好近幾年開始出現「小型作業所」……。

　　「小型作業所」（以下簡稱小作所）是一種介於庇護工廠和學校型態中間的安置場所，學員在小作所裡，白天上課學習各種技能，以作業活動為主、休閒活動與生活學習為輔。下午則進行有產值的代工或是手工藝活動，定期有自我倡議的時間，讓學員練習表達自己的想法，自我管理，並對自己的決定負責。另外，也會安排社區活動，甚至搭車訓練，讓在小作所裡的學員可以快樂地學習獨立生活，能有和社會環境裡的人、事、物互動的機會，此可以幫助穩定情緒、加強社區生活的適應等，為日後邁向自立生活增添籌碼。

　　小曾在高中發病後，就沒有繼續學業，來到小作所之前，和媽媽相依為命住在鄉下的三合院，所以他大部分時間都待在家，沒有什麼生活目標，也不在意外觀儀容。鄉下地方雖然人情味濃，但小曾鮮少出門走動，鄰居的婆婆媽媽也不太清楚小曾的近況。三合院旁有一塊祖傳的農地，因為長期荒廢而沒有任何的農作，後院有棵高大的龍眼樹早也枯萎不再結果。事實上，小曾是居住在一個安靜、沒有活力的環境。

其實，小曾在二十多歲時，還有想過要出去工作賺錢，由於沒有一技之長，只能搬些重物打零工，但每一個工作機會的持續時間都不長，不是自己嫌累，就是工頭覺得小曾的態度懶散、配合度差。曾媽媽剛開始還會勸勸小曾，鼓勵他再去試試，甚至不給小曾零用錢，想以此激勵他為自己的生活做些努力，但都徒勞無功。長久下來，曾媽媽的壓力愈來愈大，小曾還有一個在臺北工作的姊姊，想要照顧弟弟卻是心有餘而力不足。

記得我和社工師第一次到小曾家時，他是拒絕的、帶有疑慮的，只遠遠地觀察我們，被動地回答我們的提問。仔細觀察、評估後，我以職能治療專業的觀點，向團隊提出建議：小曾長期缺乏生活目標，沒有動力從事「職能活動」，也間接地喪失對自我能力的正確認知，若要讓小曾重新找到動機，可以先從改變環境開始，讓環境裡有小曾願意關注的目標，鼓勵他藉此重新獲得生命氣息。

於是，我們和曾媽媽一起栽種了雞蛋花樹和蕃薯葉，利用閒置的陶甕養了幾尾孔雀魚，叮嚀小曾每天澆澆水、餵食孔雀魚，從生活環境開始改變。

兩個星期後我們再次到小曾家時，當下感到有點失望，小曾仍舊懶懶散散地，有些雞蛋花樹的葉片已經乾枯，孔雀魚的數量減少了一些，正常人想要改變習慣都要有強烈的意志力，更何況是動機已經明顯降低的小曾，沒有人在旁叮囑或鼓勵，確實很難改變既有的模式，這樣的方式看來並不適合小曾。

因此，團隊成員開始改變策略，這次我們從「環境因子」裡的建立人際互動關係開始，漸進到社區適應、團體生活及工作能力。經過團隊討論，並檢視小曾住家附近的資源後，我們建議小曾住進「社區家園」。社區家園是提供給身心障礙者居住的場所，是一個共同彼此關懷的小生活圈，使他們的就業、就養等相關生活細節都能在社區裡完成。能夠住進去的成員

多半要有自立生活的能力，並希望透過團體生活，找到學習模仿的典範，藉此互相學習、鼓勵。

我利用身為職能治療師所擁有的專業敏感度，問小曾是否了解自己的職能角色——兒子和工作者，小曾嘆了一口氣說，他也很想要賺一些錢，好減輕媽媽的負擔，只是這些年來的挫折經驗讓他感到無助、無望，漸漸不再對工作抱有期待，進而失去對自己可以掌控環境的信心。順著這個話題，讓小曾知道有「社區家園」的存在，這樣的安置方式可以讓他有機會和同儕一同自立生活學習，曾媽媽知道後，也在一旁鼓勵小曾住進社區家園，小曾沒有馬上答覆，但我知道這個種子已經撒在他心上。

過了不久，聽社工師轉述小曾終於順利的住進社區家園，不過，和媽媽相依為命這麼多年，一下子換成團體生活，小曾為了調整生活習慣，吃了很多苦頭，例如：要開始改變服裝儀容不能總是邋遢骯髒，衣褲要每天更換清洗；原本凌亂的頭髮，受到同住學員的影響，至少會記得梳理；談吐的表達內容也豐富了，也會自己到社區超市採購，並主動維護自己權益和店員討價還價。記得某個假日，我在棒球場巧遇小曾，原來他是和室友一起坐公車來看球賽，參與社區活動，落實了休閒生活的自我安排。

對小曾來說，最大的改變還是發生在進入小作所以後。

在小作所因為有工作產值，於是有了薪水收入。小曾拿到第一筆薪水的時候，怯生生地打電話給我，告訴我他心中的激動，還跟我分享，他用這筆錢請媽媽吃了一碗麵，看到媽媽臉上放心滿足的笑容，他重新找到自己的功能和價值。

現在的小曾每天從社區家園騎單車至小作所上班，在小作所內除了代工時間外，每週都有不同的課程安排，像是日常自立生活、人際互動、休閒安排、兩性成長議題、社區融合活動，以及工作態度和技巧訓練等。定期與小曾會談時，他曾分享這樣的課程，以及小作所老師的支持態度，讓

他更有信心自立生活，例如：自己煮三餐、洗衣服等，以前都要依賴別人做的家事，現在能夠親力親為，他覺得很踏實。

除了例行的課程，在小作所參與的工作訓練，讓小曾的工作習慣和態度都有很大的進步。他每天會跟著排隊按時打卡上下班，遇到無法出席時，會依照規定向老師請假，一切要求、規則都和外面的工作職場一樣；從事代工工作的時候，老師會結構化、簡化或分段教學，讓小曾及其他學員先從模仿到落實執行，可以很快地建立工作技巧。他們做過的工作包括：存錢筒包裝、鋪平泡泡紙、水根植栽、殘膠清潔等。

在小作所內，老師對他們在工作上不管是質或是量的要求都很高，宛如工廠裡的工頭。小曾剛開始時不太習慣，也會有壓力很大的時候，但畢竟是庇護性的環境，老師會適時地給予支持，這樣的環境其實還會鼓勵小曾練習察覺自己現在的情況，並主動找老師尋求協助，或而抒發壓力，或而一起找到處理壓力的調整方式，不知不覺間，小曾開始能適切認知自己的工作能力，並且有技巧地面對壓力情境。

事實上，剛開始陪伴小曾的過程，尤其是安排工作時並沒有那麼順利，原本我站在職能治療專業的觀點，以及過去協助個案的經驗，以為協助小曾找到一份工作，安頓下來，就能重拾職能角色，卻忽略了他已經很多年沒有工作，因此他對於現在的工作型態，以及自己殘餘能力的認知與現實有很大的落差。剛開始時，小曾對自己的能力是高估的，覺得自己應該還可以勝任過去那些負重、勞動的職業類型，以獲得比較高的工資，所以多次拒絕團隊成員介紹的那些重複性高、低勞力，也低認知要求、低薪資的工作職種。是到了小作所以後，職能治療師落實幫助個案確立並完成職能角色的專業，並和團隊共同為他重建生活型態，參與成長團體建立自信，藉由工作分析及合成，多次磨合後，讓他開始重新認知自己的實際能力，終於能在適合小曾的工作型態裡，自信地獨立作業，一直延續到現在。

小曾已經持續住在社區家園三年多，現在的他不但能養活自己，還能利用週末假日回家的時間，陪著媽媽到處走走。曾媽媽放下心裡的重擔後，人變得清爽，也開始安排自己務農以外的生活。上個月小曾就在臉書上放了一張曾媽媽和鄰里媽媽們參加土風舞比賽的照片跟大家分享呢！原本生活失序的小曾，因為環境改變給了他重新立足的支點，使得小曾的職能生活、角色都可以找到平衡，進而影響他身邊的人。負責定期追蹤小曾近況的社工師回報說，曾媽媽現在的笑容多了，也不會再問：「我是愈來愈老啊！安勒你是要安怎啊」（臺語）。我聽了，也不自覺地嘴角一揚。

職能治療小語

職能治療師藉由評估，能針對不同服務對象的需求，而轉銜至不同的環境，讓他們在適合的環境中展示職能表現，重拾職能角色。就像小曾一樣，改變住宿環境到團體生活的社區家園，藉由團體動力幫助小曾重塑生活模式，再次找到生活目標，即使小曾的工作能力沒辦法適應一般人的競爭職場，但幸好有小作所這樣的中繼站，自從他自願進入小作所工作訓練後，有機會再次肯定自己的能力，學習自立生活，為人生旅程開創光明之路。

在小曾的身上，讓我有深深的體會：專業人員提供的建議，是要能完整考慮服務對象的所有因素，包括環境，尤其是在社區型態的服務過程中，要考量的環境因素，除了居住的物理環境，也包含人際互動層面，以及個案身處社區裡的人文環境、社會氛圍，並在提供服務的過程中不斷修正，才能滿足服務對象的真正需求。即使是受過職能治療專業訓練，想要將服務對象視為一個「全人」看待，卻也還是可能受到過去醫院模式服務經驗的牽絆，而發生提供的服務與對象的實際需求產生落差的現象，此給了我非常重要的一個警惕。

◎ 作者的話

請見第 5 章。

21 當科技遇上職能編排：談職能治療師在社區精神復健的健康促進角色與功能

陳明德

　　小婷懶懶地坐在社區復健中心的沙發上。

　　剛過午休時間，其他的學員陸續地出現在中心的團體活動室中，等待下午的團體體能活動。小婷上午才從工作訓練隊回到中心，主要的工作內容是大樓環境清潔。在念專科的時候，小婷開始出現精神症狀，最後診斷為思覺失調症。雖然有完成學業，但畢業後並沒有持續長時間的穩定工作。三十多歲的她，目前主要的復健目標擺在培養工作能力，希望可以獲得一份較穩定的工作。

　　在復健中心的工作人員之安排及鼓勵下，小婷和其他學員到中心附近的大樓負責地板清潔及公共環境整理。小婷大抵還滿喜歡目前這份工作，只不過有些時候因為動作比較慢，會得到一些學員和工作人員的關注與提醒。甚至，比較讓她不舒服的是，有些學員會嫌她懶惰，工作一下子就需要休息。可是小婷認為自己不是懶，而是體力不夠。

　　在一整天的工作與社區復健中心活動後，騎機車上下班，是小婷於週一至週五的典型生活狀況。週末時間，小婷喜歡睡到自然醒，醒來後，除了在家裡看電視或上網，什麼事情都不想做。有時候，媽媽會約小婷一起去逛大賣場，偶爾會和姊姊與姊夫出遊，但頻率非常少。

　　三十多歲的她，和大多數年輕人一樣，其實很在意自己的外貌與體

態。學生時期，小婷也喜歡和同學或朋友相約運動，她比較喜歡的就是騎單車及爬山，但生病後，她愈來愈不喜歡外出，認為大眾對於精障者的標籤化，讓她感受到他人對自己的不友善。再者因為藥物，食慾也變大許多，體重愈來愈重，體力也隨之下滑。小婷知道運動很重要，也曾考慮從事一些運動，但除了中心有安排的每週二次體能課程外，她鮮少會主動再去從事讓自己流汗的活動。前陣子，她和家人去公園裡打羽毛球，但是技術不佳，覺得無趣。看新聞說，現在滿多人都在跑步，甚至參加馬拉松，她也記得有一次衛教講座說，運動強度要夠，才有健康效果。於是小婷嘗試在家附近的公園跑步，但一小段路就讓她變得很喘，上氣接不了下氣。

「若是一定要滿身大汗的運動才有效的話，那自己一定不可能達到，那就算了吧！」小婷無奈地想著。

復健中心的運動團體，大多是結構性運動課程，像是舞蹈或是球類運動。之前的運動團體，大家會在中心看著有氧舞蹈的教學影片跟著做，或是到中心附近的公園進行球類活動。小婷其實還滿喜歡體能團體，也覺得多運動是重要的，只不過，她離開中心之後，還是不太去做。即便帶領的專業人員，在課程結束之前會說：「各位學員回家後，也可以這樣運動喔！運動要規律，才會有健康效果喔！」但小婷，就是做不到。

有別於結構性運動課程，今天下午的體能活動課程，是由中心的職能治療師帶領。職能治療師今天介紹的是健走方案，而且特別強調的是透過每日生活作息之調整，來小幅度增加一些步行數，以累積到足夠的活動量。除了示範健走的動作，說明增加每日步行量帶來的健康效益外，治療師最後邀請學員加入「多走路多健康」方案。職能治療師也說明，身體活動包括運動在內，不見得一定要特定到某個地方跑步，或是特別在一個時間跳有氧舞蹈；其實，規律且動態的生活型態，累積一天足夠的身體活動量，對健康也是很有幫助。

小婷心想：「這個看起來不錯。不用運動到滿身大汗，也不需要特定的運動技巧，或許滿適合她的。畢竟，只是走路，誰不會呢？」但是，讓她比較擔心的是，治療師提到要利用時間多走，這個部分確實比較困難。幸好，「多走路多健康」方案的特色在於透過持續的鼓勵及修訂，協助精障族群可以改變生活作息，多多走路，累積每日步行量，藉以達到健康效果。

小婷和其他中心有興趣的四位學員就一同加入這項計畫了。

一開始，小婷需要先配戴口袋型電子計步器兩個星期，除了洗澡和睡覺時間外，全天候的配戴。小婷原先認為，工作型態應該會帶給自己非常多的步數吧！但兩週的資料顯示，小婷的每日步行數約有 6,000 步左右，雖然高過靜態生活標準的 5,000 步，但仔細檢視，發現主要的活動時間都集中於白天在復健中心的時段，尤其是進行清潔打掃工作的過程。週一到週五的步行數量，也是明顯地高過週末時間，週末更僅有 3,000 步左右。再者，電子計步器可以特別標註出有氧步數，也就是連續十分鐘以上走路的時間；但小婷幾乎沒有出現有氧步數。也就是說，小婷即便有在走動，但大多是短距離、短時間的移動，比較欠缺的是長距離、較有健康成效的走路活動。

小婷覺得這個電子計步器的功能不錯，它可以自動儲存一天二十四小時的步行資料，達七天以上，並可以傳輸到電腦，看到一天中每一個小時與一週各天的步行狀況。小婷喜歡這樣的視覺回饋，因為可以很清楚的知道實際步行活動的參與情況，而不僅是靠回憶而已（如圖 21-1 的說明）。

職能治療師和小婷及其他的學員一同檢視大家過去兩週的步行資料，發現大家目前的步行量都是出現在白天的工作時段，也都很少有十分鐘以上的步行量。對此，職能治療師和大家一同討論，如何透過生活作息的調整來增加每日步行量。

有人提到可以多使用大眾交通工具，購物時選擇較遠的店家，以及週

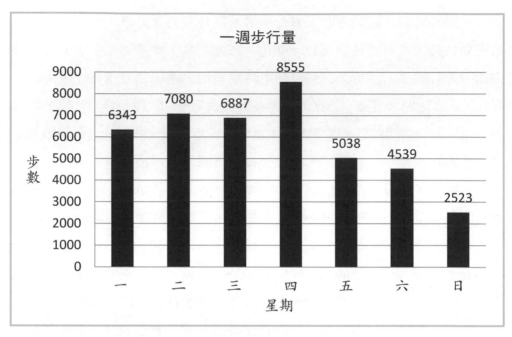

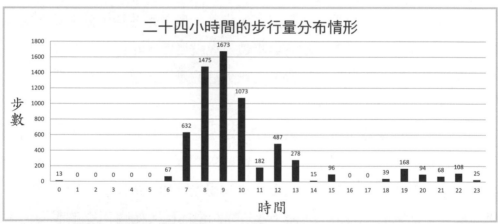

註：電子計步器視覺化的呈現一週七天，一天二十四小時的步數。上圖顯示，週一到週五是比較常活動的日子，然而週末時段卻很少走路。下圖顯示，上午七點到中午時段是主要的活動時間，但是下午和晚間就很少活動。

圖 21-1　電子計步器的每日步行資料

末時段安排一些戶外活動。小婷心想，這些都還不錯，應該可行。所以，她就在「多走路多健康」方案手冊中，寫下這些計畫：(1)儘量少騎機車，改搭公車／捷運來復健中心；(2)去比較遠的地方買早餐及便當；(3)假日可以搭捷運去文化中心或是美術館走走。

這個方案還融入了遠距健康促進的概念，治療師會透過手機簡訊提醒學員要記得多走路，並且討論一些簡單的問題，要學員回傳答案，比如詢問學員目前的步行量。每週三則，但不定時的簡訊提醒，讓小婷感受到社交支持及鼓勵，也增加自己願意繼續透過一些行為的調整來增加步行量（如表 21-1 的舉例）。

經過二個月的時間，小婷的每日步行量都達到了 7,500 步以上，有些日子甚至超過 8,500 步。對於這個結果，小婷感到鼓舞，也期待可以更好，達到日行萬步的目標。

計畫進行期間，職能治療師每一個月會和學員進行討論，看看過去有哪些改變還不錯？哪些計畫內容是比較不可行的？小婷提到，每天通勤從機車改搭捷運來復健中心，一開始確實比較不習慣，因為要多花時間在交通上面。在費用上，身心障礙手冊讓捷運票價有折扣，雖然比起機車多一點錢，但還可以接受。改搭捷運後，小婷也發現有幾個好處，首先就是不用為停車位煩心，小婷以前常需要找機車停車位，也會因為需要挪動機車感到吃力。另外，在捷運上可以稍作休息，比起騎機車確實壓力較少。捷運上及車站的一些資訊，更可以讓她知道目前城市內正在舉辦哪些活動。

其他學員也有一些反應。也是參加這次計畫的學員，小天，就提到他有嘗試要改搭大眾交通工具通勤，但居家附近捷運不便，搭公車則是因為車班較少，需要較長的通勤時間，故作罷！不過，和職能治療師討論後，小天想或許可以把機車停到較遠的地方，一來方便停車，也可以自然的增加步行量。

表 21-1　利用手機簡訊傳送提醒內容與精障者的回覆內容

職能治療師利用手機簡訊傳送提醒內容	慢性精障者回覆簡訊內容
嗨！朋友們，生活中有許多可以增加活動的機會，你有想到哪些嗎？可以翻到手冊第九頁，參考一些增加每日走路機會的好方法。天天都有走路的好時光，請跟我分享一個你常去走路的地方（請回傳地方）。	學員 A：中都濕地公園。 學員 B：從家裡走路到社區復健中心。
嗨！朋友們，運動是最省錢的健康保健法，也是少副作用的醫療。運動當中的「健走」（走路）是最受到大家喜愛的好方式之一，看看今天計步器累積多少步數，記得要記錄唷！請回傳你的步數吧（請回傳）！	學員 A：步數 4,530，有氧步數 1,577。 學員 B：今天上課，尚未運動，現在 1,568。 學員 C：5,178，有氧步數是 2,688，因為有去國小健走，才會有有氧步數。
如果覺得累而不運動，是不對的喔！研究指出，每星期有三天運動的人，較不易感到疲勞。所以，當你感到體力不濟時，更應起身運動。你會覺得走路很累嗎：(1)一點都不；(2)很累（請回傳）。	學員 D：1，不過太陽很大時，還是覺得很累，但原則上是還好。
一位身高 165 公分的婦人，她每天做「走路運動」一個小時以上。一個禮拜後就瘦了二公斤，兩個禮拜後又瘦了一公斤耶。這則案例分享你覺得：(1)開始想從事走路運動；(2)之前已知道此類似的案例（請回傳）。	學員 E：2，我白天工作需要坐著，但我會找機會站起來，動一動。

　　另一位學員小愛則是提到，原本她計畫想要利用晚餐後，再到居家附近的公園走走。獨居的她也是外食族，晚餐大多是外帶便當。小愛遇到的挑戰是，晚餐時習慣邊吃邊看電視，但吃完後要關掉電視去運動，確實困

難。職能治療師和她討論後，建議可以改成在店裡內用餐，結束後就可以直接到公園走個幾圈，再回家休息。小愛試過幾次後，發覺這項建議滿不錯。原來，只要把事情前後順序調整一下，就會有不同的結果。

再來，學員小忠反應，參加這項計畫讓他頗為挫折。計步器的資料顯示，他僅在第一週每天增加步數約 1,000 步左右，之後就回到和以前一樣的水準，一天約 4,000 步左右。探究後，小忠說：「我都達不到目標。失敗幾天後，那就算了吧！」原來，小忠看到方案手冊上說，日行 5,000 步以下算是靜態生活，5,000～7,499 步算是低度活動量，7,500～9,999 步為中度活動量，10,000 步以上稱為標準活動量。小忠想說，我至少要到中度活動量，每天走 7,500 步以上。結果，試了幾天後，發現自己都達不到，就決定放棄，回到原本的作息了。職能治療師很能理解這樣的情況，並建議小忠不要一開始就採用手冊上的「絕對目標值」，而是採用「相對目標值」。畢竟每個人的起始條件都不一樣，運動要有效果，重點在於規律。所以，可以採用每週增加 10%的目標，這樣比較容易達成，也就是從 4,000 步增加 400 步，變成一天走 4,400～4,500 步左右。聽完後，小忠覺得比較有動機繼續往前，畢竟他之前已經證明自己可以走到 5,000 步，接下來就是朝 5,500 步邁進。每天多走 500 步，差不多就是多走五分鐘的路，小忠僅要利用晚上負責倒垃圾的時間，多出去走走，就可以輕易達成了。

這個計畫讓小婷的體力稍為變好。更有意思的是，治療師透過網路 Google Map，輸入小婷住家的住址與通勤的路線，和她一同發現社區中心與居家周邊也有一些店家及餐飲店是沒去過，而且小婷感興趣的。小婷也發現住家附近就有一些她不曾去過的公園綠地或校園可以去（如圖 21-2、圖 21-3 的說明）。

就像電子計步器提供的視覺回饋，Google Map 的作法可以把治療師和學員的討論與建議內容視覺化，大大地增加學員對計畫的了解程度。再者，

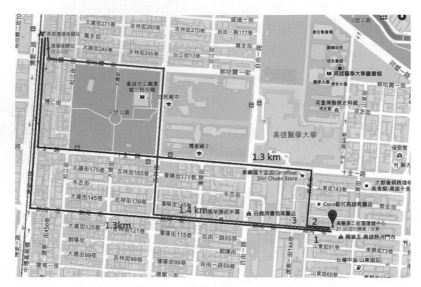

註：小婷發現回家前往捷運有多條路線，可試著走距離相仿但不一樣的路，除
　　了可增加步行量，還能增進對於周邊社區環境的認識。在與職能治療師討
　　論後，小婷最喜歡第三條路線的規劃。雖相較於其他兩條路線來說多了一
　　百公尺，但會經過市場，讓小婷覺得回程的路上變得更有趣了。

圖 21-2　應用 Google Map 與個案共同討論通勤路線

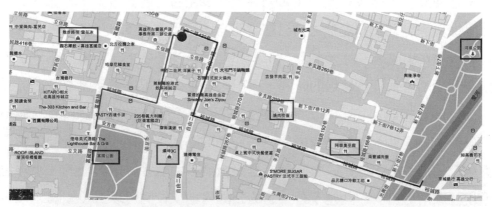

註：透過 Google Map 可幫助個案了解居住地的周邊公園綠地或校園（河堤公園
　　與富國公園），並協助規劃前往路線。與個案共同討論在住家附近是否有
　　想要去的景點或商店（框框處），可規劃利用假日或晚間時前往。

圖 21-3　應用 Google Map 與個案共同討論景點或商店

因為常搭大眾交通工具，所以也從車站的資訊電視網獲得比較多的公共資訊，像是一些展演活動。小婷就計畫要約家人利用這個週末去看現在滿紅的插畫家作品展。當然啦！一定是搭捷運的囉。

這個「多走路多健康」方案共持續了三個月。小婷目前每天平均都有8,000 至 9,000 步的活動量，有氧步數在每天的購物時間與週末時段也有累積。

雖然，三個月後，電子計步器需繳回，簡訊也會停止。但是透過三個月的逐步改變過程，小婷發現自己體力變好，也比較不會排斥稍累的活動，生活比較有趣且和家人的互動也變多。她的爸爸發現計步器對於增加每日活動量確實有幫助，決定買一個送給小婷當禮物。小婷拆開禮物包裝時發現，爸爸買的是攜帶更為方便且功能更多的健身智慧手環，不只這樣，爸爸也各買一個給自己和媽媽，透過健身智慧手環的 APP 功能，全家人就可以檢視大家每日的活動量，並且互相的比較及提醒，要多走路、多健康。

◎ 職能治療小語

職能治療，一門以促進人類參與職能活動，進而達到健康與幸福感的健康照護專業。職能治療師是目前社區精神復健領域的重要夥伴之一，和其他專業人員（例如：醫師、護理師、心理師、社工師等），一同合作讓慢性嚴重精神障礙者可以回歸社會，達到最大的生活獨立功能。

健康促進對慢性精障者相當重要，不僅是因為這些慢性精障者的健康狀況較一般族群差，有著較高比例的疾病風險，例如：體重問題、高血脂與心血管疾病，欠佳的體適能也會顯著影響其回歸社區與獨立功能表現。缺乏動態的休閒活動參與及有限的社區參與也讓精神復健成效大打折扣，就像小婷因為體力而影響工作復健表現。

當前的健康思維認可規律運動對健康的重要性，社區精神復健機構也

落實這項概念，會安排固定的體能活動課程。然而，大部分的慢性精障者仍是缺乏足夠的身體活動量。

所以，問題不在體能活動課程本身，而是在於是否有「促進方案」來增進精障者的身體活動量。換句話說，當前需要一項以增進身體活動量為目標的方案，來改善精障者不佳的健康，否則即便社區復健中心的專業人員鼓勵，即便小婷曾嘗試去從事一些活動，但就是無法規律進行身體活動。

職能治療的專業觀點提供了許多有利的策略。在促進身體活動的議題上，職能編排（occupational orchestration）和人—環境—職能模式（Personal-Environment-Occupation Model，簡稱 PEO 模式）這兩項職能治療專業觀點，值得做為評估與介入的參考。

職能編排強調透過調整每日作息，改變每日各項職能活動的執行先後順序或執行長短時間，來增進個體的職能表現與健康安適感。故事中的小婷改搭乘捷運通勤，小愛調整晚餐與運動的執行順序，就有機會得到較佳的結果。

PEO 模式強調人、環境、職能這三個因素皆會影響個體的職能表現良窳，唯有三者相互配合，才有機會達到最佳的職能表現水準，也就是獲得足夠的身體活動參與量。

PEO 模式提供更多元的角度去思考及解決精障者身體活動量不足的契機，例如：故事主角小婷，本身對運動的動機、過去經驗、運動技能、身體狀況等，皆是職能治療師會去考量的個人因素；調整小忠對自己目標的設定，也是一項從 PEO 模式中修訂個人因素的作法。環境因子包括物理結構環境與人為社交環境，透過科技的協助，讓職能治療師能更容易針對環境因子來進行介入。故事中利用 Google Map 的作法，發覺學員居家附近可以健走及有趣的景點就是一例。透過手機簡訊的提醒，則可以視為營造社會支持環境的作法。最後，就是職能因素，電子計步器提供更為客觀、全

面與視覺化的回饋，以掌握精障者整天與全週的步行樣態。透過執行職能活動的調整，如小天把機車停在較遠地方，皆為有利的策略。

　　規律的身體活動參與對慢性精障者而言是一項重要的職能活動參與，職能治療師可以應用職能科學與職能參與的理論模式，搭配科技的使用，發展出更為全面且貼近個案需求的方案內容，以提升社區精神復健成效。

◎ 作者的話

　　我是陳明德，畢業於成功大學職能治療學系，在花蓮縣衛福部玉里醫院從事心理疾病職能治療約五年。期間，在職進修取得花蓮教育大學特教碩士。2006 年考取教育部公費留學獎學金，申請到美國伊利諾大學（University of Illinois at Chicago）的身心障礙研究（Disability Studies）博士班，從事身心障礙者的健康促進議題研究。

　　2012 年進入高雄醫學大學職能治療學系任教迄今。主要教授之必修科目為活動分析與應用和心理疾病職能治療，並開設健康促進、社區職能治療與實證職能治療之選修科目。

　　目前的研究主軸為身心障礙者的健康促進議題，主持的研究案圍繞在如何提升精神障礙者的身體活動參與，包括探討影響精障者參與規律運動的阻礙和促進因子，以及評估應用遠距資訊與科技融入職能科學的概念，來增進此族群的身體活動參與成效。

第三篇

從機構走到社區去

22 我也想要和世界呼應

許慧珍

　　遠遠地「又」傳來了阿秀的尖叫聲，這不是第一次，只要有一點點不順阿秀的意，她就會又叫又跳又打頭地表示「抗議」，有時幾分鐘，有時可以鬧上半節課。上課的老師好說歹說就是很難能讓她停止這些激動的行為，只能在一旁等待阿秀的情緒逐漸舒緩、平靜。

　　阿秀是學校高職部綜合職能科一年級的同學，是個典型的自閉症學生，從小就很難適應環境中的改變。有一次，阿秀的媽媽工作得太累，睡覺前忘了幫阿秀將洗好的湯匙放進便當袋，隔天阿秀不但拒吃營養午餐，還尖叫了一整個午休時間，讓附近幾個班級的同學都沒辦法睡覺；還有一次老師臨時請假，找了個阿秀沒看過的老師代課，她生氣到推倒桌椅，嚇到這個老師再也不敢代阿秀班級的課。

　　此外，阿秀對於某些感官感覺特別敏感，她不喜歡衣服上的標籤，不喜歡穿毛衣或是蕾絲類的衣服，但喜歡聞橡皮筋的味道，拿到橡皮筋後，會一直嗅聞，完全忘記自己還在上課。她最喜歡靠近窗戶的角落，享受樹搖葉晃的光影變幻秀。

　　除了適應困難，阿秀還有人際互動方面的問題，聽別人說話的時候，沒有眼神接觸，她有說話能力但可以用來溝通表達的詞彙有限，也缺乏許多社會化技巧，像是：打招呼的禮貌、觀察或是利用非語言（手勢、眼神）溝通的技巧等。在下課時間，總看到阿秀一個人像是獨舞地在中庭跳著、迴旋著。

　　因為很難適應改變，同時也很難幫阿秀重新建立新的規則，如果老師

曾經教過從 1 到 2 到 3 的掃地策略，阿秀一旦學起來，另一個老師想教阿秀改成從 1 到 3 到 2，她還是會固著地從 1 到 2 到 3，一旦有人提醒她做的方式不對，阿秀一定先來個高分貝的尖叫，讓靠近的人只想趕快離開，放棄提醒對她的調整。

老師曾經安排一個小天使陪阿秀，要讓阿秀練習建立友誼，但畢竟在以多數為智能障礙者組成的綜合職能科班級型態，期待同儕能使用適切的互動策略幫助阿秀，還是有執行上的困難。

阿秀的導師是特教老師，了解自閉症學生的特質，也有許多行為改變技巧的背景知識，大多數時間可以運用結構化的教學策略幫助阿秀進行學習活動，適應學校生活。但有次阿秀的情緒激動到幾乎傷害自己，打完自己的頭還亂丟可以拿得到的任何東西，有個同學因為這樣嚇到哭了出來，通知家長後，媽媽決定先帶阿秀回家休息。

導師走進輔導室尋求協助，身為職能治療師的我，先請老師大致敘述一下阿秀的概況，同時了解造成她這次情緒反應的原因。老師表示，他不過請阿秀將寫錯的字訂正好，以前這樣要求從沒發生過這麼強烈的反應；老師覺得這次有點異常，反覆推想最近的學校事件，一時間想不出個所以然，為了進一步了解阿秀，我於是和老師約定時間到班上進行近距離的觀察，期待從職能治療專業訓練的背景能找出一些蛛絲馬跡。

觀察的這堂課，阿秀上的是她最頭痛的數學課，她皺起眉頭地算著老師出的習題，用力地在紙上寫下答案。課程進行了大約十分鐘，阿秀突然起身跑出教室，班級的教師助理告訴我，阿秀又尿遁了，她一邊說著一邊拿出一個小小的本子，上面有日期以及「正」字標記，她說上面的正字就是阿秀尿遁的次數。當下我眼睛一亮，對教師助理提出了一個不情之請。

對自閉症學生來說，生活裡有太多事情，像是：課程難易度、課表調整、午餐的新菜色、突然有同學請假、天氣變化、老師換包包等，都可能

成為他們的刺激事件，有些顯而易見，有些卻需要長時間的觀察才容易歸納出脈絡。了解引發情緒問題的真正成因，才能有效地減緩情緒反應的程度，甚至提前預防，或幫助阿秀適應這些生活中永遠都會出現的不預期變化。

我需要一個能來自阿秀身邊人士的觀察紀錄，而且愈詳細愈好。我將這個想法和教師助理分享，她點點頭相當認同，於是我嘗試地邀請她擔任這個重責大任，教師助理馬上一口答應，經過導師同意並取得共識後，教師助理從此開始將阿秀每天的狀況寫在她專屬的筆記本上，約定好每週讓我看一次，我就嘗試在這些事件中尋找出「真正」會影響阿秀行為模式的線索。讓我驚奇的是，媽媽知道我們將採取這個措施後，她也說要加入觀察並記錄的行列，因此在阿秀的書包裡，除了學校的聯絡簿，還有一本粉紅小書，是阿秀最喜歡的顏色。持續將近二個月左右，真的被我們發現了幾個重要線索。

阿秀下課時雖然總愛在中庭跑跑跳跳，但她始終面對著教室的方向，用眼神餘光觀察其他同學的行為；她最討厭數學課，因為尿遁次數最多；她不喜歡某個老師走近她身邊，原來是那個老師總是很嚴厲地要求阿秀，甚至會直接抓起阿秀的手要她重寫老師認為沒寫好的字，這個行為總是弄得阿秀緊張兮兮，上完這個老師的課不出二節的時間，學校就能迴響起阿秀的尖叫聲；如果有老師調課，阿秀當天的尖叫次數會變頻繁，但如果老師有事先講，或寫在黑板上提醒同學，只要當天沒有特別事件，阿秀幾乎可以不尖叫；最後，阿秀在月經來的七天前特別容易受刺激，比較不容易接受安撫。從媽媽提供的訊息中則發現，阿秀喜歡吃糖果，最喜歡星期三，因為電視會播阿秀喜歡的卡通影片；同樣地，媽媽也發現，月經來的七天前，阿秀吵鬧的時候會連糖果都不要。

歸納出這些線索之後，我和導師、教師助理討論出幾個課程調整策

略，期待能幫助阿秀，同時這個計畫絕不能漏掉媽媽。

首先，我們發現阿秀其實有人際互動的需求，只是她一直沒有適切的互動技巧，或因為觸覺敏感而害怕別人接近她；當同學開心地笑著、玩著，阿秀其實也很想加入，想要呼應這個世界的歡樂氛圍。想要幫助阿秀建立適切的人際互動技巧需要多管齊下，於是我們故意支開阿秀，利用這個時候說明阿秀的特質給同學聽，包括：阿秀喜歡看樹葉搖晃的原因，為什麼會常常尖叫，還有，因為阿秀對感覺比較敏感，所以雖然想要和大家當朋友，卻會害怕別人靠近。在加強同學對於阿秀狀況的理解與同理心後，我們也教同學們怎麼和阿秀相處，例如：不要從背後拍叫她，要站在她的面前，主動伸出手讓阿秀有安全感；當阿秀發脾氣的時候，不要嘲笑她、不要凶她，趕快去告訴教師助理或老師，請老師幫忙安撫。

我則是在職能治療的服務時間，利用「有意義的活動」，或藉由自閉症的視覺學習優勢——圖卡、文字，幫助阿秀加強人際互動技巧；我們也和老師、教師助理以及媽媽達成共識，把握每一個機會教育的時間，適時地利用我們自己當作阿秀學習互動模式的模仿對象。

在個別服務的時間，我還同時加強阿秀的情緒處理能力以及挫折忍受度，期待能幫助阿秀加強環境裡各式各樣無法預期改變的適應能力，例如：我運用「活動分析」調整活動難度，故意讓阿秀因為沒辦法達到要求而無法獲得增強物，果然阿秀就在知動教室裡暴跳如雷，我冷靜而堅定地跟阿秀說：「阿秀，妳現在是不是生氣了？是不是因為想要糖果但沒有拿到而生氣？許老師有點不確定阿秀怎麼了，妳一直尖叫，不好好說，許老師其實不知道能怎麼做。是不是，阿秀可以用說的？請阿秀用說的，『我想要糖果』。」經過幾次練習，阿秀會開始表達需求，例如：「我想要糖果」、「我想要玩大富翁」，只是，為了讓阿秀體驗挫折，增加容忍度，我仍舊沒有每次都滿足她。阿秀面對這些情況，尖叫的頻率慢慢地減少了。

　　有一次，又聽到阿秀的尖叫聲，因為我離事發地點很近，就直接過去看看是怎麼回事。剛開始阿秀仍舊只是氣急敗壞地叫著、跳著，她一看到我，像是突然想起什麼事，她說：「用說的啊，阿秀想要紅茶，許老師說用說的啊！」問了跟在一旁的教師助理才知道，原來阿秀的增強物——紅茶，在獎勵上一個同學時用完了，等到要獎勵阿秀的時候，沒了，阿秀就生氣了。阿秀一說出「她想要紅茶」那段話，彷彿感受到她被世界理解了，情緒比起先前快速地恢復平靜，在老師們允諾明天補給她之後，馬上露出開心的笑容。

　　我們逐漸打造一個正向支持環境給阿秀，能事先知道的變動，老師和教師助理與媽媽都會事先「預告」；課堂裡的學習應該要求阿秀的，老師仍舊會要求，只是老師的語氣已變得和緩而堅定，並且可以容許阿秀有「緩衝」時間進行錯誤的修正；同學也不再嘲笑她或害怕她，現在她還會和同學手牽手去上廁所。在阿秀的「特別時期」時，媽媽會儘量滿足阿秀的期待，使她能儘量保持情緒穩定，媽媽說：自從阿秀也會向媽媽表達自己的需求後，阿秀在家裡也很少尖叫了，但在特別時期時，有的時候還是無法控制，甚至強度可能讓她自己或身邊的人受傷。我建議媽媽，如果有些狀況已經不是調整環境或是教育系統可以處理的，也許需要向另一個領域的專業尋求協助；媽媽接受了建議，帶阿秀看了精神科醫生，由於先前我們有過完整的觀察紀錄，醫生很快就能掌握阿秀的狀況，決定只讓阿秀在月經來的七天前服用幫助穩定情緒的藥物。服藥後果然有明顯改善，不管是在家裡或學校，「特別時期」的阿秀不再出現激烈到無法控制的情緒起伏。

　　持續好一段時間沒聽到阿秀響亮的尖叫聲，粉紅小書裡記錄的事件愈來愈讓人感到放心與開心：「阿秀今天跟小乖一起去上廁所，她先上完，還在門口等小乖出來。」「昨天交代阿秀今天因為調課，多了兩堂數學，

竟然只尿遁了三次。」「今天掃地工作時，阿秀主動幫忙擦桌子。」「阿秀第三節時，為了找不到橡皮擦尖叫，提醒她用說的，阿秀說出想要橡皮擦，馬上就有同學借她，她開開心心地拿去用，用完竟然記得跟同學說謝謝。」「早上一進教室就跟教師助理說，媽媽昨天帶阿秀吃牛排。媽媽在聯絡簿寫下，阿秀最近真的很乖，所以好好獎勵吃一頓。」終於，阿秀慢慢地可以呼應這個世界高高低低起伏的頻率。

阿秀的進步，對一個學校系統職能治療師來說是非常開心的事，因為可以和許多人（老師、教師助理、媽媽）通力合作，成功地讓個案可以稱職地擔任當下的職能角色——學生，不但幫了阿秀本身，也因為媽媽學到了適切的教養技巧，面對阿秀不再那麼感到無能為力，肩上的重擔總算可以卸下一些。這樣的經驗，是醫院或是診所的職能治療師少有機會經歷的。

很開心我是一個職能治療師，能有機會在學校系統這樣變化多端的環境裡，陪著我的個案一起找到專屬於自己呼應這個世界脈動的方式！

◎ 職能治療小語

先前有個國外的新聞，報導一個自閉症女孩獨自坐在生日派對會場的落寞身影，其實她邀請了二十個朋友到家裡來和她一起慶生，卻沒有一個人出席。其實，自閉症個案真的也需要人際關係，只是他們不擅於處理一般人熟稔的互動技巧，因此「職能治療」對於自閉症個案的介入常有以下幾個目標：

1. 加強人際互動技巧，並協助建立適切的人際互動模式，包括：語言與非語言溝通、辨識社會情境、適應團體等。

2. 加強情緒管理及壓力調適能力，協助個案辨識情緒、處理情緒、壓力因應，以及幫助個案建立適切的壓力調適方法。

3. 提供調整環境的諮詢建議，包括：避免會引起過度反應的感官環

　　境、在居家或教育環境中建立正向支持的環境氛圍等。

　　4. 利用「職能科學」理論，幫助個案建立結構化的生活作息。

　　藉由加強這些技巧，自閉症個案將可以產生自己的人際互動圈，讓他們的人生因而完整、豐富。

◎ 延伸閱讀

　　1. 財團法人中華民國自閉症基金會（http://www.fact.org.tw/）。

　　2. 〈環境策略：結構化教學法〉（http://www.swap.org.hk/cms/node/31）。

◎ 作者的話

　　我是許慧珍，成功大學職能治療學系研究所碩士，現為臺南大學附屬啟聰學校職能治療師。自從 2002 年 8 月踏入特殊教育學校，當起了學校系統職能治療師，完全開啟我不同的工作視野。在學校系統中，合作的對象從醫療系統的專業夥伴，變成了教育單位的教師、教師助理、行政人員，甚至家長，翻轉了許多原先溝通的語言。醫療復健模式的思維，甚至教育系統有其獨特的工作文化，幸而總能在每次的衝擊中找到可以合作的教育夥伴，讓特殊教育期待相關專業團隊能利用「間接服務」使特教學生參與課程和適應學校生活的理念，慢慢地拋出種子。非常歡迎有創意、想要挑戰困難的職能治療夥伴，加入學校系統職能治療師的行列。

23 為孩子找一雙合適的鞋

許慧珍

　　小偉第一次走進知動教室時，腳步踉踉蹌蹌、怯生生地黏在阿嬤身邊，泛著淚光的雙眼卻掩藏不了眼神底下的靈活聰明。我在為阿嬤解釋「職能治療」將會為小偉安排的目標、活動器材，以及注意事項時，我也同時偷偷地觀察小偉，他雖然手還是緊抓著阿嬤不放，眼睛卻開始好奇地探索知動教室。於是，我蹲下去，讓我的眼神和他同高，一邊將手伸到小偉面前，一邊說著：「小偉，你好，我是許老師，你想不想進來看看裡面有什麼好玩的玩具？」小偉看看阿嬤，阿嬤對著小偉點點頭說：「去看看有什麼好玩的，阿嬤在這邊。」阿嬤一邊說著，一邊幫小偉脫掉鞋子，帶著小偉走進知動教室。

　　小偉是一個二歲多的重度聽覺障礙男孩，在新生兒聽力篩檢時發現有聽力困難。對於家裡的第一個孩子出現這樣的問題，剛開始時，爸媽心裡非常不能接受，天天以淚洗臉；但小偉一出生就總帶著笑臉和靈活的眼神觀察著世界的變化，讓所有看過小偉的人，都會深深喜歡上這個可愛的孩子。漸漸地，小偉的家人接受了這個事實，於是把握黃金時間讓小偉配戴適合的助聽器，積極地尋求聽力訓練以及語言治療。只是，隨著小偉慢慢長大，除了發現不會說話，小偉好像還有一些地方和其他同年齡的孩子不太一樣……。

　　俗話說：七坐八爬，小偉都快一歲了，連扶著東西站起來都有困難，諮詢過醫院的語言治療師後，建議小偉的爸媽帶他到兒童發展中心進行進一步的發展評估。評估過後，發現小偉在動作功能方面有明顯落後同儕的

現象，於是開始安排小偉接受職能治療與其他相關早期療育的服務。

因為爸媽工作忙碌，小偉到幼兒園讀書前，幾乎都是阿嬤在照顧。阿嬤是一個非常和善的長輩，對於小偉的要求可說是有求必應，於是小偉和阿嬤的感情特別好，卻也對阿嬤特別「盧」。要在臺南大學附屬啟聰學校就讀幼兒部，學校會有一個「邀請」，希望家長中至少有一個人可以陪讀，將學校老師教的發音技巧或是學習策略原原本本地帶回家去，好延伸學校裡的教學目標以及進度。考量家中的經濟因素後，阿嬤成了小偉陪讀人員的不二人選。

剛開始到幼兒園讀書時，小偉只要不想上課，就要回頭找阿嬤，遇到學習上的挫折，就哭著要阿嬤惜惜；此外，小偉兩隻腳的肌肉力量不是很夠，走路時的注意力不好，常不會判斷危險，再加上平衡能力和動作協調不佳，因此在學校走路常常跌倒。老師觀察了一個星期後，除了將有聽覺障礙的小偉轉介給語言治療師加強口語能力，也轉介給我協助了解小偉的感覺統合功能。

學校系統的職能治療師常會利用學生的生態環境進行能力評估，所以我利用小偉的學習課堂入班觀察，也在戶外遊戲器材活動的時間了解小偉的表現。觀察後發現小偉有感覺統合的困難，專注度以及動作能力與二歲多的同儕相比確實都有落後的現象，尤其是小偉很難離開阿嬤。評估後，透過個別化教育計畫（IEP）會議，和導師一起擬定小偉的教育目標，希望結合教師、相關專業團隊成員裡的職能治療師、語言治療師和物理治療師，可以一起幫助小偉增進學校的適應能力與表現。

第一次阿嬤陪著小偉探索知動教室時，小偉時刻牽著阿嬤的手，只要阿嬤表達要將小偉獨自留下，小偉就會用力地哭著牽緊阿嬤。我一邊觀察小偉的眼神，看看什麼樣的玩具能讓他眼神發亮，一邊和阿嬤聊著小偉的生活點滴。阿嬤說小偉在家裡，只要一哭，包括爸媽和她，都會趕快地滿

足這個孩子，捨不得他吃苦，也因為怕他的動作能力不夠、動作太慢，所以，很多事情都會幫小偉做好，包括：穿衣服、穿鞋襪、餵小偉吃飯等。

聊到這裡，我心裡有了些線索和想法，我請阿嬤留在知動教室裡，但請她以觀察者的身分看著我和小偉互動，刻意和我們保持距離。小偉似乎察覺到有點不對勁，我蹲下、用清楚的口型慢慢地對著小偉說：「小偉，阿嬤在旁邊，許老師陪你玩，好不好？」在活動的過程中，小偉的眼神飄忽，一直朝著阿嬤看，阿嬤幾乎就要忍不住走到小偉旁邊給他呼呼，我悄悄地給了阿嬤暗示，請阿嬤繼續稍坐。我拿出讓小偉眼睛發亮的湯瑪士小火車拼圖，持續以口語鼓勵小偉：「小偉好棒，等一下就可以玩拼圖喔！」終於，小偉在知動教室跨出活動的第一步，只是，準備站上平衡木的挫折，卻讓小偉經歷了人生第一次「成功經驗」。

因為小偉的下肢肌肉力量不好，平衡控制的協調能力還不夠穩定，因此他走上平衡木時搖搖晃晃地哭著搖手拒絕，阿嬤一個箭步要衝上來救小偉，我則比阿嬤先牽住小偉，對他也對阿嬤說：「小偉，不用擔心，這裡很安全，許老師會保護你，你看，走完就有拼圖可以玩囉！」小偉沒能一下子止住哭，我仍舊堅定而清晰地說著：「小偉，慢慢走就好，沒有關係，這裡很安全，許老師會保護你。」說著，把原先牽著小偉的手放開，但持續放在小偉伸手可及之處，卻不再主動牽住他。小偉持續哭了五分鐘，且眼神時常會飄向阿嬤求救，但，我始終站在小偉面前，堅定且清晰地提醒小偉：這裡很安全，你只要往前跨出去，就有你想要的拼圖可以玩。

小偉慢慢地安靜下來，小心翼翼地站上平衡木，雖然仍搖搖晃晃地走著，但他因為相信我的手隨時都在旁邊保護著，距離愈走愈長，眼看著終點的湯瑪士小火車拼圖已經拿在手上了，接著小偉帶著濕潤的淚眼，用著笨拙的掌指協調度玩起拼圖。

阿嬤在一旁若有所思，緩緩地對我說：「這應該是小偉的第一次，第

一次『靠自己的努力』拿到想要的東西。」在取得小偉跟阿嬤的基本信任後，我利用每次阿嬤陪同小偉一起進行職能治療活動的機會，陪阿嬤看見小偉真正的能力——一個二歲多孩子應該有的發展程度。

在職能治療服務的過程中，我會利用「有意義的活動」，將小偉的職能治療策略與目標巧妙地融合在看似遊戲的治療設計中，並且給予小偉現在發展階段——「剛剛好的挑戰」，也就是有點難，又不會難到遠超出小偉的認知、動作發展，甚至是心智年齡、社會發展等能力，經由獲得成功經驗，進而累積自信心，加強挫折忍受度。小偉第一次的成功經驗——經由自己的努力獲得想要的拼圖玩，讓阿嬤充分感受到原來小偉需要的，不是一直牽著保護的手，而是永遠不放棄「陪伴」的手。

此外，職能治療師永遠會將個案看做一個完整的「人」，相信一個人的表現是受到本身以及環境之共同影響。因此，職能治療師也擅於營造「有安全感」、「容易引發學習動機」的治療環境，讓他們可以在充滿安全感的環境中，從內在動機引發，自然而然地主動探索與學習，例如：在職能治療的活動中，小偉自然地走過高高低低、軟硬都有的地面，他的下肢肌力、平衡能力同時獲得訓練；利用各種小偉有興趣的玩具，專注度、精細動作協調度和認知能力都在每一次操作經驗中被加強。

在學校系統中，職能治療師會配合個別化教育計畫，參考其他專業，例如：語言治療師的建議目標，營造可以鼓勵小偉勇於表達需求的環境，或是鼓勵小偉和我進行簡單的問答，同時幫助說話、表達，甚而人際互動的社會能力發展。

經過一個月後，小偉不再哭哭啼啼地走進知動教室，我覺得可以開始處理小偉和阿嬤的分離焦慮了。這一天，我先跟阿嬤說好，請阿嬤找一個藉口（上廁所、喝水等）離開知動教室，大約五分鐘左右再回來，就算小偉哭了，也不要心軟。果然，阿嬤一說要去做什麼，小偉馬上衝到門口想

跟阿嬤離開，我陪在小偉旁邊，幫腔阿嬤，說阿嬤只是要去上廁所，讓阿嬤先離開小偉的視線。第一次，阿嬤離開多久，小偉就哭了多久，就算五分鐘後阿嬤回來了，小偉也沒辦法立刻止哭。但練習三、四次後，小偉知道阿嬤不會騙他，就算難免還是會露出擔心的神色，但已經可以不哭，繼續進行職能治療活動。到了學期中期，治療時間一到，小偉還會開心地和阿嬤說掰掰，牽起我的手直接走往知動教室的方向。

有一次，小偉穿了新鞋到學校，他開心地指著新鞋給我看，新鞋子有隱藏的發光裝置，每踩一步就會有燈閃啊閃地，但我直覺哪裡不對。想了個理由告訴小偉，說我想拿起來近看小偉的閃亮新鞋，請小偉自己脫下來給我看；仔細一比對，發現鞋子的尺寸其實大過小偉現在腳的大小，我提醒阿嬤這件事，阿嬤回答說先買大一點的，反正小偉很快會長大到鞋子的尺寸，不用常常買新鞋。我向阿嬤提醒鞋子如果不符合小偉現在腳的大小，可能會讓小偉發展出不良的肌肉骨骼用力的模式，像是足弓的支撐點就會出現問題。如同我設計活動的概念，就是要給小偉這個發展階段適合的活動類型，讓小偉願意嘗試的「剛剛好的挑戰」，太難或太簡單的內容，反而會影響小偉發展出不適切的行為模式，甚至有不好的代償模式。曾經在知動教室裡親眼目睹小偉變化的阿嬤，一下子就接受了我的建議，隔天，小偉穿了另外一雙新鞋，這次，是雙合腳的、一樣會閃亮發光的鞋。

期末的個別化教育計畫檢討會議，所有人都對小偉的進步有目共睹，就算小偉仍有動作協調上的困難，但比較不會跌倒了，玩溜滑梯時不會搶輸其他同學；也可以和同學比賽誰疊的積木高。由於專注度進步，也因為累積了許多成功經驗，讓小偉增加了不少信心，大大為學習效果加分。然而，家長態度的改變也是小偉進步的重要因素，阿嬤回去分享她在學校看見老師或治療師引導小偉的方式，包括阿嬤在內，爸媽也會在提供安全感環境的前提下，讓小偉在家儘量嘗試他的發展階段可以做的任何活動，例

如：穿衣服、穿鞋子、穿襪子、用湯匙吃飯等，小偉哭的頻率變少了，間接地讓口語表達的時間和機會變多了，常常在家伊伊啊啊地像是在分享學校有趣的一切。

小偉現在已經是個大班的小哥哥了，認知、精細動作協調、粗動作協調和學習表現都逐漸與同儕不相上下。幾天前，和阿嬤聊起小偉剛入學和現在的表現實在天差地別，阿嬤說她對於「鞋子」尤其印象深刻，一下子沒反應過來的我，還在想，活動器材裡哪雙鞋子讓阿嬤有印象？阿嬤說，是因為那雙不適合小偉腳大小的鞋，讓她恍然大悟，該是幾歲的孩子要學的，我們就應該儘量製造有安全感的氛圍後，讓孩子儘量去探索、去嘗試，說到這裡，我和阿嬤相視而笑。

說真的，每一個職能治療師都在為孩子找一雙合適的鞋，讓他們可以放心地、勇敢地奔向屬於自己的天空！！

◎ 職能治療小語

職能治療師擅長利用「有意義的活動」，將個案的復健策略與目標巧妙地融合在看似遊戲的治療設計中，另外還會注意到個案的實際發展狀況，給予「剛剛好的挑戰」，也就是有點難，又不會難到遠超出個案的認知、動作發展，甚至是心智年齡、社會發展等能力，讓個案獲得成功經驗，進而累積自信心，加強挫折忍受度。

此外，職能治療師永遠會將個案看做一個完整的「人」，相信一個人的能力，除了本身的健康因素、動作功能、心理素質等共同影響表現外，也同時受到環境的影響。因此，職能治療師也擅於營造「有安全感」、「容易引發學習動機」的治療環境，於是個案就可以在充滿安全感的環境中，從內在動機引發，自然而然地主動探索與學習。

◎ 延伸閱讀

1. 個別化教育計畫：依據《特殊教育法》第二十八條、《特殊教育法施行細則》第九條，係指運用團隊合作方式，針對身心障礙學生個別特性所訂定之特殊教育及相關服務計畫；其內容包括下列事項：(1)學生能力現況、家庭狀況及需求評估；(2)學生所需特殊教育、相關服務及支持策略；(3)學年與學期教育目標、達成學期教育目標之評量方式、日期及標準；(4)具情緒與行為問題學生所需之行為功能介入方案及行政支援；(5)學生之轉銜輔導及服務內容。前項第五款所定轉銜輔導及服務，包括升學輔導、生活、就業、心理輔導、福利服務及其他相關專業服務等項目。參與訂定個別化教育計畫之人員，應包括學校行政人員、特殊教育及相關教師、學生家長；必要時，得邀請相關專業人員及學生本人參與，學生家長亦得邀請相關人員陪同。

2. 兒童發展：可參考各縣市政府衛生局所提供之各階段發展檢核表，以了解孩子現階段的發展是否正常。

◎ 作者的話

請見第 22 章。

24 多感官紓壓與職能環境，協助找回純真笑容

李慶家

　　葳葳是位純真的大女孩，圓潤的身形、笑口常開是她的註冊商標，在歷史悠久原先是麵包店的落地窗前，勤奮的拖地、澆花。由於口語功能受到限制，常常聽到她說：「這這這……哈哈！」雖然不太懂她要說的話，還是可以從表情知道她很開心。有天拜訪葳葳時發現笑容不見了，也不太會主動打招呼，看到她與同儕之間順暢的關係不見了，取而代之的是緊張的氛圍，這突如其來的改變，著實令人費解。由於葳葳身形嬌小，我經過她身邊時，不經意注意到她的頭頂禿了十元銅板大小。詢問教保老師小宜有關葳葳的狀況，小宜老師說：「才想諮詢你，你就問了！請問女性禿頭有改善方式嗎？另外，葳葳行為有變化請你協助評估一下。」

　　入班觀察發現，葳葳努力在爭取小宜老師認同，也容易表示某同儕如何如何，雖然大家都不是很懂葳葳的意思，葳葳總會主動出手相助同儕，但是同儕似乎都很不樂意。其中一位剛因特殊因素調入班中的同儕阿如，似乎是團體動力的負向因子，阿如的能力佳但是喜歡動口指揮他人，由於成年心智障礙者個性和善，大多還是順服，以致於小宜老師常常要與阿如溝通。但在其他同儕眼中會認為阿如較得小宜老師的關注重視，因此葳葳開始與阿如產生競爭關係，雖然將阿如調入班級的原因令人費解，但是因為一位學員打亂整個班級運作似乎未考量團體動力。葳葳在活動中漸漸會不自覺地拔頭髮，若詢問葳葳問題答不出來時，也會讓葳葳不自覺地去拔頭髮。小宜老師表示葳葳去上廁所出來，地上也會掉落許多頭髮。阿如跟

葳葳講話後，葳葳也會拔頭髮。即使詢問她，葳葳也會說：「哞哞（沒有）！」但是禿頭部分很像俗稱鬼剃頭的圓點禿，因此建議小宜老師詢問家長是否可以帶葳葳去就醫，釐清成因。

兩個月後，接獲小宜老師的通知，葳葳的確是圓點禿，醫師診斷是壓力型落髮，已做檢查並開立藥物與洗髮精。但小宜老師仍提出需求請職能治療師介入服務，原因是治療兩個月沒有起色卻掉更多頭髮，圓形禿已達到五十元銅板大小。入班服務發現團體動力惡化，阿如已成為團體女霸王，葳葳毫無招架之力。每當葳葳辛苦完成工作或作品時，都被阿如講的一無是處，葳葳只好拼命扯頭髮。請小宜老師協助討論葳葳的生活發現，家長不願意再繼續就醫，因此皮膚科協助中止。葳葳常會晚睡，洗髮精使用有矽靈的一般型，醫師有說明葳葳髮根脆弱，建議使用專用洗髮精。我提供幾款市售無矽靈脆弱頭髮使用的洗髮精建議，請家長參考，並請小宜老師協助調整空調減少流汗出油，教導葳葳頭皮保養與按摩清潔方式。另外，進行座位調整，將阿如與葳葳隔開，工作分配也錯開。再繼續進行課堂與工作禮儀團課，改善阿如指揮他人的狀況，並強化葳葳的表達機會。而葳葳有社區復健資源，家長有能力提供，卻尚未考量提升葳葳的口語能力，導致葳葳口不能言、言不及義。由於口語表達是最直接的壓力表達方式，葳葳卻無法這樣做。後來，葳葳的壓力愈來愈大，頭髮愈掉範圍愈大，已達到雞蛋大小。

又兩個月過去，葳葳掉髮稍微改善，頭皮與髮質也有改善，但是葳葳仍然會私下表示看到阿如會害怕！我試著與葳葳討論，發現葳葳在輕鬆環境下，可以使用較多語彙，也比較不會有拔頭髮的動作。小宜老師希望治療師能提供更多協助，因為之前有找過各式專家、行為工作室，但是不見成效。家長發現葳葳禿的厲害，也積極要求機構處理，治療師專團提出召開專業團隊會議集思廣益，會中確立了幾個策略：(1)更改托育方式，由工

作訓練改為照顧；(2)降低葳葳的工作量；(3)考量阿如安置的合適性；(4)繼續就醫；(5)提供家長服務與衛教；(6)請治療師專團評估執行多感官訓練服務之合適性。

經過評估後，葳葳適合使用多感官訓練，在隔月的專業團隊會議，治療師提供解決策略：(1)調整班級組成，以能力相近為主（阿如能力極佳，可以轉銜至小作所提請討論）；(2)可提供多感官訓練課程協助紓壓與行為觀察；(3)請教保老師協助行為改變策略與班級調整；(4)請社工協助資源連結與家長衛教。在取得專業團隊會議之決議後，葳葳開始使用多感官教室，開始了神奇的過程。

第一次，葳葳換好乾淨衣服與白襪，進到多感官教室中的涼爽舒適環境，呼了一大口氣：「呼～～！好娘（涼）！」葳葳笑了！葳葳體型壯碩怕熱，不巧機構崇尚自然療法，自然熱、自然流汗，葳葳油膩的頭皮就是這樣來的。我告知葳葳可以任意坐下休息，葳葳在七彩絢爛的泡泡燈管前坐了下來，背靠著特製豆袋（類似懶骨頭），笑咪咪地看著泡泡水柱變換顏色，我於是與葳葳肩並肩教她如何使用控制盤來控制顏色變換。葳葳第一次按下開關，燈管隨之變為與按鍵同色，葳葳大叫：「妮呢（你看）！」我笑說它會聽葳葳的話喔！葳葳一直按壓開關毫不厭倦，不停大笑。小宜老師陪同上課看傻了，小聲問：「治療師，多感官都這樣神奇嗎？我很久不見葳葳笑了！」我說：「只要事先規劃評估，並且確實了解服務使用者的狀態，多感官能做到許多神奇的事，不亞於心理諮商會談與心理劇之類的方式效益。」葳葳漸漸閉上眼睛，在笑容裡大聲打呼。小宜老師問：「這樣可以嗎？葳葳睡著了！以前她不會在工作時段睡著耶！」我說：「放鬆的極致不正是睡眠？」葳葳第一次治療就大成功，實在太棒了！葳葳在失眠八個月後，終於在多感官教室沉沉睡去。

當課程結束、調整環境讓葳威醒來，葳葳咕噥的說：「哀又（還

要）！」我親切地告知葳葳下次還可以再來，並請小宜老師回去跟葳葳討論她的心得與感受，以利後續的課程規劃。葳葳第一堂課花了九十分鐘放鬆，睡了三十分鐘。小宜老師問說：「上這麼久可以嗎？」我回覆：「若沒有上到這個時間長度或許葳葳無法完成紓壓！其實在與國外職能治療交流過程中曾詢問多感官課程的合宜長度，得到的回覆是這是生活的一部分，只要服務對象有需要又能提供，亦無專業顧忌，其實沒有時間的長度限制，能達成效益即可！」後續課程亦證實，葳葳後來只要放鬆十五分鐘就會睡著，課程也調整到六十分鐘能完成。第一堂課回去葳葳逢人就說：「娜娜哥哥，好好服服（那個多感官課，好舒服）！」隔天也是笑咪咪的，拔頭髮次數大大下降。初期課程結束，多感官教室保養大約發現三十多根頭髮，後續課程逐漸減少，最後每堂課剩不到十根，甚至沒有發現頭髮！

小宜老師跟治療師討論出夾髮夾策略，讓髮夾夾在葳葳頭髮少的地方，告知葳葳夾髮夾漂亮！葳葳為了要夾髮夾，也減少在機構拔頭髮的現象。之前努力的禮貌運動也生效了，大家慢慢會安心做事，不受阿如指揮。小宜老師對每位服務使用者本來就很關心，阿如無法得到過多關注後，也收斂了，但仍然會去擠壓單純善良的葳葳。隨著時間經過，葳葳頭皮健康多了，也恢復定期就醫，更換洗髮精，洗完臉擦頭皮。阿如在家長同意下轉銜到小作所。記得葳葳那週笑得很燦爛，在多感官教室裡五分鐘立刻睡著。隨著課程進行，頭髮慢慢長出來，葳葳頭髮茂密，笑容更燦爛了！

九個月的課程，職能治療可以治禿頭！我常跟大家這樣分享。其實，團隊合作與專業知能十分重要，皮膚科棘手的壓力型落髮，若結合職能治療與機構照顧，可以在八個月恢復舊觀，再現服務使用者之笑容！即便隔年葳葳由於小宜老師離開，再加上其他壓力來源，也在接受九個月課程後恢復舊觀。職能治療可以治禿頭！不不！是可以協助禿頭治療！

　　潺潺水流聲總會帶給人心安的感覺，這是為什麼呢？生物總是親近水，因為水是生命的來源，也是維持生命所必須的物質。人是誕生在水中，喝著水成長，渴了都是會找水，當有豐富水源也就會有豐富的食物來源，這是刻劃在基因層級的自然安適感，確保了生命的維持就能享受水帶來的各式好處。

　　小浩是位氣質小生，青年時期學會各式西點烘焙與門市服務，能獨立完成各式工作，靦腆的笑容是他的招牌。小浩多才多藝能操作多種樂器，精通鋼琴，常常參與演出與練習，而戲劇演出也少不了小浩，巧妙地扮演著各樣角色，簡直是舞臺上的小精靈。人生中充滿各式璀璨時刻，生命如此豐富，但隨著時間過去，小浩漸漸有些年紀，不似一般人隨著歲月增長經驗，愈來愈熟練老成。由於安置單位不斷變更，陪同成長的教保員一直更換，門市人員一直更替，同儕也一個個離開，一個個新同儕報到，時光中彷彿只有小浩是個特異點，沒有改變。莫名的疲憊與老年退化的無形壓力，漸漸向小浩襲來。

　　明明是同一件工作，為什麼卻有這麼多不同要求、這麼多作法、規定？擦拭櫥窗為何每個人的要求都不一樣？掃地的時間、順序、步驟等，都不一樣？每天的生活與工作為何一直在變化？洗抹布要在哪邊洗？如何擰乾？掛哪邊？哪塊布做什麼用途？為什麼一直在變？每件事隨著每個人都有不同變化，小浩心中充滿疑問，靦腆微笑的嘴角不再上揚，變得低垂。舞臺上的精靈變成丑角，明明這樣子可以也很開心，卻會變成不可以，偶爾也會有低聲的咕噥。小浩生命中陽光燦爛的季節似乎進入了冬季，寒冷而不舒服。

　　最早看到小浩，他是如此快樂而靦腆，在門市服務的身影還歷歷在眼前。入班時，小欣老師諮詢若有人按壓馬桶一直沖水要如何處理？為什麼會一直按壓？當我在跟小欣老師說明因果關係與水聲及需求之間的關聯時，

意外知道小浩會一直使用有水聲的活動，包含：沖馬桶、在洗手臺玩水、在水桶一直洗抹布、使用蓮蓬頭沖刷地板許久等，此不但會弄濕自己，也會讓環境變得危險，減低工作效率。觀察小浩的確會有這些動作，關心詢問也沒有確定的答覆，小浩總是「嗯！」帶過。工作單位有愈來愈多人反應此狀況，機構不得不處理，勸說、約束、協商依然沒有改變。由於服務小浩很久了，我們發現自從環境與人的改變加快後，小浩的特殊行為頻率就上升了！因此提出到專業團隊會議討論，發現相關因素非常多，但是大家都發現小浩面對很大的壓力，於是達成共識先提供多感官課程來降低壓力，再同時找出其他方式加以協助。經過初期評估，小浩很適合使用。

第一堂課設計了許多模組給小浩選擇，例如：高臺加上泡泡燈管、聲震床加上光纖與星空、個人角落空間組、互動音樂地墊加上水波燈等，小浩在踩踏地墊聽見戲水聲時，嘴角忽然上揚欲罷不能，前八堂課就在水波與地墊中度過，因為小浩喜歡趴在地上用腳踏地墊，讓上半身沐浴在水波燈中。老師反映上課後的沖水行為頻率漸漸下降，小浩漸漸在課堂上睡著了。每次下課小浩笑得開心，隔天的工作也更賣力。

正當一切都順利發展時，小浩上課的模式產生改變，轉變成泡泡燈管與高臺，原來小浩要參與公演，覺得壓力大，因此沖水頻率有漸漸提高的趨勢。再和老師與小浩討論卻發現，小浩喜歡這些演出與練習，多感官課程繼續作出支持，提供紓壓課程維持放鬆。愈接近演出的日期，小浩愈緊張，漸漸在多感官裡無法入睡，顯現出焦慮的樣貌。

「哎呀～～！嗚～～！」的低鳴聲出現在小浩的多感官課程中，驚慌的從多感官教室之放鬆睡眠裡醒來，面容扭曲又害怕、雙手亂抓。我握住小浩的手，輕撫肩膀：「小浩！現在你在多感官教室裡，你在上課，放輕鬆，慶家陪著你！」連說數次後，小浩放鬆下來，雙手不再緊握，不再掙扎。放空的雙眼，流露深沉的無奈。抿著嘴流著淚，很難令人相信，笑容

可掬的氣質小生有如此大的壓力。連續十多分鐘，小浩連自己是誰都分不清楚，過了半小時，小浩開始對於外界聲音有回應，全然不知自己剛剛的狀況。我輕聲問：「小浩！你在哪裡？」過了許久，小浩才回覆說在多感官教室上課。慢慢的，小浩表情變得溫和，目光漸漸靈活了起來。

詢問小浩發生了什麼事情，小浩怯怯的說：「要表演了好緊張，阿嬤住院了很擔心！每天工作，練習好累！」原來積壓許久的壓力，一直沒有出口，小浩什麼都學了，卻忘了壓力的抒發，也比較少自己的興趣與時間自主。透過社工與教保的協助漸漸了解，原來在精彩的人生旅途上，小浩少了自主紓壓與興趣，重新建立紓壓的概念與模式，會是十分重要的課題。此外，小浩由於居住在外縣市，每天通勤到安置單位，會需要大約四小時的通勤時間，也參加許多才藝課程，因此睡眠時間不足，自主時間也較少。處於長期的睡眠剝奪，睡眠品質也不佳，自然容易產生焦躁，即便給予再多愉悅經驗，身體還是很誠實的處在高壓狀態。而多感官給予小浩停歇與舒緩的功能，漸漸在有進行課程的時間裡慢慢穩定。

執行一段時間後發現，小浩具備四種主要的紓壓模組：(1)水波燈加上音樂地墊；(2)聲震床加上緞帶光纖；(3)震動搖椅加上空間布幔；(4)泡泡燈管加上放鬆高臺。為了促進紓壓與建立放鬆管道的概念，設計了課程選擇單來讓小浩自主選擇課程結構。小浩漸漸發現自己可以掌握紓壓方式的選擇，原本不會透露自身感受，也漸漸會跟周遭的人談起自己的情緒與壓力。小浩開始產生改變，開始期待多感官的放鬆時間。

接近四十堂課左右，在課堂上小浩大聲地哭泣悲鳴，無意識的大解放深沉的壓力。在前幾堂課小浩壓力非常明顯，沒想到這堂課小浩崩潰了，極力安撫與陪伴後，小浩陷在虛實之間一直說阿嬤來了、阿嬤在旁邊。一起上課的治療師夥伴花容失色，我安撫小浩：「怎麼了？小浩！我們在上多感官課程，我是慶家，我們陪著你！放～輕～鬆～。」慢慢地，小浩才

漸漸意識到自己身在何方。課後得知，小浩最愛的阿嬤走了。在七十堂課左右，小浩能夠訴說對阿嬤的想念，而不再哭泣、不再悲鳴。課程不斷進行，小浩每當完成階段任務，解決一個壓力來源後，卻又出現另一個壓力來源。

人的職能領域非常廣闊，包含各式因子，舉凡人、事、時、地、物，壓力來源很多，唯有自身不停成長與適應才能面對各式壓力。但是，身心障礙者受限於生理功能、心智功能、家庭支持、社會資源等諸多因素，多感官扮演十分重要的紓壓功能，藉由職能治療適時的協助每個需要的個案做出對應放鬆與情緒調適，在外在因素來不及調整，自身因素跟不上調整時，不但可以緩衝也可以促進調整。小浩仍然在接受服務，服務中可以支持小浩，也可以發掘壓力來源，與其他專業人員一起協助小浩。當家長、小浩、教保老師、社工、專業夥伴們告訴我小浩最期待的服務是多感官，我很高興我的專業介入受到大家的肯定，但也憂心小浩面對的未來。課程不斷在進步，效能不斷在提升，但是小浩的挑戰隨著年齡也會逐漸增加，在嘗試結合阿法波紓壓音樂後，小浩的放鬆效益有突破性的提升，也會試著自己選擇紓壓活動了。預期不久的將來，小浩可以恢復照片中自信的笑容，眉頭不再深鎖。

◎ 職能治療小語
多感官與職能治療

多感官治療法（請參考 https://sway.com/aRqJ5YHoxevciFUo）是非常有發展潛力的治療訓練方式，主要是藉由具象化的可控制結構化環境，或是感官知覺刺激結合感覺統合理論，結合行為認知、精神醫學、心理學等參考架構，透過使用者與環境達成和諧一致的關係，操作者可透過系統來

觀察或是影響使用者的行為與認知，藉以達成特定目的。但也容易因為誤用不慎，而誘發使用者的負向表現。

藉由多感官空間設計與環境因子，加上合宜操作，即可創造出各式情境來滿足使用者感官知覺，乃至於精神層面的需求。透過滿足與誘導，不須太多行為制約操作與語言溝通因子，即可以達成安撫、放鬆、誘發等目標。

葳葳與小浩都是使用多感官空間，但是目標並不相同，使用的參考架構與服務計畫也不相同。葳葳主要是放鬆壓力與給予誘導以產生主動權，隨著壓力下降，主動掌握情境，成功降低原情境中的壓力，也類化到生活中更加主動，消除因為被動無法表達而導致的壓力。小浩由於多樣化的壓力來源，協助形成主動表達及自主紓壓管道，藉由紓壓降低異常行為的頻率，主動自主紓壓降低未來可能面對的新壓力。

職能治療是採取最有效、不會因人而異的行為改變技術，協助使用者內化為本身認知系統的一部分。常見的制約技術往往會因人（離職消失）、事（取消或不再發生）、時（不一定取得）、地（無法經常給予）、物（不再給予），而無法成功，且不一定內化。在放鬆情境下的自主決定，容易內化，且操作對象是環境而不是人，也不容易有人的因子干擾。

我在多感官的專業理念：專業化訓練環境，可以在舒適情境下完成行為模式調整，正確操作增大效益。多感官教室並非聲光教室，錯誤使用會導致負向行為頻率增高，且不易恢復，因此執行前的專業評估與訓練計畫之擬定十分重要。

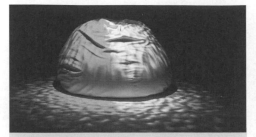

水波燈與豆袋，立體與光影的
結合，帶來奇妙的思考

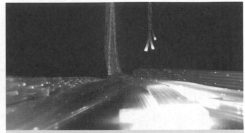

光線化為生命的河流近在眼前

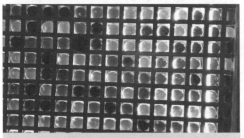

多彩大理石花牆，
你最先看見哪個顏色

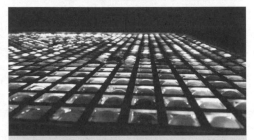

奇幻的彩色琉璃牆

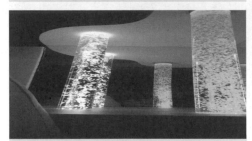

泡泡燈管的泡泡與光影，
聽著泡泡聲逐漸放鬆

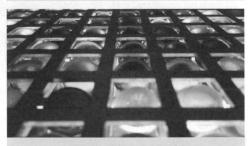

眼前的奇幻地平線

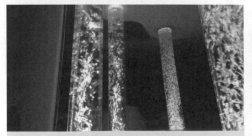

循環不息的泡泡燈，
管子裡的海底世界

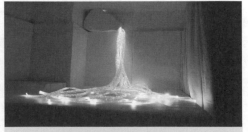

繽紛璀燦的光纖，
帶來聲生不息的脈動

全人觀點與職能架構

服務對象職能問題的關鍵，往往非集中在使用者本身，藉由全人觀點了解所要服務的人，才能真正服務到需要服務的人。圍繞在服務使用者周遭的人、事、時、地、物均要納入考量，而非病理式地以切片方式看待與服務。對待服務使用者像個人，而非犯人（Treat our patient like a people, not a prisoner）。如何在事事要求效率的社會中，盡可能完成職能治療精神，會是未來所有專業都會面對的挑戰。我堅信努力去對待每一件事，做好每個細節，隨此經驗的累積與能力的成長，我能在更短的時間內完成更多思考，以提升服務品質與效益，為服務使用者提供最高品質的職能治療服務！

◎ 作者的話

我是李慶家，服務於職能治療的社區領域邁向第九年。為了服務偏鄉發展遲緩的慢飛天使，2008 年投入伊甸基金會南區服務，成立專業團隊服務臺南以南的地區，足跡遍及恆春、墾丁、原鄉部落、小琉球、東港、屏東、大高雄。在 2010 年投入喜憨兒基金會服務，建立健康中心，目前基金會建構了五個健康中心，全力協助成年心智障礙者，避免提早老化／退化，維持健康狀況，提升生活品質，創造更大的生命價值。

在社區服務的九個年頭，參與設計五間、完成建造三間多感官教室，將職能治療專業具象化在多感官教室中，對於實際服務產生極大效益，協助許多個案克服原本無法解決的挑戰。但也發現，多感官教室之設計會具體影響使用效益。依據合宜操作方式事先評估，遵守使用規範才能得到成效。

身心障礙者的情緒壓力，往往自身也未察覺，深深影響生活參與。藉由放鬆多感官課程結合職能治療，即能克服情緒壓力，職能參與更順暢。

25 日常生活大小事，
職能生活更樂活

李慶家

　　我是一名從事社區機構服務的職能治療師，其中一項是入班服務，該服務是治療師參與服務對象的真實機構生活，可以參與個案用餐、學習、工作、休憩、盥洗等生活面向，這當中也發生了許多感動的小故事。從細微的職能介入著手，卻大大的促進了服務使用者的職能生活。

　　忙碌的政府機關中庭，每日熙熙攘攘的人群，每天各式各樣的生活故事，就發生在這中庭之中。小喜是位陽光大男孩，在中庭中央的輕食咖啡門市任職。他的臉上總是帶著笑容，常親切的招呼客人就坐，快速的回覆客人的需要。有天一位行動不便的婆婆請小喜幫忙拿取 2 個菠蘿、4 個肉鬆麵包，小喜卻面有難色，支支嗚嗚了半天，連忙請門市老師協助。教保老師才發現，小喜不會算數。由於大多數工作，每項物品大多是一項一項，例如：1 個蛋糕搭 1 杯咖啡，很少有例外情形，因此也很少發現小喜需要協助。偶爾雖有拿錯的情形，由於小喜是心智障礙者，因此大家大多以為是不小心，沒有去深究。小喜樂於助人，但是遇到數量問題卻總是會退縮，在這次入班觀察恰好發現，小喜可能需要職能協助。

　　數量概念是由抽象圖像與思考結合具象行動與感官行程的認知行為。在服務結束後，邀請小喜與老師一同練習麵包臺整理，大家戴上微笑口罩後，請小喜協助拿取特定種類數量的麵包，發現麵包數量 4 以內有 40% 機會正確完成，分辨麵包種類倒是十分正確，可是數量 5 到 10 卻幾乎無法正確完成。小喜經歷完整的特殊教育高職畢業，卻無法算數，門市人員與教

保老師詫異的表情，依然歷歷在目。請小喜依序唸出 1 至 10 很順利，倒數也可以。我伸出 6 支手指請小喜數算，小喜卻無法數算但可以辨認手勢 6。其他數量也有類似問題，拿出積木請小喜辨認數量，超過 5 就有辨認的困難。於是我請教保老師協助作訓練，隔週入班時再繼續協助。

時間飛快，一週後再次看到小喜。小喜開心的說：「治療師你來考我看看，我都會了！」使用積木時，小喜的確都能回答，小喜與老師的臉上都充滿笑容。請小喜練習夾麵包，3 個波蘿、2 個海苔、6 個楓糖麵包，小喜卻拿了 4 個波蘿、3 個海苔、5 個楓糖麵包，瞬間門市人員與教保老師都十分錯愕，小喜說：「你們看我進步了！」教保老師詢問說：「怎會這樣？」我取出立方體積木（同材質、同規格、同表面、同重量）請小喜數算，結果 5 以上依然錯誤率十分高。詢問老師練習的媒介，老師回覆有用積木（不規則大小）、糖果、畫圓點。討論後老師才發現要用單一媒介練習再轉換，於是我再請老師繼續協助。

兩週後，小喜能辨認立方體積木數量，但卻無法比較 3 與 5 哪一個較多；能辨認 1 至 10 的阿拉伯數字，但無法辨認數量（變換媒材），也無法比較數量多寡。老師焦慮的問：「小喜可能要轉銜就業服務，可是也需要算數能力，這樣怎麼辦？」在多方評估後，發現小喜能唸數卻無法數算（變換媒材），且一定時間後會忘記原先學會的數算。由於小喜已成年，訓練效果有限，我與老師討論決定嘗試改用代償策略使用工作輔具，請小喜數紙杯看是否能正確完成。在 A4 紙畫出十格並加註 1 到 10 的阿拉伯數字，小喜可利用 A4 紙完成數算；我再請老師提供麵包盤用亮面膠帶作出十格間隔，再請小喜拿取麵包，神奇的事發生了，小喜百發百中，無論請他拿何種麵包都正確（10 個以內）。於是再次請老師協助觀察對於工作的提升與數算的穩定度。

兩個月後，老師申請治療師入班，到了現場得知小喜很開心自己能算

數，但是在協助補咖啡杯與點算裝袋杯數時再次遇到困難，因為數量大多落在 11 至 50 之間。老師面有難色的問：「這可以完成嗎？」我回應要先嘗試看看！由於小喜的算數確認有困難，空杯點數可以使用高度測量，利用 PP 版（塑膠瓦楞紙）製作高度尺每十個一格，實際請小喜操作可以完成，但點數杯裝飲料就有點困難，因為每次包裝、裝盤方式都不同。於是我向警衛借來人數點算器（算人數的按壓式計數器），請小喜一邊按一邊數，練習數次後小喜可點算 30 杯以內的咖啡杯。老師露出笑容：「這樣就不用擔心小喜無法完成工作而露出落寞眼神了。」我詢問小喜喜歡這樣的改變嗎？小喜說：「我不知道我可以完成這些工作，以前沒用過這種方法，可是我現在會好多新方法喔！下次我遇到問題時，你還會來一起想辦法嗎？」我望著小喜說：「我跟老師會盡力協助你，有困難要說出來喔！」後來，小喜在一年後意外的算數能力進步了，不再依賴工作輔具，也更有自信。至於轉銜？小喜向其家人表示在這邊還會再更進步，還想繼續在這邊進步一段時間，因為有好多人會協助他進步。

你曾經對於餐盒隨附的筷子上頭精巧的纏著餐巾與牙籤覺得好奇嗎？餐巾究竟是如何纏上去的？又是誰準備的？坐落在社區大廈一至二樓的日照機構，有一群默默努力工作的喜憨兒，努力的製作麵包餐盒與便當，來照顧需要的人們的胃。小惠靜靜地坐在窗邊陽光灑落的位置，仔細的看著手中的筷子與牙籤，熟練地從右手邊拿出預先對摺成三角形的餐巾紙，再將牙籤包裹上筷子。隨著窗外光影的改變，我發現了不尋常的地方，小惠幾乎沒有追視（目光搜尋／對焦／追蹤）的動作，其操作模式與服務過的視力缺損對象一般，可是從未得知小惠有視力特別損傷的資訊。教保老師溫和悄悄的靠近，低聲說：「治療師可以請你協助嗎？」我狐疑的望向老師，回說：「怎麼了嗎？當然可以啊！」我們換了個地方，老師說由於某

些因素，原本想積極協助的對象卻無法協助，小惠就是其中一位。原先被告知不該讓治療師知道小惠有一眼是義眼，另一眼則是視力缺損，長期需就醫追蹤。

　　我當下十分震驚，回想小惠總是有半邊臉用長髮遮住，原來……有一眼是義眼，但是幾乎是在使用本體覺結合觸覺（閉眼／眼盲的特有動作模式）的方式從事高精細動作要求活動，因為麵包餐盒組裝與便當餐盒製作都是需要高度精細動作能力與認知要求的活動。教保老師娓娓訴說小惠剛來單位時活潑自信，工作迅速、活動參與度高，十分陽光。但是大約過了一年，工作漸漸錯誤率高，常常掉東西，也不喜歡起來走動，包裝餐盒會弄錯麵包種類；預備組裝餐盒時會弄破餐盒；預備便當餐盒時，打飯會超出格子，菜餚也是；日常整潔活動會挑工作，掃地拖地會用到長距離視力的活動都變得排斥；戶外遊玩不喜歡體力性活動，尤其是球類。老師很用心的調整了座位、活動、工作，因此小惠還是能幫上忙，但是最近她常抱怨想要待在家，不想到單位來，家長原先希望小惠可以學得工作技巧然後轉銜到職場，但是小惠目前的能力每況愈下，教保老師申請協助、督導，也反映學員需要，但是都沒有得到具體回應，因此在治療師入班時想提出諮詢，沒想到治療師也主動觀察到小惠有需求。

　　當下再次檢視環境，發現室內照明似乎略顯不足，使用手機APP光照計做簡易評估後發現室內平均照度僅 80lux（請參考 http://www.tmc.com/ninshow.asp?RecordNo=37、https://zh.wikipedia.org/wiki/ % E7% 85% A7% E5%BA%A6），照明光源僅兩處，且窗外陽光穿透進室內時，室內照明非常不均勻有亮有暗，室內照明需要改善。請老師協助與小惠溝通說明後，我請小惠利用紙筆做了簡易視功能與視知覺評估，同時計算小惠完成一份包裝的時間約為二十秒，發現小惠的視野受限、立體視覺較弱（包含：距離、深度等），偏重使用正常眼睛的一側動作。然而，在得到小惠同意近

距離協助後，發現為何小惠臉上有一部分總是看不清楚，請小惠取下眼鏡，檢視眼鏡才發現鏡片上布滿指紋、油脂、灰塵……霧茫茫一片，詢問小惠是否有清洗眼鏡的習慣，小惠說：「這個要洗嗎？怎麼洗？」我徵求小惠同意後，將眼鏡進行清洗並分享清洗的正確方式，要先洗手再用清水沖洗鏡片，然後使用中性洗劑（如洗碗精）搓揉再用清水沖洗，最後用衛生紙或面紙拭乾但不要擦拭（容易刮傷），若需要擦拭要用專門的擦拭布（眼鏡盒內有附）。小惠笑嘻嘻地拿出眼鏡盒（上有某大型醫院眼科的標誌），我詢問就醫配眼鏡時有被告知這些技巧嗎？小惠說：「都是媽媽幫忙的，我不知道耶！」小惠戴上眼鏡後大叫：「好清楚喔！好像新的，謝謝你！」小惠接著做包筷子動作，教保老師說：「天啊！怎麼差那麼多？速度明顯快了。」接下來，我請老師協助一起完成圖文並茂的眼鏡清洗流程圖與自我檢核表，同時再次觀察包裝活動，小惠約八秒就做完一份而且有愈來愈快的傾向。建議老師持續協助小惠眼鏡的清潔維持，另外可以提出照明改善的需求，對於視力不佳的服務使用者有很大的協助，且請老師蒐集有關小惠就醫的資訊與醫囑，以利後續協助。老師問：「不是這樣就好了嗎？」我笑笑說：「過一陣子看看！」

過了一個月，再次來到樓中樓小天地，老師焦急地跑來問說：「治療師！小惠又變慢了，原本預計進行工作調整，也變得無法調整！怎麼辦？上次那樣不就可以了嗎？眼鏡也有洗了啊？」果然出現了預期中的變化，因為原先小惠工作時沒有使用大量視力，調整後變得需要使用視力。由於機構無法每週進行入班，因此每個建議都必須跟教保老師具體說明並請協助執行，也因此常常無法做到立即協助與諮詢。這次入班前，老師已電話諮詢了三次，大多是小惠工作又愈來愈慢，但是眼鏡有清洗乾淨。現場立即測試光照，沒想到只剩下 60lux，小惠的眼鏡是乾淨的，但是眼睛卻紅腫，一問大約三週了，而小惠沒講也沒有人注意到，趕緊採取冰敷處理，

在十五分鐘冰敷後，小惠說：「舒服多了！本來眼睛就常會紅，也會看不清楚……。」對話後我發現小惠的眼睛似乎還有別的問題，小惠說：「有啊！醫生說我有弱視！」教保老師說過往紀錄上似乎也有提及，但是她也才帶小惠半年，不是太清楚。再詢問小惠的生活型態，現在單位裡一直處在靜態活動，照明持續不足，對於視力維持是不良因素，而照明改善要再等經費與主管批示。我請老師調換小惠到窗邊較為明亮位置，並允許小惠在太亮時可以使用太陽眼鏡，另外建議至眼科就診，不舒服時可以冰敷或熱敷（眼球沒發紅時）。

　　兩個月過去，小惠笑咪咪的快速包裝筷子，親切的說：「治療師謝謝！我的眼睛疲勞需要定時休息，多做眼睛運動，眼科醫師說的！」大約一個小時後，看見小惠熟練的自己使用眼藥水，並跟老師說：「我要休息一下喔！」原來小惠眼睛容易疲勞，必須常常休息，也由於眼部較弱，需要使用眼藥水維持健康。老師笑著說：「治療師謝謝！我一直想幫助小惠，也試了很多方式，沒想到你來就解決了！」在高興之餘，我仍然擔心小惠的視覺維持，依然需要原先配鏡診斷弱視的醫師協助，因小惠失去一隻眼睛，另一眼又弱視，可能有生理疾病方面的顧忌。但是，服務四個月仍然沒有相關資訊，我望向牆角的月餅空盒，提議做追視訓練盒給小惠使用。由於之前有建議小惠可以作主從背景（finger ground）的訓練，但是紙上訓練十分平面且靜態，不利眼部肌肉的動作與放鬆。我在月餅盒上畫出迷宮，使用瑜珈墊泡棉做牆壁，加上彈珠就完成了自製追視訓練盒。由於操作上十分有趣，小惠第一次玩就露出十分開心的笑容，其他服務使用者紛紛說也要玩！小惠變得活潑與同儕互動，且更投入工作。

　　半年後，再次關注到小惠，是小惠主動提出又看不清楚，希望能得到協助。雖然納悶為何沒有先到眼科尋求協助？還是先檢視狀況，發現一切都很好，近距離的視野視力之反應速度大致上都很不錯，詢問老師小惠的

工作，才發現小惠開始需要使用較遠的視力，例如：搬運麵包、打菜、整理物品等，小惠說：「遠一點的地方要瞇瞇眼去看，而且眼睛不舒服！」我問：「小惠！妳多久沒做視力檢測？妳的眼鏡度數夠嗎？」小惠歪著頭想了很久說：「我也不知道耶！」之後，我請老師詢問家長再看看能否協助，同時也請老師在社區適應時，可以請眼鏡行協助驗光，確認小惠的度數狀況。

一個月後入班，得知小惠眼鏡度數不足，也使用三年了。老師請家長協助重新驗配，家長回覆希望能給原先的醫師處裡，不過該醫師已離職到外縣市執業，因此還要一段時間。三個月後小惠拿到新眼鏡，整個人亮眼起來充滿自信，做事快速、笑口常開。終於，小惠不再被視力限制生活品質，在半年後小惠家長希望她可以進入職場，小惠的服務隨著轉銜告一段落。

◎ 職能治療小語

很多人會問我為何不在醫院當職能治療師，我總說我在健保夕陽下山時期，投入服務，看過輝煌的時代。現在醫事體系除了少數資源豐沛的地方外，每個治療人員都背負極大的治療工作量，也都極力提供服務，我也在那樣的體制裡服務了十個年頭。服務的對象在醫事機構的三十至六十分鐘以外的生活職能領域，是職能治療很重要的介入領域，有多少治療人員真正走進個案生活？要如何走進個案生活？

居家服務也是六十至一百二十分鐘，社區機構服務或許可以延伸職能治療服務領域到服務對象生活中的八小時，包含工作、休憩、用餐等重要的日常生活功能。即使仍然有所限制，但卻可以近距離的貼近個案服務。

專業團隊理論與理念

專業團隊理論是諸多專業人員奉為圭臬，卻難以執行的專業學理。大

多數的專業團隊都是從專業間模式（各專業各自為政，偶有聯繫），發展到多專業模式（各專業一起處理同一問題，部分聯繫），最後發展到跨專業模式（各專業一起討論同一目標，共同制定一套計畫，一起協力完成）。好比一群人要幫員外渡河，在專業間模式下，各路武林高手各闖蹊徑，員外要一個一個嘗試，可能還沒渡河就掉進河中。在多專業模式下，各工匠都在造橋，每條橋都不同也不一定能過河，員外得一個一個選，也不一定能渡河。在跨專業模式下，各個能人異士一起召開武林大會，共同討論是要幫員外練成輕功過河還是造橋或是另外找路，大會做出共識後，大家一起完成同一件事，由於人手集中較有機會完成目標。各種方式各有優劣，但是受限各項因素，選擇合理方式才能完成協助服務對象之任務。

在小喜的例子中，原本單一的服務模式，不一定會發現或解決小喜遇到的算數問題，但若小喜繼續工作或轉銜，就有很高機率會遇見算數問題，若不克服，也必須發現作為轉銜或是繼續服務的考量因素。每位專業人員的專業背景不同、專長不同，若無採取跨專業模式，小喜會錯過很好的服務時機。教保老師的全天觀察指導，發現問題，職能治療可以適時介入，一方面分享專業知能與技巧，培養教保夥伴相關問題的處理能力，另一方面實際服務使用者，找出專業上的需求與介入的方式；結合社工對於家長的掌握度，了解服務使用者的需求與單位安置需求；與機構／基金會主管的組織資源協調能力，給予小喜合宜的服務資源。中間的治療師專業角色很重要，有幸有機會主持專業團隊會議，進行會議說明並說服團隊成員一同合作。因此，服務的組織在一年間很快步向跨專業團隊模式，但是也發現溝通協調能力與基礎醫學概念十分重要。

以服務使用者為本，整合資源不能是口號！唯有團隊有共同的服務理念，成員才容易達成共識與協調，也才能整合各專業服務達成目標。此外，沒有最佳解答，只有最合適解答。許多各專業認為的最佳處理方式，在現

實服務環境中往往不容易實現，因此職能治療的活動分析理論與參考架構可以是非常好的臨床指引，可以協助治療師與專業夥伴快速找出可行方式。

機構服務與基金會服務

在多系統下，服務會更形複雜，服務使用者安置在機構，機構受組織控管，都有不同層次的服務理念，往往不容易形成共識，但以服務使用者優先的概念到哪裡都一樣。職能治療的人本思想（以人為中心）非常適合作為銜接與協調的角色，在組織層面的政策制定與資源掌控會是十分重要的考量點。機構就單純許多，能整合現有資源做出最有利的服務方式，但是往往受限在資源上。藉由職能分析，可以保留服務使用者的核心，再整合所有資源，形成跨階層服務系統，以爭取服務使用者的最大利益。

入班與職能生活

臺灣現有的服務體制，漸漸受到健康保險制度之影響，成為大量投入、重複處理卻無法成功解決問題的循環。服務使用者的真實生活場域，才是真正職能展現的領域，入班式服務可以隨班觀察、適時協助，但需要以觀察協助者的角色來進行。若忙於活動帶領，能觀察的時間有限，不容易發現問題與協助，因此若要回歸服務使用者職能生活介入，良好的服務模式與資源是必要條件。課程式服務僅是大量服務的模組，小喜與小惠都是受益於入班模式的服務使用者，在社區服務中，入班服務是不可或缺的服務項目。

◯ 作者的話

請見第 24 章。

26 馬路上的職能治療：
電動輪椅上學去

曾翊庭

　　回想起自己小時候，每天生活最期待的，就是下午四點多的放學後，可以踩著夕陽和同學打打鬧鬧走路回家，路上都在聊些無關緊要的學校生活和天真的夢想。年紀再大一點時，擁有了屬於自己的第一臺腳踏車，每天踩著腳踏車往返於學校與家裡的短短半小時，就是我的全世界。在我的世界裡，和朋友嘻嘻鬧鬧或者做一些搗蛋的事情，都是珍貴無比的回憶。

　　可以自己上下學，是一種自我肯定，也是為自己獨立生活而做的準備。

　　回想起小時候，只是因為我想要跟這位小男孩分享，當時自己在上下學的途中，和朋友嬉鬧的美好回憶；也想跟小男孩分享，那個時候覺得自己擁有了整個世界，自信無比。

　　於是，就有接下來的故事了。這是一個十五歲的男孩，練習自己開電動輪椅上下學的故事。

　　小榮是一個腦性麻痺的十五歲男孩，因為家裡工作繁忙，加上居住地離特教學校有一段路程，為了就學方便，週一到週五居住在住宿型的機構當中。

　　小榮是相當典型的腦性麻痺患者，在母體內發育的時候發生了一些問題，導致出生後即伴隨了許多肢體上和學習上的障礙。他的下肢從骨盆、大腿、膝蓋到腳踝都非常的僵直，平時使用後拉式的助行器行走，走路的時候，腳就像兩根竹竿直直的，一動也不動，只能夠用屁股的力量去甩動

腳來帶動行走，走一整天下來，常常需要耗費非常多的體力。而且兩條腿到了夜晚，因為一整天的使用，肌肉非常疲憊因而誘發張力，兩條腿更是緊到不行，常常會看到他坐在床前努力的彎曲膝蓋讓自己放鬆的模樣。小榮的右手受到肌肉張力偏高的影響，手指頭感覺很緊，執行精細動作的時候做得不好且相當費力，在精細的操作方面表現很不理想；左手也有受到張力的影響，但比右手的程度好一些，但還是有協調性和精細程度的不足。不過小榮很聰明，雖然手不太好用，但日常生活會遇到的挑戰，舉凡穿衣服、扣扣子、開瓶蓋等，他都自己想辦法用外界的力量或其他施力的方式去完成。在日常生活當中，反而沒有他沒辦法解決的難題！

在住宿型機構的訓練及配合輔具的使用下，小榮在機構內的日常生活自理都已經可以自己完成，舉凡洗澡、上廁所、吃飯、洗衣服等都難不倒他，算是在住宿型機構內，功能中上的孩子。但在機構外的環境下呢？再三年就要從義務教育畢業的小榮，他的未來又會是怎樣呢？他有機會在社會上找到一份工作嗎？那他要怎麼去工作呢？工作的地方有交通車可以每天都載他去嗎？工作地點的大眾運輸工具方便嗎？

身為職能治療師，我們關注的是這個有疾病的人之「生活」，而非僅限於這個人的「疾病」，因此我們會了解個案目前的能力與限制，評估其所在的環境狀況，做未來五年甚至十年的評估規劃，與個案討論後設定目標，需要再訓練的能力現在開始加強，需要改變的環境和輔具，列出計畫慢慢地朝著目標邁進，這些目的是希望個案未來能夠有更好的生活品質。

因此對小榮而言，他的能力和程度雖然無法提升很多，但已經具備基本條件，只要在環境上稍作更改，等他高中畢業離開教育體系後，或許我們可以協助小榮找到一份工作，如此小榮可以賺錢養活自己，可以減輕家庭和自己經濟的負擔，有了穩定且正當的收入，就可以享受自己的生活，也說不定有機會可以獨力生活。這些是我和小榮一起討論的對未來之目標

和希望，小榮聽了之後，也對未來發生的事情躍躍欲試。但那還在念高中的小榮，他需要先怎樣往目標邁進呢？

不如給他一臺電動輪椅，代替他的雙腳，陪他去闖蕩江湖吧！

正當這麼想的時候，正好收到花蓮縣脊髓損傷福利協進會的「輪旋曲專案」之補助計畫，可以協助低收入戶家庭的身心障礙者購買電動輪椅。二話不說先協助小榮申請了一臺適合外出使用、行駛距離較長、大小尺寸操作方式都適合小榮的電動輪椅。

在好山好水，但沒有便利的大眾運輸工具的臺東來說，身心障礙者使用電動的代步工具（如電動代步車、電動輪椅）在路上，是相當不方便的。臺北有完善且四通八達的捷運，馬路上也都有人行道，因此在電動代步工具的使用上是相對安全且便利，而臺東在訓練上，要花更多時間去適應環境及注意安全，因此相較臺北來說，是要花更多時間和精力的。

在情境中實際的練習，運用活動去訓練並達到日常生活所需的活動目標，這是職能治療師最擅長的地方！但這樣的訓練，在環境不方便的臺東是比較少看到的。因此，我寫了一個為期一年的訓練計畫，花了一些時間努力的說服主管，讓他放心交給我執行，並徵求小榮父母親的同意，最後也獲得特教學校老師們的支持，剩下就是詢問小榮的意願了。

「小榮，你想不想要自己開電動輪椅上下學？」

「蛤！太難了我做不到吧！」小榮說著，沒有自信地低下頭。

「我覺得你一定可以耶！先試試看啦，我對你有信心！」

「真的可以嗎？如果可以的話我想試試看！」

那一瞬間，我看到小榮眼裡雖然有點緊張但卻充滿自信的眼神。

於是我們的訓練計畫，就在眾所矚目下展開了。

一開始的計畫是讓小榮試試水溫，先讓他體驗自己上下學的感覺，要付出的時間和體力，要多早起，到學校有多遠。因此，由職能治療師帶著

他早上七點半從機構出發，要經過約四公里的路程才能抵達學校。在路途當中，除了讓他在保護下先熟悉路上的環境外，也間接地透過一些實際的路上教學，來評估小榮各種在路上會用到的知覺能力。

若以動作分析的角度來看，在馬路上有速度的使用交通工具，是一件很困難的事情，因為是要用到很多高階視知覺和認知功能，例如：眼睛的視覺廣度要夠，才能注意到四面八方的來車；視覺搜尋的功能要又快又好，才能找到紅綠燈並且快速的連結到認知（是否要停車）和動作（趕快把車停下來）；眼睛視知覺的深度知覺要好，才能判斷自己離其他車有多遠；動作反應要快，遇到危險的時候要馬上將手離開操控桿停止電動輪椅。這些能力在職能治療的範疇當中，都可以利用工具做單項的評估，在活動的設計下也能做很不錯的訓練，但在路上就是綜合應用和總驗收的時候了。

小榮的眼睛肌肉因為張力的影響而長度不均，因此眼睛有斜視的問題，但透過開刀矯正之後，眼睛對焦的狀況進步很多，對於路上來車的注意和方向燈的判讀，一開始會因為經驗不夠而表現得不好，但這些能力都隨著實際上路的次數增加而有顯著的進步。小榮逐漸的記得每一個在路上要注意的事項，且逐漸地將學到的技巧內化，而變成一個習慣動作，例如：當前方有車子停在路旁擋住去路的時候，要往左邊切出去閃過車子再回到慢車道，這個動作要配合頭部和眼睛的往左後方觀察是否有車輛，如果沒有的話才可以切換到快車道超車。一開始小榮會容易忘記，慢慢的會記得要停下來看車，最後熟悉之後，小榮也可以跟我們一樣，變成一個連續性的動作，而且可以使用眼角的餘光去看後方是否有來車。看到這些顯著的進步，我的支持也從寸步不離的尾隨在後，變成往前到一個定點觀察小榮過馬路的狀況，並且立刻在馬路邊給予回饋。

開始訓練進入第六個月後，小榮已經可以安全且正確的通過大部分之十字路口，路上的其他應變反應也都表現的不錯，對於電動輪椅的使用、

各部位的名稱、簡單的障礙排除等，小榮都已經有基本的知識。因此，我決定進入期末驗收：開始放手讓他自己在路上行駛，我在起點送他離開後，中間隨機點的觀察，最後在終點等他回來。

第一次放手的時候其實很緊張，站在馬路旁邊等小榮的時候，都會擔心他是否可以順利的過馬路，會不會沒有看到車子或者在路上出了什麼狀況，但最後都有順利地出現在我眼前。而在路上隨機的觀察下，也發現小榮的各項能力都已經不錯，可以比較從容的在路上行駛了。

有一次他比預定的時間晚了十分鐘才抵達終點，我站在教養院門口心裡非常著急，很怕他在路上遇到什麼困難，但我仍選擇相信他，相信小榮可以為自己負責任，相信小榮經過長時間的練習，已經具備了該有的能力。最後他終於順利地抵達教養院，到達後一問，才知道原來路上因為風大而有很多斷裂的枯樹枝，小榮怕路過的腳踏車或行人會被樹枝刮傷，所以就停下電動輪椅，將電動輪椅開往樹枝的地方，彎腰將樹枝撿到自己的腿上，然後開電動輪椅把樹枝移到旁邊的草地上不讓樹枝占據車道，這樣反覆總共做了四、五次，所以才會比較慢。聽完他的解釋，我原本緊張的情緒轉而感動，一個身心障礙的孩子居然也會為其他人著想，這表示他長大了，能夠自己做決定、為自己負責任了，也讓我知道，小榮他準備好了。

在真正的放手讓小榮自己上下學之前，其實還有許多的準備工作要做，包括：要讓小榮對自己的時間負責任。為了要在規定時間前抵達學校，早上要早點起床準備，在訓練的過程中，意外的發現了一個完全沒有料想到的困難：針對天氣和溫度的準備以及應變能力。

像小榮這樣從小上下學都是透過交通車接送或是家長接送的身心障礙者來說，天氣並非是會常常去注意的事情。照顧者常常因為擔心他們會感冒，而在他們感覺到溫度前，就先口頭告訴他們：「外面很冷，再去穿一件！」我們也較少注意到，原來這個因為溫度或天氣而添加或準備衣服的

能力，都是透過穿太少而冷到，或者穿太多而太熱，這種有點失敗的經驗學習而來的。而小榮缺少這種失敗的經驗，在機構的生活當中，我們也很少提供「經歷失敗」的學習。

因此，在很冷的早晨，機構內很常聽到教保員大音量的說話：「欸！這麼冷的天氣你怎麼穿這麼少！快去穿一件外套！」

至於小榮怎麼學會的呢？因為有一次，非常意外的，我跟小榮一起有了「失敗的經驗」。

某一個 11 月底的早晨，風和日麗而且還有點熱，一點都沒有 11 月的樣子。我和小榮約好下午四點要去學校陪他一起開電動輪椅回來。誰都沒料想到，過了中午後開始變天，溫度驟降了約十度，大概只剩十六度左右。我穿上了比較保暖的外套，騎車到了學校，卻發現小榮根本不知道氣溫會驟降，只穿了一件薄薄的外套，而且因為剛從教室出來，所以根本不覺得冷。

「小榮，外面很冷喔！你要不要多穿一件外套？」

「我覺得還好耶，應該不用！」

我心想著，完了，小榮等一下一定會冷到發抖，但又覺得是一個難得可以讓他學習的機會，因此我決定睜一隻眼閉一隻眼，不再去左右他的想法。依照往常地看著他出發後，我先回到機構等待，比平常時間晚五分鐘左右到的小榮，全身瑟縮在薄薄的外套裡，手也縮在袖子當中，只露出兩根手指頭操作控制器，整個人都在發抖。我馬上請他到室內，然後給他一杯熱水。小榮告訴我，他覺得真的好冷，可是早上明明就天氣很好啊，怎麼會這樣子。

後來晚上我去小榮的寢室，順勢利用下午對於天氣和溫度的感受，教他如何依據氣象預報去提前準備，並且教他今天這個溫度的感受大約是十六度，以後看到這個數字出現在明日的溫度預報中時，就代表要先準備好

衣服。

　　從那天起，小榮就開始非常注意天氣的變動，也會開始表達要購買毛帽、手套的想法，每次氣溫變動也都能準備好禦寒的裝備，因為他真實的感受到了低溫，有過冷到發抖的經驗，也逐漸透過氣象預報去注意溫度的變化，將抽象的溫度數字，轉變為真實的溫度感受，進而把這些連結透過經驗儲存在腦袋裡。在這之後，我們又經歷了下大雨卻忘記帶雨衣的經驗，小榮徹底的淋成落湯雞，因此他也開始會注意降雨機率，主動地準備好雨具。

　　準備好雨具或多帶一件外套出門，這些我們覺得理所當然的事情，通常是得經歷過「沒有事先準備而淋雨或冷到發抖」的經驗，才能學會。而當我們在訓練身心障礙者提升其能力的時候，常常會發出這樣的疑問：「這個不是很簡單的事情嗎？為什麼他們怎麼教都學不會？」或許下次可以思考，是否只著重在「知識的教導」而缺乏真正使用的「實戰經驗」呢？職能治療師在訓練日常生活功能當中，這是一個讓個案「使能」（enablement）的必經過程，意即不僅提供個案方法，也要透過活動的設計和機會的給予，讓其能夠獲得這個執行的「能力」。

　　開始訓練後的一年，在我和小榮的努力下，他擁有了一支手機，以作為上下學途中緊急事件的通知和報平安的工具，因此小榮正式開始他的獨立上學之路——一週四天自己開電動輪椅上下學。

　　經過這一年的努力，除了小榮本身的進步之外，也有一些意外的收穫。每天上下學的路途是固定的，因此路上有一些居民認識了這位開著藍色電動輪椅，後面插著一根長長旗子的少年。他們會跟小榮打招呼寒暄，來機構分享物資的時候也會提到小榮，並且稱讚兩句。甚至小榮在路上發生一點狀況，在救援到達之前，一旁有居民會稍微看著他的安全，看到我來之後，對我揮揮手，然後帶著放心的表情離開。還有一位回家方向相同

的學校同學，偶爾會騎腳踏車陪著小榮，一路聊天聊回機構。

　　這些都是在訓練小榮上下學的計畫當中額外的收穫。當身心障礙者開始在社區移動，運用社區的資源之後，社區的民眾會開始認識他，進而有些互動，會互相寒暄，遇到困難會互相協助，這些都是屬於小榮自己的社區資源，也會是身心障礙者走出社區、邁向獨立生活的一個很大的助力。

　　有一天小榮充滿自信的告訴我：「我對我的未來充滿信心！」

　　這句話以及小榮臉上充滿自信的眼神，讓這一年來辛苦的訓練變得非常值得，除了小榮在操作電動輪椅和適應馬路上的能力有很大的提升外，解決問題的能力、事前準備的能力都有顯著的進步，且責任感提升，也增加了許多的自信心。相信這個自信會讓小榮在未來能更有勇氣，去面對更多在獨立生活的路上會遇到的挑戰，而職能治療師永遠會在一旁支持他，一起面對挑戰。

◎ 職能治療小語

　　如果透過輔具和輔助方法，一個身心障礙者可以從被照顧者，變成僅需要少部分協助的角色，除了身障者本身的自我信心之提升外，更能減輕照顧者的負荷，長遠來看更是能減少長期照顧的社會成本。在偏鄉服務，身心障礙者家庭的經濟狀況多半不理想，因此身障者成年後，如果可以經過訓練，讓他們可以在少許的協助下獨立生活，甚至獲得一份穩定的工作，對身障者本身和家庭成員都會是一個很大的幫助。

　　目前的國內政策對於青少年身心障礙者的支持是到義務教育就結束，高中畢業後他們的去向變成一個現今要面對的問題。國內現在有很多基金會和機構正在努力，希望結合職能治療的專業發展各種不同的成人服務，共同的期望莫過於他們能夠盡自己最大的能力達到生活自立、減輕依賴，並且能夠透過工作或其他管道賺取自己所需的生活費，而達成經濟上的獨立。

　　職能治療師在機構或社區中，對於一個身心障礙者的評估和專業介入的思考，在時間軸上都會拉長到個案未來十年的評估，甚至個案的一生。思考的方向不僅包含肢體能力、認知能力及知覺能力等，甚至擴及個案居家的環境、周遭社區的資源、家人或手足的協助能力等。職能治療更是會關注個案的「想望」，以個人的意志為優先目標，提升個案的生活品質，讓身心障礙者生活得更有尊嚴。

◎ 作者的話

　　我是曾翊庭，畢業於高雄醫學大學職能治療學系，目前的服務單位是位於臺東市區的財團法人天主教會花蓮教區附設救星教養院，是一位機構的專職職能治療師。服務單位為住宿型機構，收容對象以中重度及重度的腦性麻痺為主，輔以智能障礙、自閉症及罕見疾病等。個案平日都居住於機構當中，因此對於身心障礙者的日常生活自理之訓練是其主要的重點目標。目前，職能治療工作努力的方向為增加成人身心障礙者的日常生活及社區移動的獨立能力，除了評估能力外，也提供教保員各項的訓練方法及策略，把職能治療的訓練活動融入日常生活當中，其目的是希望能夠提升個案和照顧者雙方的生活品質。

　　未來也會持續的在青少年及成人身障領域努力，希望能運用職能治療的專業，讓大家都能享受並熱愛自己的人生。

27 「能」與各種更多可能

周泰宇

　　我是一位職能治療師，目前在伊甸基金會的二十四小時照顧中心服務，服務的對象不是老人而是成人心智障礙者，而我的工作就是看到服務對象的「能」。

　　過去就讀大學時，對於職能治療師的想法，多來自於實習與見習的體會：起初，總會想著自己未來是否會像我的老師們一樣，在某間醫院服務著來來去去的服務對象。會是在復健科讓因病受傷的服務對象恢復功能，還是在小兒領域陪著發展遲緩的小朋友們，一步一步的邁向每個發展里程碑，抑或是在精神科帶領著活動，讓服務對象們藉此重拾生活功能呢？

　　幸運的是，我在實習的過程中，有許多驚喜讓我打破原本的想像。在小兒（復健科早期療育）實習時老師讓我們訪談家長，實際到家中、到學校了解小朋友離開治療室之後的生活，於是在我們的服務對象報告中，可以確確實實的對小朋友有更完全的認識，給出更加恰當的治療規劃及作息安排之建議；在精神科實習時，有一半的時間待在社區職能治療工作坊，那時我認識到當精神科的服務對象脫離了急性期，與精神藥物穩定共存後，要面對的是回到社區的壓力，而工作坊的存在就是離開醫院與回歸社區的中繼站，希望能陪伴服務對象面對未來工作挑戰有更好的調適。也因此當我在選擇工作單位時，並不會侷限在醫療體系當中，於是我就誤打誤撞的進入了完全陌生的社會福利機構。

　　一開始認識服務對象們的時候，憑著外表，很容易將多位服務對象當成是一般的老人，但每天早上踏進中心，總會聽到服務對象們此起彼落的

說著：「老師早。」那語氣不像是公園伯伯或婆婆媽媽們打招呼的語氣，更像是在幼兒園中，充滿朝氣的孩童對老師有禮貌的打招呼，並期待著今天能在老師身上學到些什麼。而我也總是回覆著：「大家早安。」來開始我每天的作息。

　　起初，面對不熟悉的環境，我開始從自己比較熟悉的事情開始做起。雖然中心以收容智能障礙者為主，但仍有許多位因為老化或原本就有肢體障礙的服務對象需要做一般的復健，舉凡推拉箱、站立桌等復健科常見的設備其實中心也有，但在熟悉了幾位服務對象之後，我開始懷疑，在社區單位的職能治療師，是否能有其他的突破，而不只是在這社區機構之中開設跟診所般的一人職能治療站，做著只有一人了解的職能治療。慶幸的是，我的主管也是抱持相同的看法願意讓我多方面嘗試。

　　因為是僅有一人的職能治療師，會發現「獨立作業」這四個字的意涵會比過去所想的還要艱困。大多數的職能治療師多選擇在醫院、在診所執業，而少部分選擇離開醫療的白色巨塔前往社區，但社區這兩個字代表的範圍卻無比的大，從輔具中心、養護機構、日照中心到社會福利機構、偏鄉據點，甚至是體適能中心等不勝枚舉，即便是同在社會福利機構，都會因為各個機構設立時不同的收容對象而有天差地別的挑戰。也因此每當有機會認識其他同在「社區」這龐大體系代名詞底下的治療師時，總會有惺惺相惜、相見恨晚的感覺，更珍惜每一刻互相分享、各自體會、相互借鏡工作模式的機會，藉由分享，可以重新體悟專業價值，並重新定位自己的工作角色。幸運的是，身在伊甸基金會這目前臺灣規模最大的社會福利基金會，在新竹以北就有幾位夥伴與我能定期分享自己的工作，互相砥礪。有的治療師是在輔具中心、有的在心智障礙機構、也有專收肢體障礙者的機構治療師，無論身處在哪個單位，想要提升專業服務的心永遠是一致的。

　　開始熟悉中心後，我發現：社會福利機構相較於一般的護理之家、照

顧／養護中心，更加看重服務對象們的自主權益。換句話說，這裡的服務對象除了被動地接受工作人員的照顧，更重要的是要讓服務對象學習並擁有掌控自己生活的權利，而這也正是過去所學職能治療的中心思想。

也因為如此，我們非常注重各種人員的意見。每個年度，我們都要針對每位服務對象召開個別化服務計畫（Individualized Service Plan，簡稱ISP），設定服務對象各種領域的長期、短期目標，每一場會議的成員，除了中心的各專業人員外，家屬及服務對象本人也都是我們的團隊成員之一，為的就是要一起讓服務對象過更有價值的生活。

而我也發現到，對於表達能力較差或是障礙程度較嚴重需要較多照顧的服務對象們，很容易忽略他們也有過屬於自己生活的可能，小凌就是其中一位。二十出頭的年紀本該是花漾的少女年華，但小凌因為腦性麻痺的緣故影響到了大腦的發展，「時間」在她身上似乎是靜止的，常常很安靜的存在，這一分鐘你才剛注意到她睜著眼睛四處張望，一個閃神卻又發現她闔上眼睛靜靜地睡著了。小凌平常生活都需要倚靠特製輪椅而無法自己行動，咀嚼功能不好的她，吃飯需要將餐點打成糊狀，並讓工作人員協助進食。可想而知，食、衣、住、行等都需要旁人一一協助的她沒有過太多的生活安排，更遑論擺在更後面的休閒、娛樂。

我在認識她之後，嘗試著讓我們的世界與她的世界接軌，但是，就像飛機著陸時會有的衝擊，小凌對於新安排給她的作息，用著她所能表達的方式告訴我們她不舒服：小凌本身是個肌肉張力很低的人，一般人習以為常的動作，譬如說坐著，對她而言就已經跟我們平時穿戴著鉛衣去跑馬拉松一般疲累，可想而知在十分疲累的狀況下，一旦有機會坐下，姿勢一定是癱軟在椅子上；小凌也是相同的狀況，雖然有著其他輔具的協助讓她坐著，但本身的關節仍多維持在不自然的角度，因此要讓小凌多做手腳拉筋的運動，而她也因為平時僵硬的關節要被拉動，不斷用力反抗及發出小小

的聲音，但在這過程中，因為不斷地讓她有做出用力的動作，反而讓小凌接下來的挑戰降低了一些難度。

慢慢訓練起來的力量讓小凌可以開始保持身體的姿勢，雖然她的雙腳還沒有足夠的力氣可以撐起自己，但是在輔具的協助下，固定了她的膝蓋讓腳打直，並慢慢的抬起她的身體，讓小凌也有站著的機會。站著，對一般人來說是件理所當然的事情，但對小凌來說卻是件沒有嘗試過的事。在熟悉了不適應的活動後，有一天，我突然發現小凌在站起來後眼睛不斷望著四周，並不斷的轉動視角，彷彿發現了許多新奇的事物，接著就聽到「呵呵呵」的聲音，原來是小凌正開心的笑著，而這一刻在場的工作人員也互相對視而笑著。

到了現在，小凌已經可以雙手扶著床沿坐著，甚至是在扶著工作人員下撐起自己的身體一下下，而能達到這樣的能力正是因為我與其他工作人員們深信著持續做下去，這些微小的進步也會累積成大大的改變。

在平時的課程中，我與中心的工作人員也不斷的在尋找小凌有興趣的教材及課程。考量到小凌的狀況，我們其實一直希望能讓她能更加有目的地專注在一件事情上，於是我開始幫小凌及其他幾位服務對象做更多的多感官刺激課程，例如：用柔軟的刷子輕刷他們的四肢促進觸覺的刺激、利用輕柔的音樂促進服務對象的放鬆、借助懶骨頭沙發讓小凌能暫時脫離特製輪椅來上課，以及使用旋轉的球燈創造出如卡拉 OK 包廂般的光幻環境。在課程中，小凌的眼睛開始慢慢盯著旋轉的燈光而移動，並露出專注的神情，而這件事已經讓我們發現到許多的線索。

過去許多團體活動，如電影欣賞、歌唱時間，都習慣讓小凌待在團體的外圍，因為工作人員總會覺得要讓「會」認真參加活動的服務對象往前坐，而小凌這些比較「不會」參與活動的服務對象，需要讓讓位。但是經過感官課程的觀察，我發現到小凌對於音樂及光影畫面是有許多反應的，

並且也會沉浸在其中,於是與工作人員溝通後,我們讓小凌坐到最前排去,靠音響及螢幕更近。漸漸地我發現小凌在活動中昏睡的時間慢慢的減少,眼睛看著螢幕的頻率漸漸的開始上升,用著她所「能」的方式參與團體。接著,我們有一個疑問,平時外出的小凌並不一定會專注的看著外出的場所,那再試試看電影院呢?

過去並非沒有帶小凌去看過電影,但我們這次特別選擇了IMAX的電影,藉由環繞的音效及偌大的螢幕,增進小凌看電影的感官刺激,沒想到整場電影近兩個半小時的時間,她都跟我們一樣盯著螢幕仔細看。在這場電影之中,我們沒有任何差異,都是一位沉浸在電影之中的觀眾。

面對心智障礙者,即便是同一個障礙類別、同樣的障礙程度,乍看之下會發現每個人的個別性質差異很大。有的服務對象乘坐輪椅不會行走無法言語,有的服務對象在相同程度下卻又是行動自如可以幫忙做家事等,在細細觀察之後,會發現在不同的服務對象身上,還是能找到幾樣雷同的徵狀,就像是行為問題。

「行為問題」過去多在課本上提到,有的嚴重、有的無傷大雅,而行為改變理論也是白紙黑字寫了長長的篇幅,但在實際面對時,卻會突然有種無從著力的感覺,因為自己面對的服務對象不再只是課本上的故事,而是活生生的人,也因此我開始尋求支援,經夥伴推薦,找到了「第一行為工作室」,討教之後才發現,原來行為會說話:當服務對象沒有言語能力或不知如何表達時,行為就是其最大的溝通模式,而探討行為就像是幫服務對象說出其可能想要說的話。

阿廷,與小凌一樣是腦性麻痺,但相較之下阿廷就幸運的多。輪椅從小就是他的好夥伴,藉由輪椅,讓下肢發展不良的他可以操縱自如,在環境中四處探索,雖然聽不到聲音、不會說話,但從小就有奶奶及媽媽當他的手語老師,與家人溝通並不成問題。

在接觸他之前，我也從未學過任何手語，因此要了解他之前，還特別跟工作人員討教了幾招手語，幸好，並不難學，例如：等待就是手掌朝下，平舉於下巴下方，也因為有時阿廷個性較為急躁，這手語就是我最快記下來的一招。

一開始，總看阿廷很努力地在步行訓練平衡桿之間來回走動，但他總需要等待工作人員來勉勵他，才願意再走下一趟。對於這樣的反應，工作人員總以為阿廷是因為累了而要工作人員陪伴才願意再繼續努力，這樣的「行為」讓我開始好奇阿廷自己心中的想法。與工作人員再更深入的了解阿廷後，我發現他其實是識字的，也讓我有更多了解阿廷內心想法的可能，於是我慢慢的開始跟阿廷建立筆談，雖然同樣的問題可能需要用許多方式去確認，例如：都要一直停下來是因為累？是因為無聊不想繼續走？還是因為想要工作人員陪他？這過程可是要發揮各種天馬行空的想像力去詢問，而我也發現雖然阿廷識字，但其實他並不一定了解你在說什麼；因此每當我開始確定答案又得用反向詢問的方式重新再確認一次，才能知道他是不是真的了解我想對他表達的。

經過了好幾次的嘗試，對於阿廷運動時總需要等待工作人員的原因，大概有了一點解釋：原來是阿廷怕工作人員忘記了他的努力，於是每次走完一趟，他總要等工作人員過來跟他計數一趟之後，他才願意開始啟動下一趟。了解到他並非每次都是工作人員所誤會的偷懶後，我開始給他一些簡單的計數工具，例如：拿著曬衣夾在平衡桿步道的一端吊著他所需要走完的次數，每次走就讓他帶著到另一端去，這樣就不用一直擔心工作人員會沒看到他的努力。雖然這解決了他的困擾，但是偶爾卻也會發現，他每次走時會偷偷多挾帶幾個來展現他這趟很「努力」，這類令人哭笑不得的狀況。

而趁著他的家屬週末來中心接阿廷返家時，我也多嘗試著與家屬接

觸，了解家屬與阿廷之間所建構的概念。後來才知道對於阿廷來說，住在中心其實是他的工作，就像是爸爸需要去上班一樣的狀況，而每天要聽工作人員的話，運動就是他的工作內容。

如此一來，從職能治療的角度來說，能了解行為背後的動機，就更能夠去改變甚至創造一些行為，於是我們慢慢的跟阿廷探討他的「工作」：

1. 將原本只有平路的平衡桿步道慢慢的加入了階梯，跟他溝通平常要努力工作，放假的時候去麥當勞才能爬上樓梯。後來，家屬也與我們回饋，過去阿廷到麥當勞總要爬許久的樓梯，現在可以一口氣爬到二樓了。

2. 要像其他「同事」一樣每天有不一樣的工作，於是讓他開始願意嘗試其他的體適能，例如：行走速度較慢的跑步機。漸漸的，他開始熟悉不一樣的工作內容，到了媽媽來接他的時候，甚至願意主動展現他平常的工作內容向媽媽炫耀。

過去，一般民眾總會認為程度較嚴重的身心障礙者，只要滿足了基礎的生理及安全需求即可，並不覺得身障者有自我實現的可能，而住在機構之中更是如此。但其實藉由觀察、溝通去了解服務對象內心的想法，才會發現，服務對象們對於能夠自己做決定，是一件非常快樂的事情，而且對一件事情感到快樂、有成就感，即便是再辛苦，只要有目標，每個人都會願意去努力，而職能治療師就會藉由設定「最適挑戰」（just right challenge），慢慢擴大每個服務對象的「能」，希望最終達到服務對象的自我實現。

◎ 職能治療小語

有些人可能會覺得要有自立生活，必定需要有獨自生活的能力。自立生活只是個口號，但從職能治療的觀點，自立生活不只是個口號，更是個

目標，更是每個人都應該有的權益。無法行走的人透過輪椅，一樣可以自主探索、看不見的人也可透過手杖、導盲犬行動，而社會應該營造的不只是無障礙環境，更是對各種人一同適用的通用環境，並進一步增加對身心障礙者的認識，只要消除歧見，身心障礙者與你我並無太大的差異。就像今天我到了法國一樣，對法文一竅不通的我，要去購物只能透過翻譯機（輔具）或是透過導遊帶路（人員協助），這不就跟身心障礙者平時身處在社會中一樣，需要協助及時間去完成購物。

　　而每一位服務對象都有他與外界不同的溝通模式，一般人用說的，聽障者用手語及唇語，而對於更多不懂得表達的身心障礙者來說，就是依靠著各種行為來與外界交流。職能治療師便是藉由觀察行為、蒐集各種資料，例如：過去與家人的相處模式等，藉由這些資料來搭建各種橋梁與服務對象交流，例如：使用圖卡來溝通等。當然，這也不一定是每次都會成功，但每次在嘗試錯誤的過程中，也是我們蒐集更多資料的機會，到了最後，當他的世界與你我的世界成功地有了橋梁、產生了交流，就更能了解他的想法，進一步讓每位服務對象做自己的主人。

◯ 延伸閱讀

　　生活自立的觀念於美國萌芽。美國於 1990 年由國會頒布了《1990 年美國人殘障法》，其中明定環境設施與觀念，不得帶有歧視，並衍生出必須有支持性的社區居住制度、健康照護保障，是美國當地身心障礙者很重要的權益保障。

　　聯合國也在 2006 年公布了「身心障礙者權利公約」（Draft Convention on the Rights of Persons with Disabilities），其中亦提到所有身心障礙者享有在社區中生活的平等權利以及與其他人同等的選擇，應當採取有效和適當的措施，以便於身心障礙者充分享有這項權利，充分融入和參與社區。

　　而臺灣近年除了相關法令（如《身心障礙者權益保障法》）以外，在各地也有許多民間組織開始推動，例如：臺北市新活力自立生活協會（http://www.vitality.org.tw/html/menu01.php）提供障礙者能自主生活於一般社區之服務，並集合同儕力量，向社會大眾發聲，爭取應有之權利與機會。

◎ 作者的話

　　我是周泰宇，輔仁大學職能治療學系畢業，現服務於伊甸基金會。脫離了醫療界而在社會福利機構工作的我，覺得醫療與社福其實是一體的兩面，而職能治療正是這兩面的搭橋者。從疾病急性期脫離後，要面對的是回到社區，面對回到社區，每個人或多或少都會有些不適應，更不用說有些人可能再也無法恢復到生病前的樣子。但對我來說，職能治療師可以藉由各種活動設計來讓每位服務對象過得更好，讓他們的每一天不再只是無趣的過日子，而是充實的過著每一天。因此，我們要做的不僅是規劃活動，而是要讓每一位服務對象的生活動起來。

28 我們家園的職能治療師

林文雄

　　我住在真善美養護家園這個大家庭，兄弟姊妹將近有八十人，最大的大哥已經白髮蒼蒼，已五十八歲，最小的妹妹才十八歲，正值青春年華。我們有一個共同點，就是我們身上都有老天爺生下來就賜予的神祕禮物，我的神祕禮物是唐氏症。我雖不懂什麼是唐氏症，但是我知道，我兄弟姊妹的禮物大部分比我還貴重、還精彩，例如：有腦性麻痺、智能障礙、玻璃娃娃、自閉症、精神障礙、思覺失調、脊柱裂等充滿奇怪名詞的禮物，每個禮物都給我們帶來一大堆能力缺損的奇怪症狀，並帶來生活上的極大不便。所以在我的兄弟姊妹中，有好多位需要長期臥床，有下肢扭曲變形須使用輪椅代步，有厲害到能把電動輪椅當成機車亂飆，也有需要拿拐杖或助行器用三隻腳走路，更有三不五時要大吼幾聲才舒服的思覺失調姊姊，甚至有三不五時要翹課從教室衝到大廳並吼叫幾分鐘才夠舒服的小弟。當我叫他們不要吵鬧的時候，他們總是回答我：「這是自閉症與精神障礙的專利，要懂得欣賞喔！」所以我們家每天都熱鬧滾滾，家人每天都搬出上天賜予的十八般武藝，在老師允許的程度下，盡情揮灑的進行華山論劍，看誰的武功高強。所以在這個大家庭中每天發生了很多精彩的故事，每天都充滿了此起彼落的歡笑聲。

　　我們的大家長請來了好多專業人員來照顧我們，有教保員、生活服務員、社工員、護理師、音樂老師與美術老師等。為什麼需要有這麼多的專業人員來照顧我們呢？因為一切都是拜上天所賜，我們家有超過二十幾位家人吃飯時需要靠生活服務員餵食，更有超過四十位家人需要有人協助才

251

能洗個乾乾淨淨香噴噴的澡，有超過三十位家人雖然已經長大了，但還是永遠找不到廁所在哪裡，所以只能穿上紙尿褲避免尿溼褲子，還有幾位哥哥姊姊，每次上廁所時都需要有護理師協助浣腸才能順利排便。所以在這個大家庭裡，我們每天光是為了學會獨立生活自理，就要花上好幾個小時，甚至要學會一項技能都要好幾個月的時間，還不保證學得會。雖然大家語言不通，但最懂我們的職能治療師總是能為我們即時口譯，並透過「多媒體語音溝通板」讓我們以口語或非口語方式進行社會人際溝通。我們家有位姊姊由於視力模糊有弱視情況，職能治療師在幫她評估後，建議她使用桌上型視覺輔具「擴視機」。職能治療師告訴我們神奇的擴視機能依照視覺感光細胞受損的情況來放大，並提高文字或圖片的顏色對比性，就連觀看的字體也能調整為「白底黑字」或是「黑底白字」，所以我們家的弱視姊姊現在也能開心的閱讀一些她很好奇的廣告單或是文件；貼心的職能治療師甚至幫她採購了「導盲鼠」閱讀軟體，幫忙將當前電腦螢幕上的文字內容與訊息，透過語音方式朗讀出來，如此一來弱視姊姊也能跟上時代，隨時「GOOGLE」一下了。對了，讓我印象最深刻的還有那位電動輪椅「飆仔」阿飆哥哥，他的來頭可不小，罹患了一種俗稱「玻璃娃娃」的罕見疾病，頭一次我見到他的時候，他是躺在病床上坐救護車來到我們家園，三十五歲的他身高居然只有七十五公分，當時的他日常生活皆需依賴他人協助，看起來就像備受呵護的水晶瓷玻璃。家園的職能治療師為他做了專業的各項評估，為了確保他的身體安全無虞，家園特別安排了一間高科技的單人 VIP 寢室，裡面有日本進口專屬於他個人使用的高支撐性特製床墊與各式科技輔具，還為他提供了一臺客製化的特殊電動輪椅。由於疾病的關係，要駕馭這臺電動輪椅需要增設好多的支援設備，並依照他的人體工學來調整操控桿，家園更架設了高速網路的電腦設施，並改良了操作鍵盤與滑鼠，讓他能隨時飆上雲端來與昔日的朋友分享職能治療帶給他的高品

質生活。他的許多好友都非常的訝異，昔日的「水晶瓷玻璃」已搖身一變成為了「防彈級的強化玻璃」。

自從來到這個家園幾年後，我終於知道職能治療師可以給我們帶來什麼幫助。首先，他們幫我們設計改良了進食輔具，如加大加粗把手的餐具、改造湯匙把手的彎曲度，同時提供了我們用餐時墊在碗盤下的止滑墊。更開心的是，他們總在旁鼓勵並指導我們如何應用手部精細動作來練習獨立進食，有時還牽著我們已經扭曲畸形的手，慢慢地一小口一小口的重複練習進食。幾個月下來，我們都學會了獨立餵食的技能，並類化該能力到使用其他的進食工具（如叉子、筷子、湯匙等），讓我們都能有尊嚴的慢慢獨立進食了；我們真的很感動，這是我們從小到大幾十年都學不會的技能。

另外，我們家園的職能治療師也替我們規劃了「如廁訓練」課程，讓生活服務員每二個小時帶可能會尿失禁的家人到標示有大大廁所符號的廁所如廁，馬桶裡也貼上一枚「小蘋果貼紙」，幫助我們瞄準目標，而如廁後又有微甜的決明子茶可以喝，鼓勵我們成功如廁。當然，喝了決明子茶後，更會讓我們想如廁，因此一天下來不自覺的就自然地從事了多次「如廁訓練」。一個月下來，我們都能記得如廁的地方與想排尿的感覺，當然也就不再需要那顆小蘋果貼紙了，因此我們都能夠順利的如廁，也不會再有尿失禁的困擾，當然也脫離了二、三十年的尿布人生。

還有讓我印象最深刻的課程就是「性別教育與兩性關係」課程，從小到大我都記不得我是男生還是女生，當然也不知道男女生相處的界線與正常的社交關係。感謝職能治療師們應用了「多媒體影片與圖片」做為課程教學媒介，更設計了融入兩性互動關係的團體活動，一步步指導我們，讓我們懂得並記得自己的性別，進而學習到如何保護自我，並能與異性發展正常的兩性社交關係，甚至於兩性私密的事情，也有職能治療師傾聽我們訴說悄悄話，並指導我們如何自我抒發排解與保護自己。還有讓我們最有

成就感的，就是學會了如何把身體洗乾淨並做好個人清潔衛生，因為來到家園前，我們在家裡總是能在三分鐘內快速的洗完澡，出浴後才發現頭上還頂著泡沫；來到家園經過職能治療師的指導後，才知道原來我們對自己的身體印象與體感覺出了問題，所以我們經常忘了刷洗背部與看不到的身體部位。在家園裡，職能治療師透過各式的知覺認知訓練、視知覺訓練、動作協調訓練並提供了洗澡輔具（如加長型浴巾與長柄毛刷），再加上原來浴室的大面鏡子，終於讓我們到了三、四十歲才真正學會了如何把身體徹底洗乾淨的技能，當然從孩童時就反覆出現在皮膚上的「癢疹」也就自然消失了。所以，在我們家園所有家人的心中，職能治療師不僅僅是治療師，更是和我們如家人般親密的夥伴，既像老師又像是「生活改造大師」，尤其他們為我們設計的「功能性訓練課程」總是讓我們充滿期待與感動，而且每個課程都給我們帶來各項自我照顧功能上的提升與更自立的生活，並揮別了過去幾十年來因為失能所帶來的種種不便，所以真心感謝職能治療專業為我們教養院不斷持續地帶來驚奇、期盼、自立與感動。

另外，當我們接受家園老師安排的各式功能性訓練後，我們的能力會提升到一定程度，此時我們家園的社工師會協助媒合安排我們到庇護性工廠接受就業職場上的訓練，以做好返回社區或家庭生活的準備。然而，當缺乏職場實務經驗的我們面對全新的工作場域，往往會出現心理與社會人際關係上的適應困難，每日帶著緊張不安的心情，不僅會影響到工作上的表現，更會打擊我們的自信心與成就感；接連的挫折感往往讓我們就輕易放棄了獨立與就業的夢想，甚至無法回歸社區生活，這時候職能治療師們能在我們下班回到家園時，立即提供心理上的支持與鼓勵，讓我們紓解並表達自己的內心感受，例如：生氣、挫折、害怕、緊張、焦慮等，讓我們能整夜安心入眠，有勇氣再面對明日職場上的挑戰。職能治療師除了提供我們個別化的指導訓練外，也在假日為我們建構一個專屬的「支持性團

體」，引導我們融入在團體中，讓彼此能交換經驗、分享心得、紓解壓力，讓我們愈來愈能夠解決眼前的問題，藉以提升我們的「問題解決能力」。另一方面，職場上的工作複雜困難程度與職場的障礙環境也在同一時間考驗著我們是否能夠持續勝任，令人感動的是我們的職能治療師在此同時，竟直接到了庇護性職場中探視鼓勵我們，使我們不因受限於身體、心理、情緒與認知上的限制而輕易放棄了堅持。職能治療師們能與職場的管理者直接溝通，並透過「工作評估分析」與「職務再設計」的角度出發，找出導致我們工作困難的影響因子，再進一步透過改善工作環境、調整工作方法、調整工作流程步驟、結構化工作步驟、提供就業輔具或透過輔助性科技產品的應用，來提升我們的工作效能，促進工作適應，使我們在職場上能重新獲得自信心與成就感。

◯ 職能治療小語

以上的文章內容是我以我們家園中接受職能治療服務的身心障礙者之角度出發，來介紹職能治療師在身心障礙福利服務機構中的角色與功能，藉以幫助讀者能對職能治療的專業與服務內涵能有更深入淺出的了解。

職能治療與我的人生哲理

職能治療專業雖然是幫助失能者在不完美的生命中重新找回完美，然而在幫助患者的過程中，讓我深深的體悟到「生命何須完美」。我常鼓勵我的患者雖然追求完美是人們想追尋的，但是往往在不自覺中，把完美當作生活的目標而不斷的追尋，這樣的生命態度之結果往往替自己帶來很多生命的困頓，讓自己走入無解的人生胡同。在陪伴真善美養護家園這群身心障礙孩子成長的過程中，孩子們賜予我們諸多的生活智慧，在提供他們治療的過程中，其實也療癒了自己的「心靈」，例如：臉上常掛著一抹微

笑的小燕，常常和我互望發呆許久，在我的引導下才終於想到她要表達的詞彙——「哥哥我要喝涼的！」然後和我一起笑成一團；為了表達簡單需求的這一句話，卻讓小燕用了近二年的時間才學會。還有常常將左右腳鞋子穿相反的阿平也是家園中的可愛寶貝，三十歲的阿平也往往搞不懂為什麼鞋子要左右腳穿正確才行。還有每天等著提醒我下班要記得帶「手機」、「保溫瓶」回家的小惠，雖然是個喜憨兒，可是她的短期記憶力卻是比我還強。在他們身上，我看到了簡單的生命態度，人生往往是自己太過於追尋完美，而不能接受無常到來時的殘缺美，當生活上的意外導致失能後，也正因為如此而無法接受殘障失能的現實，內心雖知道已無法恢復到跟過往一樣完全的健康，卻總是遲遲無法接受，而帶著負面能量的心情過生活，這樣的生命態度其實是自己跟自己過不去。

　　幸好我都能以自己二十年前在醫學院附設醫院兒童復健部門實習的小故事勉勵他們。當時我有個診斷是智能障礙極重度（IQ 20 以下）的九歲小病人小允，每週有五天會到復健科接受復健治療，他讓我心靈真正觸動並感受到人性中最美的一刻。小允有位聲音輕柔、外貌美麗的電臺主持人媽媽，每次在一小時的職能治療結束後，我就會看著這位慈母蹲在地上親自為掙扎不願穿上鞋子的孩子用上二十幾分鐘的時間才穿上鞋子並綁好鞋帶，在我建議媽媽改為「黏扣帶鞋子」並「加大半號尺碼」後，這位母親果然輕鬆很多，不用三十秒就能幫小允穿好鞋子。媽媽帶著喜極而泣的笑容問我：「我的寶貝兒子九歲了，何時他才能學會自己穿好鞋子呢？」我輕聲的鼓勵安慰她說：「我們應該一步一步來，要把穿鞋的動作做『活動分析』後，將穿鞋的步驟結構化的分成二個步驟：首先要幫小允套上鞋子，然後再牽著小允的手拉著鞋子的黏扣帶教小允從左邊拉到右邊來黏住鞋子，最好在孩子完成動作後給予一個『深情擁抱』與一瓶冰涼的『養樂多』作為鼓勵。」也許是我建議媽媽將鞋子改為「加大半號尺碼的黏扣帶鞋子」

後，立即解決了她九年來的困擾，這位慈母可能視我為土地公或是媽祖婆般的信任，她完全遵照我的建議並多帶了一瓶養樂多與我分享。從此每日在治療結束後，她要用上半小時以上的時間坐在地板上依照我的建議重複的指導著小允，三個月的時間過去了，媽媽還是每週五次在我面前重複著一樣的動作指導著小允，當我望著這感人的一幕，我也不禁地告訴自己：如果我是爸爸，我能繼續堅持做到像這位偉大慈母這樣嗎？也許極重度智能障礙者的學習能力非常有限，可是在母親與我的對談中，我清楚知道：在這位母親心裡永遠只有「再給我一點時間，我一定能教會我的孩子」這樣的信念。終於在我喝了一百多瓶養樂多，且喝養樂多的心情逐漸由開心到擔心糾結的某一個午後，小允終於成功地學會了獨立穿鞋，不僅成了他母親心中的模範生，更成為我一生偉大的心靈導師，一幕幕學習穿鞋的場景，向我訴說著生命態度應該要堅持、堅持、再堅持。多年來，我面對我的病人，不管他的診斷與障礙是多麼的嚴重，在我心中永遠會想起這位偉大母親的信念與小允的毅力，這信念深深的影響我，無論是面對診斷或失能程度多麼嚴重的病人，或是生命中遇到的困頓挫折，我都告訴自己再給我一點時間，我一定能做得更好。因為我體悟了當我感到挫折困難的當下，其實這就是生命中再一般不過的事情，沒有人能一帆風順，但是卻不是人人都懂得享受生命中乘風破浪的美感與精彩。

◗ 作者的話

　　我是林文雄，大家一定很想知道受小允啟發後的我，二十年後變成怎樣？過著怎樣的日子呢？還是繼續堅持、堅持、再堅持嗎？二十年後，我從學士變成了博士，並創辦了「老人養護機構」、「老人長期照顧機構」、「教養院屬性的身心障礙福利服務機構」、「精神社區復健中心」，以及一個「社會福利慈善事業基金會」，多年來也擔任了好多好多

有意義的職務，例如：「地區醫院復健科主任」、「公立醫院兒童發展中心主任」、「高雄市政府老人福利促進委員會委員」、「勞動部人力發展署高屏澎東分局中高齡與身心障礙者職務再設計審查委員」、「高雄市政府 ICF 作業審查委員」、「高雄縣政府身心障礙者權益保障促進委員會委員」、「高雄縣政府老人福利促進委員會委員」、「高雄縣衛生局身心障礙鑑定作業委員會委員」、「高雄縣輔具資源中心顧問」、「高雄縣教育局特殊教育專業團隊」等，以及「輔英科技大學老人照顧學程／長期照顧學程」、「義守大學附設義大醫院住院部社區醫療部訓練講師」和多所大學的教學品質促進委員會委員及課程審查老師。其實這麼多的頭銜對我來說，都只是象徵的文字和過眼雲煙，但最重要也最有意義的是能貢獻所學的職能治療專業，讓專業更能落實到各個有需要的領域和能發揮影響力的政府公部門，不僅能幫助失能者達到最佳的生活品質，亦能在政策層面上提供個人淺見。當我看到我的一些貢獻與結合其他專業人士的貢獻，產生了足夠的力量，讓身心障礙者以及老人的權益與福利更加促進，使他們更加感受到社會及人性的溫暖，向幸福愈來愈靠近時，才是當我看到這些聘書還有感謝狀時，心靈最為豐富滿足的時刻。

29 我與癌症阿嬤的情緣

林文雄

在老化的過程中，老人們不僅在生理上的功能逐漸退化，在情緒調節與社會適應上，亦容易產生不同層面的問題，所以在我們提供長輩生理職能治療服務的同時，其心理健康狀態和幸福安適感也是我們所著重的部分。依我在長期照顧機構裡陪伴長輩十幾年的實務經驗中，我深信鼓勵長輩讓他們能接受身體隨著年齡增加而逐漸退化衰老的事實是非常重要且必須，所以我經常協助失能的長輩轉換心境，並保持心理的正向觀點，慢慢地接受老化所逐漸帶來的各種生活上之不便。我發現當長輩能敞開心胸坦然接受老化過程時，職能治療專業才能發揮其最大療效，也才能透過健康促進等服務模式來協助長輩健康並順利老化。當失能長輩新入住到養護機構時，「職能治療師」就能立即協助養護中心的照顧團隊做好長輩之相關評估，當然評估的面向包括了生理、心理、社會人際需求、輔具需求與無障礙環境設施等層面。

猶記得我曾經照顧服務了一位九十歲高齡並伴隨輕度中風病史且罹患子宮頸癌的阿嬤。某天這位阿嬤在傍晚時入住我們的養護中心，其兒子與媳婦清楚表明實在無能力來照顧如此嚴重程度的老母親，迫於無奈再加上阿嬤經常有半夜起床、如廁跌倒與鬱鬱寡歡的情況，在家屬陷於束手無策的窘境時，才想到尋求養護機構的專業服務。在我評估完阿嬤的各層面功能狀況後，養護中心安排阿嬤入住了一間自然引進日光的單人寢室套房，我則幫阿嬤調整好合適的床鋪高度，建議照顧服務員提供「便盆椅」擺設在其床旁，並叮嚀阿嬤如果夜間想如廁時，可以使用床旁的「便盆椅」，以避免跌倒。由於機構長輩最容易跌倒的時機往往都是在新入住機構的第一週夜間發生，這是由於老人對新的生活環境周遭不熟悉，再加上夜間燈

光較為昏暗，如果半夜臨時醒來，下肢也常是處於較為無力的狀態，故容易導致跌倒意外的發生。所以我們平時會讓阿嬤寢室內的廁所整夜燈火通明，當然養護中心的照顧服務員也會在夜間維持寢室有足夠光源，並多加巡視關懷新入住的長輩。當我第二天早上來到阿嬤的床旁並試著與她聊天建立關係時，無論我如何的噓寒問暖與尋找話題，這位白髮蒼蒼的阿嬤總是帶著堅毅的眼神與態度望著窗外藍天，始終不發一語，足足靜默了一小時。當時的我告訴自己建立好關係的第一步，應該是尊重並不打擾她選擇沉默的權利，所以我選擇了陪伴著阿嬤一起靜默了一個多小時。接下來一連二天，阿嬤都是以如此冷漠的態度對待著機構的每位同仁。其實，我能了解阿嬤突然被摯愛的孩子送來長期照顧機構居住的心境，我相信她的內心一定是充滿著無奈、失望與無助感。所以第三天清晨我給阿嬤提供了一臺 CD 收音機，並且幫她播放著昨晚幫她燒錄的「農村曲」、「燒肉粽」等數十首臺日語懷舊老歌，當阿嬤聽到喇叭傳來懷舊的農村曲：「透早就出門，天色漸漸光，走到田中央……」的歌詞時，她終於打破了三天來的沉默，帶著嚴肅的神情與口吻，開口的第一句話就是：「你為什麼不是播放唸佛機呢？」接著她眼角泛著淚光並掉下眼淚訴說著：「雖然我曾經腦中風且得了癌症，可是我知道我不會這麼早離世，可是為什麼我的家人都認為我是個沒路用且快死的人呢？」當時的我真沒想到我盼了三天，居然盼來阿嬤如此令人難過且揪心的內心話，在她深深觸動我的當下，我知道阿嬤已經打開心房願意接受我了。我輕撫著阿嬤的手，輕聲的對她說：「阿嬤您說的對，您還很健康勇健的！讓我推著輪椅帶您到戶外逛逛吧！」當然阿嬤微笑的默許同意了。其實，我內心非常的激動並為她感到高興，因為她已經走過了癌症患者常見的震驚、憤怒、恐懼與絕望階段，也許她內心有點消極、生命有點被動，但阿嬤絕對是已經克服心理障礙且下定決心要勇敢活下去了。突然間阿嬤又問了我一句令我至今印象深刻且

非常心酸不捨的話，就是：「您能載我回家嗎？我還有可能回家嗎？」面對此場景，我居然心酸難過到控制不住淚水，我擦乾眼淚輕撫著阿嬤的臂膀，跟她說：「我幫助過很多阿公、阿嬤完成夢想，返家生活。」此時阿嬤卻淡定的沒再回話，然而在我心中已經燃起一定要幫助阿嬤「成功返家生活」的一股衝勁與力量。

接下來的日子，我為阿嬤安排了職能治療的「農、園藝活動」，讓阿嬤在機構的綠園裡親手種下數顆合適春季生長的「南瓜」，我們相約每日到綠園為幼苗澆水與除草。看著南瓜綠苗充滿生命力地逐日長高，這份綠色療癒力也在阿嬤身上蔓延開來。南瓜是一種果實甜美、生長快速且容易照顧的農作，照顧南瓜幼苗並不會為九十幾歲的癌末阿嬤帶來身體的負擔，相反的，它旺盛的生命力能讓阿嬤感受到生意盎然，並達到規律輕度運動與情感認知上的療效，透過熟悉的「農藝活動」，可以讓阿嬤自動自發參與並對未來生命產生了喜悅與期盼。

之後，我鼓勵阿嬤要避免癌症帶來的虛弱就要盡可能的維持開朗心情並盡可能做到日常生活功能獨立，如此才能減緩衰老所帶來的「體能」與「認知能力」下降。所以在與阿嬤建立良好的治療性關係後，我應用了職能治療的「生物力學參考架構」，鼓勵阿嬤每日來到養護中心的復健室，透過一些特殊的復健器材來執行為她設計好的每日二次之輕度體適能運動，以維持並促進軀幹與上下肢體的肌耐力。在經過二個多月的彈力帶與健康操活動訓練後，阿嬤已經可以有自信的獨立走上好幾百公尺，在透過職能治療師的「手功能精細動作訓練」後，阿嬤的手部精細動作、肌力、握力、關節活動度、體能也有了很明顯的進步。這樣簡單的改變已經給阿嬤注入了活力與希望，讓她幾乎忘了自己是癌症病人。這時候我跟阿嬤說接下來應該要在所有的日常生活活動上更有自信的達到自立程度，當她聽到我說「要以能回到家裡獨立生活為目標」時，阿嬤突然高興到眼角泛著淚光對

我說：「可能嗎？」我斬釘截鐵的對阿嬤說：「您還記得三個月前您是坐輪椅被推進來養護中心的嗎？我們養護中心已經有好幾位長輩透過參與職能治療師設計的一連串獨立生活功能訓練後，都能達到完全或是幾乎能自立的程度，早就返家重享含飴弄孫的生活。」當然，我把「健康返家生活」當成是我每日必須提醒阿嬤的最重要的一句話，就這樣簡單的一句話讓她產生無比的信心。在我陪伴失能者康復的十幾年過程中，我深信只有信心才能產生無與倫比的力量，只有患者自己產生內在的趨動力，才能帶著愉悅的心情接受各式各樣的治療性活動。

　　接下來，我應用了職能治療的特色，將功能性訓練與每日的生活做結合，設計了一連串融合阿嬤興趣、休閒與復健的生活化訓練，因為我認為老人養護機構的照顧，應該是鼓勵自主照顧，而「長期照顧」更不是單向的提供受照顧者服務，而是應該雙向的運作，並依照每位長者的身體機能狀況，量身訂製專屬快樂又活潑的延緩老化課程。接下來的二個月時間，我應用了職能治療中的「復健參考架構」，一方面與我們的社工師到阿嬤家中與其家屬溝通，讓其家屬知道罹癌阿嬤之心願跟一般老人的心態都是一樣，就是期盼能返回家庭中獨立生活與重回社區跟街坊鄰居話家常的日子。在取得家人同意後，我開始對長輩的住居環境做些規劃與設計的建議，因為唯有透過無障礙環境空間的改造，才能讓身心機能老化的阿嬤在優質的居家環境中度過餘生，這項人性化的環境改造工程更是職能治療專業的特色。首先，我建議家屬居家應該保持適當的照明環境，在浴室、廚房與走廊地板也可以塗上透明的防滑塗料以增加地板的摩擦力、從大門入口走廊到客廳也應設置連續性扶手、浴廁馬桶旁也該裝設「上掀式與 L 型扶手」，以避免摔倒發生並增進如廁及洗澡時的安全性。另外，也加高了阿嬤的床鋪高度與設置床旁牆壁上的扶手，如此能讓阿嬤一下床，雙腳就能穩穩的踩在地上，並且預留足夠放置便盆椅與他人協助日常活動或照顧行

為的活動空間。當然，阿嬤的生活空間包括了：浴室、廚房、餐廳、客廳等，也要儘量移走雜物，讓移動的動線儘量單純化。另外，對外移動的通道也應去除門檻的高低差，儘量改裝成高度與距離為一比十二以下的坡道，如此才能讓阿嬤在更衰老時，確保輪椅能在家中暢行無阻。當阿嬤知道她的家裡正在改裝修繕，等著迎接她重返家庭生活時，她更配合我與養護機構的職能治療師們對她安排的各項復健措施。阿嬤每天喜悅的操作著我幫她準備的長柄刷、加長型洗澡浴巾與 LED 燈溫度顯示蓮蓬頭來練習獨立洗澡，還一邊洗澡一邊嚷嚷的說，從來不知道還有這麼好用的洗澡輔具可以讓我自己刷洗到腳趾頭與後背部。另外，為了增加阿嬤的肺活量與口腔動作功能，我們建議她參加職能治療師安排的「卡拉 OK 歌唱團體」與「生命回顧團體」，本來我還認為這項活動對在日本時代當過國小老師且一向拘謹靦腆的阿嬤，會是很難接受的活動，沒想到阿嬤一聽到這項建議，爽快的一口答應了。聽著阿嬤如此堅定答應的口氣，我知道阿嬤不僅僅是為了能快點返家生活，更代表著阿嬤已經無視癌症的摧殘，心中就像一顆純潔的童心般對剩餘歲月充滿了信心、期盼、希望與勇氣。我相信阿嬤雖然不知道何謂「職能治療」，但是透過職能治療的功能性活動訓練、認知行為治療、復健代償策略、輔具提供與無障礙空間改造等治療策略，已經協助弱小纖細的阿嬤走過生命最後的低潮。也許疾病與老化在晚年給她帶來絕望的人生插曲，然而正因為有「職能治療」與「職能治療師」的陪伴，才能幫這位樂天知命的癌症阿嬤在生命的最後階段還能成功返家，再次獲得心滿意足的美好與歡樂。而再經過一個多月融合「遊戲休閒」與「復健功能」的職能治療、返家出院準備與充分的家屬衛教後，阿嬤真如孩子般欣喜若狂的返家與家人團聚。

　　當時失落的我來到阿嬤曾經住過的寢室，望著她住過的空床，我不禁也學起阿嬤仰望著窗外藍天。靜默許久後，我明白了長期照顧中心的長輩

就像是掛在深谷岩壁上、默默散發幽香的那朵蘭花，職能治療師就如同陽光一般，斜照在蘭花上，蘭花在金色的陽光下必定閃閃發亮，綻放一種令人怦然心動的美。在可預期的未來，臺灣將以最快的人口老化速度超越日本，而成為全球老年人口比例最高的國家，在長期照顧機構服務近二十年的我深信，「職能治療專業」必定能像照顧這位九十歲高齡的癌症阿嬤一樣，陪伴高齡社會銀髮族群持續邁向更健康、更活潑開朗並享有尊嚴的高齡社會目標。

◎ 作者的話

　　我是林文雄，經營長期照顧機構並陪伴照顧失能長輩走過二十幾年，專業的知識與豐富的經驗讓我深切領悟到疾病與老化過程所帶來的身心功能退化，著實讓高齡長輩們在「生理」、「心理」與「社會人際」等層面上帶來嚴重的生活不便與信心打擊，甚至讓其照顧者與家庭陷入難以面對的嚴重困境，而這些困境嚴重影響了長輩們的生活品質並對未來的生活失去了期待。然而，在我們長期照顧機構中的長輩，何其有幸能透過「職能治療師」專業的治療介入後，不僅能在短時間內重新活化身體機能、延緩老化速度、促進健康、找回自信，最重要的是透過量身訂製的「生活型態再造」、「生活重建」、「科技輔具應用」、「無障礙環境空間改造」等治療性策略的介入，能明顯提升長輩獨立生活能力與促進生活品質，讓失能長輩們重新找回對生活環境的勝任，並重拾對晚年生活的正向期盼。透過「職能治療師」的專業介入，不僅能幫助長輩重新找回生活上的獨立性，在心理上更能協助長輩找回臉上的自信笑容與生命尊嚴。「職能治療師」更能在透過帶領長輩與家屬的各項衛教與「治療性團體」，紓解釋放其照顧者與家庭的壓力，並逐漸恢復長者與家人的社會人際關係網絡，為生命再添丰采。

30 職能治療師既是自立生活教練，亦是創造美好生活的專家

邱瀅年

　　對於曾經服務過的長輩來說，我只是他們人生最終樂章的小插曲，不會隨著他們演奏到最後一小節，但是我的出現點綴了他們的生活，讓最終樂章走向更多的可能。

　　你知道的安養護機構是什麼樣子？

　　充滿異味的大樓，混雜著尿液、消毒水、過期食物的味道，瀰漫在寬度只夠兩臺輪椅通行的走道上。擁擠的六人房間在走廊上排成一列，所有牆壁離天花板留著十公分的空隙，可以清楚聽見隔壁房間的聲音。每個房間的天花板上方吊著電視，有些老人躺在照護床上望著電視螢幕，好像裡頭的人認識他們。走進去交誼廳，一排百般無聊坐在輪椅上的老人們，看見他們等待的眼神，不知道是在等吃飯，還是在等別人陪他們聊天。

　　又或者是乾淨明亮的空間，一進門的公布欄貼滿長輩開懷大笑的照片，玻璃櫃裡頭擺放的全是他們的作品，大教室裡的課程表每天填滿許多熱鬧的活動，有繪畫、歌唱、懷舊電影、韻律、慶生會等，長輩們的生活過得很充實，除了有參加不完的活動，時而到隔壁房間串門子，時而到交誼廳喝咖啡聊是非，甚至熱切招呼第一次來訪的你，回去前你可能已經得到所有人的身家背景資料，還有等著介紹相親的訊息。

　　在臺灣，安養機構服務的族群是以能夠生活自理且沒有失智的長輩為主，養護機構則是以缺乏部分生活自理能力，但不需要技術性護理服務的族群，有些養護機構亦接受放置鼻胃管或導尿管的長輩。嚴重慢性病需要

技術性護理照護的長輩適合到護理之家，在此你可以想像一個畫面，在類似醫院病房的空間內，躺著一群身上插滿管路的老人，維生機器運作聲此起彼落，照護人員宛如作業員，執行完照護流程後到下一床再重複一次，這就是護理之家。

大部分在長照機構服務的治療師都是從原本工作單位以支援報備的方式，每週固定一至兩個時段到機構服務，多數的工作內容是針對長輩的肢體功能做重點式訓練，像我一樣在老人長照機構、又是社會福利團體組織下的專任治療師，幾乎少之又少。老實說，臺灣職能治療師的養成教育也是近幾年才開始加重社區長期照顧的內容，在進入機構工作之前，我和多數治療師一樣對長照機構職能治療師角色的認知，是以教科書上寫的「提供個案直接服務以及諮詢，協助機構評估個案狀況、設計、指導及評估活動計畫……」（臺灣職能治療學會）為基本概念，但對於實際工作細節並不是很清楚。此外，各家機構組織發展不同，使得治療師提供的服務模式和項目也有所差異，坦白說無法像醫院一樣，有標準化的服務模式可以套用。

在架構治療服務的過程中，我遇到許多瓶頸，就以長輩的基本評估表為例，多數機構的復健評估表是以肌力、張力、平衡、精細動作等身體功能項目為主，甚至關節活動度也需要寫出具體角度，這些評估項目很適合每週服務時間短的治療師能快速找出長輩的動作問題。但大部分入住長照機構的長輩都已過了急性復健期，試想為了幫助一位八、九十歲的長輩增加小幅度的關節活動度，長輩本身不但耗費很多精力還要忍受訓練的疼痛，更重要的是這些小小動作的改善，並不保證會因此大幅提升長輩的生活功能。擔任專任治療師的我，有許多長時間與機構長輩相處的機會，可以深入了解機構長輩的實際生活狀況，於是我重新修改復健評估表，除了疾病狀況、身體動作與認知評估等項目，還增加長輩入住前的生活情況、個人

對生活的期待，以及喜歡和不喜歡的事情，以便了解這些長輩平常想要做什麼事情、能夠做些什麼、又無法做些什麼，藉此找出其自立生活訓練的目標。

首先，我找了一位健康狀況良好的長輩來測試新版評估表是否合適，在說明來意後他看到我拿著一張紙似乎要「調查」他，他的臉上出現一點也不想回答我的表情，問到他對生活有什麼期待，他氣憤地告訴我：「我想要回家！」第一次測試以失敗收場。第二次，我找了位中重度失智又失語的長輩，從他閃爍的眼神和有限的詞彙，點醒我要改用生活觀察的評估方式。問題是生活要怎麼觀察？還有要觀察什麼事情呢？一開始，我從機構活動時間表和照顧服務員的工作流程下手，由於長輩的一日生活大部分時間是被這兩者所決定。特別是失能程度愈高的長輩，愈需要依賴照顧服務員完成各項生活事務，換個角度想，當照顧服務員減少愈多的協助，表示長輩的生活功能愈好。因此，我除了參與機構團體活動，以藉此了解長輩的活動功能和喜好，同時也跟著照顧服務員進入他們的工作現場，了解他們如何照顧每位長輩，也透過他們了解長輩的生活功能程度。

「今天新入住的長輩是自己騎摩托車過來的。」協助照顧服務的蘇大姐嫌棄地拿著陳先生帶來的毛巾碎唸著。「他什麼行李也沒有，只帶了一條髒到不行的毛巾，連沐浴乳都沒有，那條用來擦地板還差不多，我看不下去拿了備用的沐浴乳和毛巾給他。」實在難以想像，有能力自己騎車到達只來過一次的地方，身上卻瀰漫著不知道是衣服穿了好幾天，還是好幾天沒洗澡的味道。「這位長輩自己洗澡嗎？還是需要協助？」我依照慣例詢問著陳先生的日常生活功能，例如：吃飯、洗澡、上廁所等可以獨立完成的程度，同時好奇陳先生有沒有失智。「他自己洗，我沒幫他洗澡，東西怎麼用，教一教，他就自己弄了。」

新入住機構的長輩，原則上會先住在單獨的房間三天以上，這個單獨

的房間稱為觀察室，裡頭有獨立的空調、浴室和用品。等到三天後沒有特殊疾病或需求再搬入原定的房間，一來是避免帶有傳染疾病的長輩不小心傳染給室友，二來是讓長輩和工作人員有時間彼此熟悉，如果彼此適應不良通常會延長觀察室天數，給彼此有時間磨合。除非長輩自身的健康問題超出機構能夠提供的照護服務，例如：有自傷傷人的行為、疾病狀況不穩定或是疾病末期醫療需求高的長輩，這類情況工作人員會直接與家屬討論其他可行的辦法。一般而言，在長輩申請入住時，多數機構會安排社工或護理人員出訪了解長輩的狀況，在這個階段就會與家屬確認機構當前的服務是否可以滿足長輩的需求；部分機構還會建議家屬帶長輩到機構參觀，以便了解長輩入住機構的意願。然而，臺灣普遍的情況是家屬已經苦無辦法，才會考慮讓長輩住進機構，這樣的長輩通常患有多重疾病，可能是年輕時車禍導致大腿骨折而行動不便，現階段主要問題是高血壓和失智，漫長的就醫史可能連家屬都不清楚，更別說單靠一、兩次接觸就可以完整掌握長輩的狀況，加上機構本身的營運考量，因此只要長輩照護需求和機構提供服務的內容不會落差太大，機構通常是來者不拒，以致於許多問題是長輩入住後才會發現，而且不只是身體部分，還有家庭部分。

「陳先生六十九歲，退休老師，與太太和兩個小孩同住，兒子女兒年約四十歲上下都未婚，太太這幾年早發性失智，兒女工作繁忙，所以太太的生活起居都是陳先生照料，直到陳先生前陣子騎車騎到一半突然昏倒，連人帶車一起倒在路旁被路人送醫，發現是頸動脈狹窄引起，現在無法有太劇烈的運動。」我們的社工接著告訴我陳先生的太太目前在住院，兒女工作時間長常常不在家，大兒子擔心陳先生一個人在家發生意外，因此讓他住進來。「他願意住在這裡？」我很困惑快七十歲的年紀，跟裡頭八、九十歲老人家比起來，幾乎是「年輕人」，可以自己騎車又能夠照顧別人，且與太太小孩同住一起，到底是什麼原因讓他願意搬進這裡？「來這

裡可以讓兒子安心工作吧！以前都是太太打點家裡，現在變成陳先生負責。自己身體出了狀況，也無法照顧太太，倒是他兒子提到他現在和太太相處摩擦不少，來這裡也算是喘息。」

　　每位長輩入住的第一天，如果中餐前就完成入住手續，我通常會陪長輩從房間移動到餐桌，陪他吃飯聊天，藉此觀察長輩下床的方式、如何移動、用餐會遇到什麼困難，順便評估長輩的肌力和平衡，教導防跌技巧和輔具使用，必要的話還會跟著照服員大姐進到浴室了解洗澡狀況。對我而言，初次見面最重要的工作是與長輩聊天，聊他是誰、幾個孩子、孫子多大、以前做什麼，還有他如何看待現在，以及對未來有什麼期待。話不多的陳先生覺得不用打掃家裡、每天煩惱午晚餐吃什麼，讓他十分滿意機構生活，就這樣看似平順過著每一天，從他身上總覺得缺少了什麼。

　　過了一段時間，我和照服員閒聊時，從中得知陳先生一直很想清洗他的小綿羊機車，「他現在的健康狀況很穩定，肢體功能也不差，我擔心他太久沒騎車，騎車能力會退步。」於是我著手安排騎車復健計畫。不過在安排騎車之前，我的腦袋裡已經掃過許多考量，首先也是最重要的：陳先生想不想騎車？騎車對陳先生有什麼意義？住在機構的他幾乎無需獨自外出，現階段需要騎車嗎？還是說陳先生以後會回到家裡照顧太太，他需要保留騎車能力？又或者騎車讓陳先生有放風的感覺？然後是陳先生的身體狀況是否穩定？認知程度和肢體功能是否能勝任騎車？接著是陳先生家人的意願？騎車可能有的風險，責任承擔和界線範圍？工作人員的能力、時間以及機構能否支持？所幸在多方協調下，陳先生順利展開騎車復健計畫，從陪他一步步檢查機車性能開始，他重新練習騎車基本功，並且通過我們為他設計的騎車測驗後，某天陳先生詢問我哪裡可以買紅茶冰？從此之後，騎車出去買紅茶冰回來就成為他生活中的小確幸。

　　「職能治療是什麼？」我曾經拿這個問題詢問住在機構的長輩們，千

篇一律的答案是沒聽過。如果進一步詢問他們：「我是誰？要來做什麼？」他們會帶著認真的眼神回答：「你是復健師，來幫我們復健！」但是長輩口中的復健，僅只是肢體動作訓練，而復健師一職則是藉由「凹腳凹手」增加肢體活動度的人員。這樣的觀念使我在執行生活訓練時常受到阻礙，例如：訓練乘坐輪椅的長輩自行移動上廁所，他們可能會覺得自己因為動作不方便需要別人協助，才會花這麼多錢住在這裡，現在卻要他們自己來，還說這個叫「復健訓練」，長輩多半難以接受。為了讓長輩更容易了解職能治療，我告訴他們我做的復健不同於一般復健，是「生活復健」，是利用他們生活中每天在做的活動來復健。我對長輩們最常用的鼓勵是，每天下床的時候，自己多出一點力氣，時間久了、效果就出來了。於是，復健這件事不再只是到復健室報到才會發生的事情，而是真的搬進長輩的生活裡面，以每天進行的方式維持他們的健康。

另一個要分享的是幫助失能長輩重新掌握自己生活的故事。罹患巴金森氏症的林爺爺，雖然還可以拿著助行器在家裡移動，但是擔心自己愈來愈退化而成為兒女的負擔，林爺爺決定搬到養護中心。起初兒女認為林爺爺不喜歡麻煩別人的個性，若一個人住在養護中心，可能會得不到工作人員的細心照顧，因此每次探視林爺爺後，兒女們總是千叮嚀萬叮嚀工作人員要幫林爺爺代勞大小事務，別讓林爺爺自己來。由於家屬的期待，以及工作人員也擔心行動不便的林爺爺發生危險，導致林爺爺只是想要站起來拿杯水喝，都要等待工作人員的協助。覺得生活受到限制的林爺爺過得愈來愈不開心，開始趁著工作人員不注意時獨自行動，雖然每次準備行動前就被工作人員發現制止，然而三天兩頭類似的情況不斷發生，林爺爺愈來愈無法控制情緒而大罵工作人員，使得林爺爺跟工作人員的關係也愈來愈緊張。

某天我找了林爺爺聊聊他自己對生活的期待，他說：「我很清楚自己

的狀況，萬一有危險我也不敢做，有時我看工作人員忙，這些小事真的不用麻煩他們，結果他們都說怕我跌倒，搞得我現在好像是一個廢人。其實我要的不多，只是不希望一直靠別人。」於是我請林爺爺做了一些日常動作，例如：站著伸手拿杯子、坐著撿地板物品等，確定這些動作林爺爺自己可執行的程度後，換而言之是要確認林爺爺還有哪些優勢能力，再針對林爺爺的個人狀況，開始教導他在生活中需要避開哪些動作，並帶著林爺爺在平時活動地點實際練習適合他的安全動作。為了讓工作人員和家屬更放心，每次林爺爺實際練習時，都會安排大家在一旁了解他的能力。林爺爺在幾次「表演」後，我一方面鼓勵家屬對林爺爺放心，搬出治療師的名號掛保證，另一方面跟工作人員討論哪些情況可以讓林爺爺自己來，哪些情況需要工作人員陪伴，並且如何給予林爺爺最適當的協助。

漸漸的，林爺爺開始重新掌握自己的生活，甚至自己駕著輪椅進出廁所，中間完全不假他人之手，這讓林爺爺不再是工作人員眼中時常破口大罵的長輩，而是笑話一籮筐的幽默老先生，甚至林爺爺在某天誇口說：「別看我現在這樣，我以前可是一手包辦家裡大小事，特別是我太太忙的時候，我還會煮飯給孩子們，連端午節包粽子都難不倒我，不信改天端午節我包粽子給你們看。」聽到林爺爺如此有自信，我們當然不放過要讓他參加養護中心每年端午節舉辦的包粽子活動。為了讓林爺爺在這次活動中順利表現，我重新調整包粽子的桌椅高度、用品擺放位置以及環境動線。另外，針對前來協助長輩包粽子的志工，向他們說明每位長輩的能力程度，並且指導志工如何給予長輩們剛剛好的協助。那一年的端午節林爺爺很開心，因為所有人都知道他一個人可以獨立完成一串粽子，而且林爺爺還有一張拿著一串粽子的照片展示在他的房間。

職能治療之核心目標是提升服務對象的生活品質，幫助他們盡可能回到他們所期待的生活狀態，讓他們有能力做他們想做的事情。如同林爺爺

希望自己有更多機會自立生活，可是他希望什麼樣的生活？對他而言哪些事情是生活中的不可或缺？與林爺爺聊聊他所期待的生活是我的首要工作，解讀林爺爺的期待，也會看見促進他自立生活的動機。因此，深入了解服務對象的生活樣貌是職能治療很重要的服務基礎，也就是要了解他們對於生活的期待、了解他們的過去、現在和未來，以及了解他們重視什麼事情。此外，對於這些需要長期照顧的長輩，特別是入住機構，普遍是八、九十歲以上的老人家，他們正在走向逐漸衰老的階段，如何維持長輩的日常功能、減少照顧需求是公認的照護目標，這個階段的復健目標不再只是訓練肢體提升能力，而是找出潛在的優勢能力，發揮長輩的剩餘功能才是關鍵。

◯ 職能治療小語

當長輩的身體功能減退，逐漸需要他人協助生活時，照顧長輩的人會決定長輩的一日生活，例如：照顧者安排什麼時間用餐，長輩就什麼時間用餐。因此，想要提升長輩的生活品質，關鍵就是照顧長輩的人如何安排平日活動和實際照顧方式，這樣的模式在機構中尤其明顯。機構長輩的一日生活，係由機構的活動時間表和工作人員的服務時間所決定，職能治療師在考量個別化生活安排的同時，除了了解長輩的功能與需求外，也要了解機構本身的資源與限制，從中找出最大的可能性。對於患有慢性病的年邁長輩來說，有時候維持現有功能就是進步，當然增加長輩的獨立生活能力更好，但不是每個長輩都有能力可以獨立完成活動，因此對所有的長輩都設定「獨立」這個目標並不一定適切。沒有任何一位長輩是一模一樣的，把他們的人生故事放在心上，不僅拉近彼此的關係，並且會讓服務的過程更順利。

照顧服務員是機構職能治療師很重要的工作夥伴，職能治療師要了解照顧服務員的工作內容和工作方式，亦會發現照顧服務員如何照顧長輩的

需求，他們的工作品質會直接決定長輩的生活品質，職能治療師可以使用活動分析專業技巧調整照顧活動，以兩者共同安全、增加長輩生活獨立、減少服務員負擔為目標。

◉ 作者的話

我是邱瀅年，大學期間開始接觸兒童職能治療，畢業後在精神科服務，發現職能治療不只是在幫助服務對象學習與障礙共處，或是訓練他們增進生活技能，更是幫助服務對象邁向他們想要的生活。研究所期間曾試圖分析失智照顧過程中的美好經驗，期許自己與服務對象成為一起努力生活的夥伴，為未來的美好日子播下種子。過去在社福基金會附設養護中心擔任職能治療師，目前的服務層面涵蓋樂齡學習、社區關懷據點、居家復健、日間照顧及養護機構等，不論長輩是否健康，還是有失能或失智問題，幫助他們過著更好的生活都是職能治療的服務目標。

第四篇

社區職能治療師的
點點滴滴

31 不用怕，勇敢走下去

周政緯

　　「是巧合嗎？」好幾次問了自己，但唯一可以確定的是——我正走在一條神祕但直覺是正確的道路上⋯⋯。

　　不像夏末的炎熱九月底，我蹲在冷氣房裡看著依舊未更新的臺灣職能治療聯合徵才專區的網頁，重新整理鍵這幾天不曉得被我蹂躪了多少次，赫然靈光一閃就查詢了人力資源網站，搜尋職能治療師的職缺。「安養院？先投履歷再說吧！」在床鋪上翻滾整個上午後，我接獲了面試通知。伴隨著欣喜若狂的心情，開始查詢這間安養院的背景以及住民特性，「失智症、慢性精障、重度臥床及植物人」，心想曾待過臺大醫院生理職能治療和成大醫院精神職能治療實習，遇過的病人應該都含括在裡面，就算沒有正式的職場經驗也是足以應付的吧⋯⋯。

　　一道門緩緩地開啟，內心仍在躊躇未決，卻萬萬沒想到這一步踏入後卻讓我不再想回頭⋯⋯。

　　轉眼間，我端正地坐在會議室當中，幾份人事資料填寫完畢後，主面試官是位護理長，溫和地問我幾個與職能治療些許相關的封閉性問題，例如：「我們這邊有許多臥床的住民，你會不會擺位？」「你有沒有帶過精障的住民？會不會帶活動？」為了讓自己順利入取，理所當然地都回答：「會⋯⋯會⋯⋯會⋯⋯。」被告知需等候兩週的呈報與作業時間後，便離開了。就這樣，整整一週的時間我被反覆地折騰：「怎麼不等醫院的職缺呢？」「職能治療師在醫院的薪水不是比較好嗎？」直到電話通知我到職日期後，才終於把這夢魘拋棄，並下定決心闖出去。

　　烈風，總是四面八方呼嘯而過，初破繭的蝴蝶，在逆風與順風間，胡亂飛翔，倏然颯的一聲便砰然墜地……。

　　認識完工作環境後，發現原來我被編列在護理室教保組之中，而與我息息相關的同事便是活動治療員與營養師。工作位置裡包括一組桌椅、一臺電腦以及數個櫃子，並且隸屬在護理室辦公室內的最裡面，頓時充滿幹勁，但我卻問了自己一個極度深奧的問題：「我要做哪些工作？」原來當時的面試官，除了是精障區的護理長外，還身兼教保組組長的工作，她溫柔地解釋了職能治療師的職責，我便更無所適從。因為安養院是第一次聘請全職的職能治療師，我的工作內容是無遠弗屆但卻缺乏規章典範，瞬間熱情殆盡。古人云：「萬事起頭難」，看著電腦、深鎖著眉頭，找人求救好了……，大學老師、學長姐、曾經上過「社區職能治療學」有留下電子信箱的老師……，甚至我連 Google 都找過；古人又說了：「遠親不如近鄰」，營養師就在觸手可及的前方，她一開口我便得到尋覓已久的寶藏：「跨專業整合服務計畫及管理細則」。接下來的一週，著手撰寫自己的工作職責與內容，參考了手邊所擁有的上課講義、中華民國職能治療學會發行的「長期照護機構職能治療專業服務準則」等資料，並整理往後所欲使用的評估工具、查詢是否需要購買版權。在挑選數個能夠使用又不需要額外購買的評估工具，並在幾輪筆戰後，便完成了這份厚重的資料；然而，悄悄地踩近我的並不是成功，而是錯誤的開始……。學校的教育以及實習的環境，鞏固了我對醫療體系下的制式觀念，而安養院的緩慢節奏，並不是我所殷殷期盼的進步、痊癒然後離院之模式，就連與精障區住民會談都被告知：「我想一直住在這裡，住這裡不錯。」標準化的評估使我得到了許多零分、無法配合以及無法施測；再者，五個苑區早已執行多年的團體活動，使我成為外來種而難以棲息在這塊迦南美地；如同不幸遭受流刺網勾住的野生白鮭，只有不知所措。

　　高聳矗立兩旁的柏樹，隨風翩翩起舞，樹蔭也依循著太陽的方位而變化，樹下並非永遠籠罩黑暗，耀眼的光明仍會自縫隙中穿心而來……。

　　有位經常擔任機構評鑑委員的職能治療師，在複雜的因緣際會下，她介紹了一位愛徒（是某教養院的職能治療師）至安養院進行講座，並額外提供我一小時的課後諮詢。就在總共兩個小時的時間裡，顛覆了貫徹在腦海中的醫療體系介入模式，破裂、毀滅、無法接受，覺得自己做錯好多事情，相互拔河的是放棄與繼續，「試用期還沒滿，現在離開應該沒關係吧？」消極的想法陸續浮現，直到溫柔的聲音在現實中依稀呈現，那是一束光與仙女嗎？還是媽祖顯靈了呢？努力回過神來，原來是教保組組長，她安慰我並給我一個不算積極的回應：「繼續做做看，至少待一年後再考慮。」我選擇禮貌性地回應，但那晚真是徹夜難眠。

　　強韌的雜草，無論人們使用什麼方法迫害自然環境，還是能夠在夾縫中找到屹立不搖的方法……。

　　「生命會找到出路。」這是史蒂芬・史匹柏先生從我小時候就在《侏儸紀公園》裡面告訴我的真諦。於是隔日清早，我帶著煥然一新的微笑坐在辦公椅上，忙碌卻精彩豐富的人生就此展開。首先，我到各苑區去觀摩，認識教保員以及生服員的工作；再來，把質性的評估寫在標準化評估結果的一旁，同時強化個別化以及評估深度；然後，著手構思精障區職能治療團體活動，就像棵南瓜開始徐徐蔓延自己的地上莖，企圖拓展版圖成為這片肥沃土壤上的霸主。沒有職能治療師的督導，教科書成了最直接的顧問，依循著評估的結果，在我相較之下較熟悉的精障區推行治療團體；不同於實習時撰寫的單次活動單份團體計畫書，這裡使用年度計畫書，也就是包含整年度的內容以及預算編列，真的是只能以絞盡腦汁來形容。在評估完精障區後，這裡以思覺失調症的個案為大宗，多具備不同表徵的正性症狀與負性症狀，且大部分個案具有不同程度的認知功能障礙。因此，我參照

實習時曾經帶過的團體，包含了社交互動團體治療、以艾倫認知參考架構為基礎的手工藝團體治療，藉此提供人際互動技巧與認知功能的訓練。部分住民因機構化的原因，缺乏自我概念與病識感，且亦呈現動機貧乏的狀態，於是決定開立以精神分析參考架構為根本的表達性藝術治療團體，此亦屬於我自身較感興趣的治療活動。最後是機構最常出現的物品——捐物，順應著當時有善心人士捐贈一批電腦，我馬上想到那群認知功能高但缺乏動機、對事情缺乏興趣或者是注意力量表評估表現較差的個案，再搭配自己對電腦的專長，於是成就出多媒體治療團體，並以文書處理的復健工作為本團體的最終目標。高度的自由就具備高度的不確定性，給予無限支持與信任的上司，就要搭配擁有優秀的工作態度以及優質的工作表現之下屬，好在有對專業充滿支持的上司給予贊同，就這樣全數通過。之後，除了評估以外，我獲得了職能治療師「團體治療」的工作。

雙腳踏在沙灘上，本想著這一個浪結束就離開，沒想到下一個浪又再來，這就是大家所說的「一波未平一波又起」……。

日子愈顯平順，眼看兩百多位住民的評估總表上，正字記號即將畫滿一半的時刻，我的同事之一，那位活動治療員宣布預產期即將來臨的喜訊，但歡喜的氣氛，背後卻暗藏著惡魔正條然向我迎來。歲月如梭，光陰似砲彈，眨眼後同事進入漫長的產假與育嬰假，無額外聘請職務代理人的狀態，一想到活動當然直覺就是職能治療師，於是我接收了所有活動的相關業務，從活動的安排與規劃、教材教具的整理與撥補，以及最重要的——園藝活動；就這樣每週有四個時段被園藝奪走，並且每個月增加許多的活動文書處理。屋漏偏逢連夜雨，在與苑區密切活動後，各項與職能治療相關的業務也襲捲而來，包含體適能以及輔具，同時上層主管也告訴我上次的評鑑結果，並希望能夠增加安養院活動的多元性。未結果的那株南瓜，卻還處處遭受蟲咬，沒有辦法，出生就是植物，只能硬著頭皮慢悠悠地生長。

　　四隻飢餓的鬣狗團團包圍成年的非洲野牛，一猶豫就可能成為餐桌上的佳餚，若是一一擊破，那你的對手只是四個孤立的「一」，而不是總和等於「四」……。

　　在失智區觀摩時，顯而易見僅有不過五分之一的住民參與例行的怡情活動，將更多人納入活動中以提高生活品質，遂成為迫切需要處理的問題；既然上層主管已經發號施令，我必然在此時要鳴笛擊鼓宣戰。拿起苑區每日作息表與活動時刻表，打算更改實施好幾年的團體活動規則，將每日的怡情活動從兩場變成六場，為的是要讓住民能夠有更多活動能夠選擇和參與；拿起苑區教材教具的總表，將原先的十六種活動，運用現有資源擴充成四十二種，並分別撰寫教案，補上富含職能治療元素的目標與分級概念，為的是增進活動的多元性並豐富住民的每一天；拿起苑區各種不同的活動表單，一一的檢視、討論並簡化與修正，並且運用評估結果將住民依照功能與治療目標放入最適切的活動當中──準備好要打這場硬仗了！所有的護理長都同意參戰，並願意給予我軍大力支持，而我，處在類似主管卻是二兵位階的等級，必然拔刀殺入頭陣。

　　改變是相當困難的，牛頓第一運動定律也在告訴大家這個道理，因而，反對、拒絕、負面的聲音四處揚起，薪水不變但工作量增加，任誰都會想要抗議；然而，持續的溝通與協調，持續的遊說與解釋，就在同一年的四月完成了變革的創舉，也帶給住民多元活動的盛況，相對的生活品質也就此大幅度的提升。植物，早在動物誕生前便已經占據地球好幾億年，儘管我們身旁都有它們的蹤跡，但卻與我極度陌生。在接下園藝活動後，搭配自己的專業，精緻化成為園藝職能治療，而考慮住民需求與人力負荷，將園藝職能治療拆成四個部分──綠活休閒：功能相對較好的精障區住民，參與由職能治療師帶領的目標導向治療活動；綠芳漫步：由職能治療師依次撰寫活動內容與目標，由教保員於失智區帶領，並以提供現實導向、接

觸大自然與行走等體能訓練為主軸；綠護共生：於評估後詢問具備農業背景或園藝興趣的住民其意願後，將苑區土地轉交認養，進行自主性個別化的園藝活動，並定期給予介入；綠光工坊：由職能治療師經評估而挑選少部分功能高或意願佳的住民，進行園藝復健工作，並以生產販售為目標。此外，將菜園更名為綠活園、溫室更名為綠芳園，一個小小的步驟讓它們變得更生動、更具品味，然，無農耕子弟的出生背景亦沒有園藝經驗的我，到底該如何完成園藝這項豐功偉業呢？曾有人說：「路是長在嘴巴上。」那我也說：「知識是長在嘴巴上的。」這邊適合種什麼、如何種植，問待在這裡幾十年經驗豐富的大哥大姐最準了！同年六月豐收了一期的大番茄、玉米以及南瓜，在研究了數次配方後也完成好喝香草茶——寧神忘憂茶，不如之後搭配精障區的復健工作，開立一間茶飲工坊也不賴。

此外，職能治療師要怎麼跨足到體適能上呢？為了國民的健康，政府單位早有許多相關的知識釋出，體適能評估以及長者體適能評估是相當簡易即可取得並使用的，而運動處方呢？抽離式的肌肉動作功能復健訓練在機構並不實用，將運動與體適能融入住民的生活才能符合其需求，透過安排多樣化的團體體能活動，讓運動充滿樂趣且不突兀於日常生活中。另外，若需安排個別化的功能性訓練，就搭配其他媒材吧！舉例而言，寵物世界，便是個運用動物的吸引力來讓長輩動起來的活動；最重要的是，將復健的思想拋於一旁，把保健與延緩退化的核心抓住，就能完成符合住民需求、生活化的運動處方。

某日於苑區觀摩時的早晨，所有住民皆在鄰近護理站的附近發呆，無神的場景使環境猶如冰山極地，如同一休和尚打坐了一會兒，靈光乍現就創新且跨專業地與營養師共同規劃並編輯了一套韻律保健操，為住民與員工灌輸滿滿的活力與朝氣吧！為了讓推廣更迅速而順利，同年的六月還舉辦了一場有獎金的競賽，爾後住民與全體工作人員在每日早晨都能充滿幹

勁地跳著呢！最後是輔具，在主管的同意下至鄰近的輔具資源中心參訪，同時也參與了該年的輔具大展，吸收充分的知識。然而，在資源有限以及工作時間分配的緣故下，目前只能從院內的在職教育著手。此外，鑒於現場照護技巧有待加強，包含我看見的是頭貼著肩膀並仰躺的臥床病人、兩人兩手夾腋下式的轉位等，於是擺位、轉位以及被動關節運動等主題也被我列入院內的教育訓練當中，希望藉此將職能治療的專業知識潛移默化進入教保員以及生服員的工作行為中，並預計隔年將推行以促進住民自立生活能力為軸心、將復健生活化的創新服務計畫，以提升住民生活功能、照護品質，並同時降低職業傷害。在機構當中，一人多職是常見的，如何分配好自己的時間是很重要的，而事情不可能隨心所欲一件一件來，分辨輕重緩急並將事情逐一解決才是要訣。

振起翅膀，白線斑蚊選擇在人類深眠後來飽餐一頓，這是生物的本能之一，它們了解自己的能力並在自己所擅長的途徑上行走……。

從小就很喜愛狗，在大學四年級第二次的專題研討會上，亦選擇以動物輔療為主題。在得知安養院有位護理長同時身為動輔師後，我便積極加入這項活動，透過對住民的需求與功能的理解，共同參與動物輔療的活動規劃與目標設定，甚至因而榮受記者的採訪，並首次以職能治療師的身分上電視。從國小開始就喜歡塗鴉，每本筆記本或課本都充滿著大大小小的插圖，在思考到如何將安養院活動的多元與精彩呈現出來，畫面便迂緩浮現腦中，於是我用美工設計軟體將活動照片稍作整理，設法淨空一個上午的行程，著手繪製長兩公尺、寬一公尺的大海報，並展示於辦公室外的布告欄。從國中便開始接觸製作影片至今，這項專長絕對不應該在工作中埋沒；因此，我將各苑區的活動照片蒐集再後製，遂完成一部部精緻的回顧影片，讓住民能夠回味自己參與的每一項活動，也將苑區的生活點滴以特殊的方式記錄下來。從高中開始就參與不少心得或作文比賽，雖然鮮少獲

得前幾名，但是佳作倒是與我滿有緣分的，不如來投個院刊吧！也真沒想到現在正在撰寫這篇文章……充分地燃燒自己，有什麼專長、有什麼興趣，把它們投入工作當中吧！如此一來，這份工作當中就會浮現樂趣與成就。說來開心，有一天早晨我全心投入研究十四種紙飛機，這是為了開創新的團體活動，也許旁人看起來像是在玩，但我可是很理直氣壯地大聲說：「我是很認真地在玩！」

乘著風，孤傲的老鷹能夠順利的飛翔，仰賴的是體內細胞精細緊密地分工合作，儘管前方風颱雨暴……。

人們總會畏懼自己不熟悉的事物，但是，沒有人知道未來會發生什麼事，那何不抬頭挺胸勇往直前呢？不要怕，勇敢走下去！一路上我跌跌撞撞，碰到過許多前所未見的問題，正向思考的心境是必備的，秉持著「船到橋頭自然直」的想法，再大的石頭我都扛住了！當然，走在社區職能治療的這條路上，細數自己有哪些資源相當重要，而這些貴人往往能在你最需要協助的時候雪中送炭。發揮自己的全部長才，將興趣投入工作之中，如果你也想要過個精彩充實的職能人生，歡迎加入社區職能治療師的行列。

◎ 職能治療小語

曾有位老師告訴我，在機構的社區職能治療師就如同影子一般，看似無形容易忽略但卻實在四處可見，這也在說明社區職能治療師的無遠弗屆。然而，我卻覺得自己更像是機構內的里長伯，關心每一位住民並關切每一位工作同仁，花費許多時間與他們打交道並協助打理許多事情，只為提高所有人的生活品質。如同有位參與綠護共生活動的爺爺，每次看到我都興高采烈地問說：「今天有沒有帶小苗？」有幾次還直接開口點名要九層塔跟韭菜，也許我去登記說不定真能當選。

剛進入機構的社區職能治療師，有著實習的經驗，團體治療是最能夠

迅速上手並發揮的地方。不同的住民相對需要安排不同的團體，而具備同質性的住民則安排在相同的團體中，其需考慮的面向包含住民的診斷、職能表現及各類別功能等，較相近於精神科的慢性期，必須要考量更多的是──最終目標為提升生活品質，抓住這個要點，盤點機構所具備的資源，並以現有資源為主、招募或採購資源為輔的方式開拓團體治療，這才是專業的機構職能治療師。職能治療師需具備觀察入微、見微知著與明察秋毫的本事，並藉此才能洞察個案的需求，才能給予最適當且正確的治療方式與模式，而社區職能治療師亦需遵循這項宗旨；然而，身處更貼近日常生活的環境中，社區職能治療師便必須將「以自身經驗」為基礎的「生活化職能治療」融入住民的生活當中，此時，抽離式的醫療模式將不再盛行，畢竟我們可是「侵門踏戶」地踩在他們的地盤上。使用這樣的治療不外乎有兩種面向的好處：首先，對住民而言省去舟車勞頓與情境轉換的適應，例如：將步行至廁所轉換成步態訓練，那是執行基礎日常生活功能的項目，相較於到復健室運用雙杆進行步態訓練，更顯得自然而易於誘發，於是復健便在無形中完成數以百計的次數，並使職能目標更容易達成；第二項益處即為對職能治療師本身而言，將興趣結合於職能治療，即能於工作中尋找到無比的樂趣，從而能夠投入更多的心力並使治療成效更加顯著。就如同我選擇進行表達性藝術治療團體，對藝術創作感到愉悅，同時藉由自我省思後對自我認識提升，於是也用同樣的方式帶給住民，讓他們也能享有這份快樂與自我概念的增進。將專長結合於職能治療，並使工作充滿熟悉感，當這項工作得心應手，必定能產生許多的滿足和成就感，就如同開辦多媒體治療團體一樣，九位不認識電腦設備就連滑鼠都不知其名的住民，六個月後能獨立地將自我介紹鍵入電腦，這真是莫大的驕傲。

　　彩虹之所以美麗，是因為經歷了風雨的洗禮；梅花之所以芬芳，是因為經歷了酷寒的考驗；珍珠之所以晶瑩，是因為經歷了沙石的磨練。不要

畏懼挫折，也不要害怕陌生，也許這條深幽曲徑比你想像的還筆直，也許這碎石泥路比你想像的還平穩，儘管它明目張膽地暗藏玄機，只管勇往直前即可，那些暗潮洶湧都將成為經驗提升的大補丸，甚至變成人生的轉捩點，沒有危機哪得轉機。最後，因為很重要，所以我要提第二遍，如果你也想要過個精彩充實的職能人生，歡迎加入社區職能治療師的行列，我要繼續走出我自己的職能治療人生了！

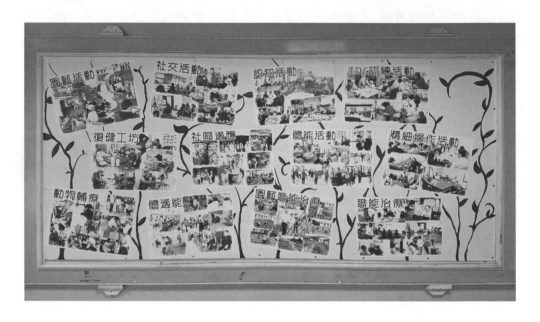

◎ 作者的話

　　我是周政緯，成功大學職能治療學系畢業，剛出社會便迷迷糊糊闖入社區職能治療的這片原始叢林，帶著學校所學的知識，加上個人對職能治療的信念，在安養院獨自披荊斬棘，企圖發揚著職能專業，一路且戰且走但卻永不退縮，儘管幾番挫折幾番苦，仍然深信著否極泰來的道理，常把「開心是一天、不開心也是一天」掛在嘴邊，決心每天都要開心地過。

32 職能治療師的職能治療

張開

通常我會儘量避免與個案有進一步的私交，和他們維持好治療性的關係，卻不參與彼此的生活，許多年之後我才知道，這個習慣，是為了避免看到太多的無能為力。

罕哥是少數的例外。

罕哥的醫療診斷是中風，治療室最常見到的患者類型，來到我這裡的時候，剛過了六個月的黃金復健期。手臂能舉，但十分吃力，肩膀聳得嚴重，手肘伸不直，手指更是要費九牛二虎之力才扳得開；能自己走，但腳抬不起來，膝蓋像打了石膏般僵直，只能用環行步態（circumduction gait）拐著拐著前進。這些都是中風後典型的動作表現，而且是最麻煩的階段，臨床上的許多個案都會卡在這裡，進步緩慢。

當年我剛踏入臨床，滿腹雄心壯志，對職能治療師的專業躍躍欲試，期盼所有的個案都會因為自己介入，像變魔術般恢復得跟正常人一樣，卻又同時對自己的經驗不足而感到不安。在小診所工作，往往一個時段只排了一個治療師，沒什麼機會偷學其他資深治療師們的功夫，每天下班都想再多讀點書。

罕哥只有二十五歲，是前途一片光明的研究生，出現在治療室顯得十分唐突，我以為這麼年輕就中風應該愁眉苦臉的，但罕哥卻顯得十分鎮定。我們會聊聊政治、《魔獸世界》、電影和女孩子，他想去游泳、重學開車，也計畫再回研究所把碩士學位完成，雖然我對其他的個案也是盡心盡力，總覺得我應該再多幫他一點，也許是年紀相若，罕哥的願望和處境很容易投射在我的身上。很久之後罕哥才對我說，在那段人生劇變的日子，

我是他唯一可以互動的朋友，並不是其他朋友消失了，只是受了傷，原來與朋友出門念書打球、瞎聊閒晃的平凡生活都沒了，他並非我以為的那麼若無其事。

大腦是很神奇的器官，當一部分的腦神經壞死，其他還活躍的腦神經就會來插手這些區域，就像一塊棄置的土地，很快就會遭鄰居占用；這個鄰居愈是認真的施肥開墾除雜草，這土地就愈可能再次肥沃，若是鄰居覺得土地產能太差、使用率太低，不再投注資源進來，它才會真的被棄之遺忘、失去功能。也有些是用了錯誤的方法照顧，沒有好好規劃，胡亂挖地灌溉，要種稻米卻長出一堆雜草。

為了讓大腦重塑、神經元正確地重新連結，我們得誘導鄰居有效能地接管壞死的土地，精心策劃一連串感覺、認知及動作再學習的策略。其過程最好是對個案有意義的，一樣是練習手部動作，學生可能是打球、寫字、敲鍵盤，家庭主婦則是摺衣服、編織、削蘋果，與他們原來的角色任務連結性愈強、變化愈多、動機愈強，成效也會愈好。但在忙碌的治療室中，復健往往被簡化成不斷重複再重複的枯燥練習，日子久了，治療師和患者會產生一種默契：每天在固定時間報到、固定的位置、固定的器材、固定的作業，畢竟這是一條漫長的路，大家都得學會耐住性子，並在乏味的訓練中，努力發掘自己微小的進步。

但罕哥不大一樣，他很喜歡問問題、很喜歡提意見，大概是學校老師不大喜歡的類型。

推箱子的目的是什麼？為什麼可以降張力？一隻手推跟兩隻手推有什麼差別？我聽說有種療程叫鏡像治療，那是什麼原理？治療的時候要有什麼「感覺」才是對的？動作訓練通常由近端到遠端，可是如果近端一直練不好怎麼辦？遠端一直不練嗎？在治療室學到的，在家裡可以怎麼訓練？除了一直壓手？

　　雖然有時不免覺得煩人，但在逐漸機械化的治療環境，卻是一股美好的刺激。罕哥很有研究精神，我們所討論的，他一定會嘗試一段時間，然後再回頭告訴我結果是如預期的，或是根本不對。慶幸的是，罕哥比實習時候的老師溫和得多，也不會去跟院長打小報告，於是我開始一股腦兒地把所有學過、聽過卻還懵懂的技術，施展在罕哥身上，罕哥也樂於給予各種回饋，不論是好的或是壞的。

　　嘗試、錯誤並修正，對專業的養成是絕對必要的，在醫療領域中尤是如此，就如同漫畫《醫龍》的主人翁朝田龍太郎所說：「沒有一個病例是跟教科書上一模一樣的，所以外科醫生只有動愈多手術才能成長。」雖然大多時候職能治療師並不會直接影響生死，但我們影響的卻是個案後半輩子的生活品質，擔子也是十分沉重，像罕哥這般毫無保留，願意給治療師嘗試、成長的個案，我們是充滿感激的。

　　罕哥漸漸進步了，手臂愈抬愈高、肩膀不再高聳、手肘靈活了，能自己穿衣服、吃飯和洗澡；走路雖然還是跛跛的，耐力卻好得多，假日能陪著家人四處遊山玩水；上肢遠端的張力依然十分強大，手部平時幾乎都是緊握著，無法鬆開，我們試了各種方法，結果令人挫折。

　　維持了一年多的醫病關係，罕哥要回去念書了。職能治療的目的是讓人們重新拾回生活統馭感，比起一直躲在治療室中卡關，就現有的能力回歸校園，重新扮演學生的角色，完成自己期望的人生目標，對罕哥才是真正有意義的事情。

　　再過了一年，我也離開了那間診所。

　　在健保體制下的環境，過度集中在醫院及診所中復健，個案就像是在駕訓班中學習開車，練得再勤奮、再熟稔，和真實的道路駕駛還是有一段不少的差距。罕哥之後，我鮮少能讓個案回歸原來的生活，他們不再去旅遊、看電影或學習舞蹈，洗澡和更衣都需要看護協助，更別提日常生活的

各種家務。他們擔心被看到肢體笨拙的樣子，不再和朋友見面聚餐，不喜歡過馬路和到人多的地方，害怕萬一走得太慢造成人家的困擾，或是在碰撞中跌倒。於是他們的生活領域漸漸地只剩下家庭與醫院，而我能做的，只是盡量讓他們在治療室中多一點自信和笑容。

不該只是這樣子的。

離開醫療體系後我成了無業遊民，開始像無頭蒼蠅般到處學習，只要能和職能治療扯上一點關係，學校又沒教過的，我都會去嘗試，因此學了怎麼利用 Kinect 設計體感遊戲、芬蘭的活耀老化制度，也學了傳統整復的徒手療法，甚至報了 JAVA 的課程，看能不能寫出一些認知訓練用的 APP，最後接觸到了自造者運動（Maker Movement），於是買了臺 3D 列印機，並開始利用這項新的工具，幫助人們設計一些生活輔具。

評估及設計輔具其實一直都是職能治療師的專業，而引入 3D 列印的好處，是可以製作更精確且複雜的機械結構，外型上也較為美觀，不似以前都必須從雜貨店、五金行搜刮各種材料，克難地拼湊出各種輔具，在外觀和功能上難免有許多妥協。3D 列印的另一個優勢，是容易和其他職能治療師與需求者分享傳遞，只要取得 3D 圖檔，便可無限複製出一模一樣的東西，透過網路連結，彼此學習、改良與共創，讓自造出來的輔具更加多元，幫助更多的需求者。

我想起了罕哥，想起了他緊握、無法鬆開的手，以及更多狀況相同的個案們，也許現在的我有多一點能力為他們做些什麼。於是我花了半年多的時間，研發了一款利用簡單機械構造，能讓手肘控制手指開合的外骨骼，命名為「iOpen」，有「自己把手打開」之意，然後打了個電話給罕哥，詢問他是否願意當試用者。

兩年多不見，罕哥準備從研究所畢業了，人胖了些，但神采依舊，自信地說他只用了半個腦袋就完成了學業，還可以單手操作競技滑鼠玩《魔

獸世界》，雖然每次打完一場手都快抽筋了。更令人驚訝的是，他是自己開著車來的，他的車裝了個特殊的輔助轉輪，讓他可以輕鬆地用一隻手轉動方向盤。最近他和朋友去了一趟日本自由行，玩了五天，每天走將近十公里的路，還帶了伴手禮回來給我。

閒談間我一直偷偷觀察著，罕哥的動作模式並沒有太大進步，但功能卻訓練得很好。他採取許多代償策略，改變原來執行任務的方式，利用各種輔具協助，讓原來該用兩隻手完成的事變成只用單手，我的腦中不禁浮現治療室中其他努力復健個案們的愁眉苦臉，與罕哥「想做什麼都可以自己掌握」的自豪感，形成強烈對比。

儘管目前的生活自理似乎沒有太大困難，當罕哥看到我設計的外骨骼，還是感到興致勃勃，畢竟多一個能恢復的機會，有何不可呢？罕哥甚至還幫我設計了一些系列的表格，用來記錄使用頻率與前後的改變，在研究設計這一塊，他是比我更內行。

在罕哥的協助之下，初版的 iOpen 被嫌得體無完膚，比如固定端會在皮膚上產生壓力點，磨得破皮，或是調整鬆緊的方式太過麻煩，得花至少十五分鐘穿戴，手打開的動作模式不對，掌指關節會像虎爪拳一般過度伸展；諸如此類的還有黏扣帶太多，一不小心就全黏在一起，還有機械構造強度不足，用沒幾天就毀了一堆零件等，一項新產品的開發並沒有我所想像的這麼簡單。

罕哥也開始三不五時就傳點訊息，告訴我他在生活中又遇到了什麼困難，又有了什麼好主意。他想要單手曬衣服的工具，才不會老是得把襯衫胡亂地塞進衣櫃裡；想要輕巧一點的手部支架，才不用老是戴著悶熱厚重的抗痙攣副木（Anti-Spasticity Hand Splint）出門；想要可以用兩隻手打《魔獸世界》，就算患手只是有一點點輔助也沒關係。

多虧了罕哥，我的生活又忙碌了許多，儘管他出的題目我不一定能完

成，然而這樣的經驗，才讓我真正開始體會到何謂以「個案為中心的合作模式」（client-centered collaboration）。過去穿著白袍，被個案稱呼為老師，而我也就真的像臺灣傳統的填鴨式教育，戴著專業人員的眼鏡，去告訴個案該做些什麼、怎麼訓練才是對的，而不是從個案的口中說出他們真正想做些什麼。這主動和被動之間的差別，會讓復健的動機和成效有著天壤之別。在專業養成的過程中，我們都是被教育成要用「全人」的角度看待個案，不單純考慮疾病和障礙，而是著重於他們在有障礙的條件下，該如何過一個有意義且自我感到滿意的人生。仔細回想，個案並非沒有向我釋出他們真正的期望，但在資源有限的健保環境中，我們並沒有時間好好地去評估、訪談與了解，也因能力的不足，害怕就算了解了，想不出好的方式、找不到適合的工具，或是沒有足夠的資源來幫助他們達成願望，於是說服自己忽略掉這些訊息，用相對單純而節省的方式介入。

「每個醫療人員的第一個病人都是自己。」曾經有個前輩這樣對我說過。這段日子我突然親身體會到職能治療的涵義，人會因為各種原因失去對角色任務的效能感，不論是否有醫學上所定義的疾病；我因環境、制度與社會風氣衝撞自己內心對專業價值的想像及期待，而感到挫折迷惘，當找到一個可能的方向並試著逐步前進時，那股強烈的自我質疑與焦躁感才取得平衡。健康的人會如此，生病的人更是如此，因為中風失去權力與工作的大老闆、因為失智需要人照顧的長者、因為過動無法融入學校的孩子、因為精神疾患失去社交生活的大學教授、因為燒燙傷人生驟變的舞蹈家，他們所面對的衝突是更加強烈的。在醫學介入到達一定極限後，我們仍要幫他們重建一個充滿自信與效能的生活模式，這便是職能治療該努力做到的事。

「罕哥不該只是一個例外。」我告訴自己，內心又燃起那個多年前剛踏入臨床時的躍躍欲試。

◎ 職能治療小語

對大多數的人來說，職能治療是令人疑惑的名詞，並不容易望文生義，也很難用三言兩語說明。每個職能治療師畢生都會為了怎麼和大眾解釋清楚而殺死不少腦細胞，然而當自己真正體會過，卻又會發現，原來人生處處都有職能治療的影子。

我自己的詮釋是：「職能治療的最終目的是幫助人們重拾生活統御感，過著想過的生活，做想做的事，並從中得到尊嚴和價值。為了這個目的，我們必須不擇手段。」

我認為這個「不擇手段」，正是職能治療最特別的地方。我們沒有核磁共振、葉克膜、X光、干擾波、針筒、手術刀這些很強大、很「醫療」的工具，職能治療拿的是針線、皮革、黏土、積木、杯子、碗盤、象棋、麻將、鞦韆、滑車、軟墊、大球小球、聲光玩具和貼紙等，任何媒材工具，只要可以幫助個案完成任務、練習某種技能，並且讓生活過得更好，職能治療師就會拿來使用。尤其近年來科技進步神速、入門門檻降低，我們能使用的媒介也愈來愈多，例如：3D 列印、Arduino、Kinect 體感機、APP以及虛擬實境等，活用這些工具，可以讓職能治療更加精緻、多元而且有趣。

◎ 延伸閱讀

3D列印的平價化，讓製造不再是高門檻且昂貴的事，尤其是數位製造的特性，讓自造者們能在網路上分享彼此的作品，互相學習、共創，一項作品不再是單一作者設計製造，而是由一整個社群的夥伴們共同完成，因而衍生出許多新的社會運動。最經典的案例，便是由約翰霍普金斯醫院（The Johns Hopkins Hospital）所成立的網路社群「e-nabling the future」，

這個社群專門設計 3D 列印的義肢，並將圖檔公開分享在網路上，讓需要的人可以自行下載、列印並使用。有些人專精於外觀的改良，而設計出美國隊長、金鋼狼與鋼鐵人的版本，讓孩子使用時能樂在其中；有些人駐點在貧窮戰亂地區，幫助當地的截肢者取得便宜好用的義肢。

相關故事可以參考《Robohand 義肢社會自造運動》（http://makerdiwo.com/archives/808）以及臺灣相關社群《手創未來》（https://www.facebook.com/enabletaiwan）。

e-nabling the future 社群為了讓孩子喜愛使用他們的義肢，於是和漫威影業（Marvel Studios）合作，設計了一系列以美國英雄漫畫為主題的義肢（有興趣的讀者，可上網觀看：http://enablingthefuture.org/）。

◎ 作者的話

我是張開，成功大學職能治療學系畢業，不務正業的職能治療師，因接觸到近年風行世界的自造者運動，十分推崇自造者製作、學習、分享的文化，認為職能治療的專業本質也是在創造各種輔具、教具、活動和生活模式，以幫助人們重拾生活的統馭感。於是，打著「職能治療是醫療界的Maker」這個口號，期盼結合自造者的科技和職能治療專業，打造屬於職能治療師的自造者社群，拓展職能治療的專業價值。

33 社區職能治療服務，用團隊打拼

張宇群

　　每天早上我都會先瀏覽一下 Google 行事曆，看看今天該到哪家哪戶、哪間國小和幼兒園，或是哪間安養中心、哪個社區的活動中心，這幾年已經成為我們團隊的常態工作。身為職能治療師，當初選擇了一條讓大家覺得比較高風險的路途——完全脫離醫院，成立自費的職能治療所，回頭看看這個決定，恰好給了一個義無反顧投入社區職能治療服務的理由：「職能治療師不是只在醫院裡才能展現專業，走入家庭、社區，而且要做得比醫院更多、更好。」

　　其實，我們希望種子職能治療團隊一開始是以兒童早療服務為出發點，隨著社會愈來愈重視長期照顧這個議題，我們也漸漸為自己的定位展開了調整，「團隊整合、行動服務、開拓市場、深入社區」就成為我們現在的核心目標。只是，職能治療師可以貢獻專業的面向很廣，到底該怎麼讓大眾知道，有一個認真、專業的職能治療團隊，正積極的想為每個人的身體健康奉獻專長呢？首先，我們想要找尋能夠合作的長照夥伴，因為我們明白，這是一個需要橫跨各個領域之間，結合各種專業人員，才能面面俱到的任務。

　　竹、苗地區的創世基金會，便是首先提出合作想法的長期照顧單位。長時間臥床的住民，實際上需要職能治療師的地方太多了，舉凡身體狀態的維持、提供適當的感覺經驗、與護理和照服團隊共同設想簡易的肢體運動等都是。抱持著「要做的事太多，就從最有挑戰的開始吧」如此想法，我們先為創世住民提供的專業介入便是「副木」。由於長期無法活動，院

民們的肢體關節，呈現僵硬、攣縮甚至變形的比例相當高，必須考慮在當下的肢體狀態，設計出能配戴且能防止關節問題繼續惡化的副木。

　　雖然我們預期到，因為院民的肢體關節之狀況不理想，又加上人數眾多，評估、設計副木會是一件滿吃力的工作，但實際到了現場，才發現難度超出原本的想像。因為無法活動本來就會讓肢體僵硬，再加上全數都是有著大腦受損的病史，全身肌肉的高張力把身體、脖子和四肢拉到完全緊繃，且需要的時間與人力高出預估；於是我們立即決定，要把團隊的人力和器材做到最高效率的分工，這樣才有機會在預設的時間內，完成這項深具挑戰的任務。

　　第一步：由筆者與基金會的團隊，徵詢固定前來巡診的醫師意見，確認每位院民對於可能要大幅度的翻身、搬動肢體，是否會影響到他們的呼吸、導尿及其他的生理癥候。

　　第二步：排定每天到院製作副木的班表，要能運用最大人力，但不能影響原本治療所中必須服務的個案，還要一併設想是否需要共乘，以解決交通移動的問題。

　　第三步：和基金會確認能夠動用、製作副木的工具和設備有多少，另外還需要多少是要由治療所方面提供，配合上一步驟提到的交通移動規劃，把人員和器材都成功地輸送到住民的身邊。

　　上面三個步驟都還是在正式進入院區前的準備工作，重點是在兩個單位之間的溝通與協調。我們是第一次用「進駐」的方式提供職能治療服務，對方也是第一次讓多位治療師同步在院區內執行專業介入，所以從事前的討論就必須把大致的工作時間和方式底定。還記得嗎？前面才提過，院民的身體狀況是超大挑戰，而這個挑戰現在才正式開始。因為院民們當時的生理情況不同，在這個時間點，我們由團隊中最具有副木製作經驗的成員，快速地將他們的需求做出分類，再依據分類的結果，設定了四種副木製作

的模式：

1. 可以運用基本的副木紙型，並且能夠直接服貼在院民肢體上製作。

2. 可以運用基本紙型，但需要徒手塑形，再為院民配戴。

3. 必須使用特殊形狀的設計，當然也只能用徒手塑形。

4. 肢體太過僵硬，配戴副木反而容易受傷，不勉強製作。

當上述四類的模式設定完成後，再依照成員的經驗、製作能力和效率，用兩人一組或獨立作業這兩種方式，開始為院民選擇材料、選用紙型、製作、塑形，直到最後的細部修整和包覆邊材，終於將全院住民所需要的副木全數完成。

經過了這一次的合作經驗，讓我們團隊意識到，要有規模、有效率而且能突顯職能治療專業的服務模式，不能只是等待著別人提供機會，而是自己要能夠走出原本的臨床空間，直接走到民眾的身邊，用最生動、最貼近大家的方式，將職能治療行銷出去。

話雖如此，但實際要執行，卻不容易！！想要推廣自己，當然不能高高在上的坐在辦公室裡，等著人家上門來找你，而拿著衛教傳單挨家挨戶的去自我介紹，更是耗時無效率的辦法，再加上除了在工作上有合作機會的專業人員外，大部分的人對於這個陌生又繞口的名稱：「職能治療師」，都是百思不得其解啊！左思右想，還是回到這篇文章的主題，用「團隊」打拚，集合大家的想法，總比一個人想破頭有效率多了。到底我們團隊的優勢是什麼？希望讓別人看見的亮點在哪裡？還有那最最重要的，可以自由揮灑、展現專業的舞臺又在何處呢？

綜合了這些疑問，團隊還需要解答，而這又回到了分工合作的好處上。如同我們的第一次社區化專業服務，為了創世基金會的住民們製作副木，當時就是依照成員中的不同專長、特質與經驗，把一項項步驟繁瑣的任務層層分工而完成。這一次，要行銷職能治療專業，又要再度用上團隊

成員裡每個人獨到的特質和長處，因為，我們從自我提問中推敲出的解答如下。

◯ 我們團隊的優勢是什麼？

團隊的優勢，就是每個人都有著相同理念、相同的專業思維，卻又充滿了各自長處的職能治療師，有人積極、外向，擅於展現自我，有人穩重、內斂，專精執行每個工作細節。而建構在過往的工作經驗上，有人對於中風、腦傷後的失能問題相當拿手，有人則是在發展遲緩兒童的早期療育方面具有專長，有人因為對於失智領域很有興趣而深入鑽研了各種可以實行的團體輔療活動或個別輔療活動，而能夠口若懸河、侃侃而談的人，就是到處去演講、推廣專業的最佳人選。簡而言之，我們團隊的優勢就是「相同的專業哲學，多元的專業表現」。

◯ 希望展現的亮點是什麼？

既然我們設定自己的優勢是專業而多元化，那麼展現團隊能力的亮點，就必然是建立在多角化和多層面的思維上！在這個關鍵的想法出現雛形後，「有別於大醫院和復健科診所的職能治療」，就會是我們最想要展現的亮點。

長久經營的兒童領域，搭配上近年來一直受到重視的學校體系治療模式，把療育、發展的概念帶到學校，與特教老師、普通班老師相互交流，需要有自信、擅表達的成員爭取投入，而更大的收穫是將特殊教育、班級經營和許多教育層面的專業概念，帶回臨床工作上，讓我們得以在治療所設計出「青少年共學團體」、「文字解謎團體」和「數學腦力激盪團體」等具有區隔性的療育模式，而成為我們的一大特色。

眾所熟知的老人領域，我們則找到了機會，把大家既定印象中，大病

初癒、手術後才需要的「復健」，成功轉換成「預防」。在高齡友善城市的營造計畫中，新竹縣峨眉鄉（全縣老年人口比例最高的鄉鎮）成為主管機關最迫切要執行老人跌倒傷害預防的地點，既然要讓一群常年居住於此、平均年齡超過七十五歲的阿公、阿嬤了解自己可能跌倒的風險，還要記住避免跌倒的重點，就需要我們職能治療師把這些知識要點，設計成一個又一個歡樂又熱鬧的活動。起初為大家評估體適能、步態，接著定期的講座、運動設計和自家環境認知，讓長輩們玩得開心，又能留下深刻的印象，甚至在後測時，「扶牆單腳平衡」和「起立—行走—坐下」兩項銀髮族的體適能檢測項目中，不少長輩的成績還進步了。這樣的結果，證實了職能治療師不單單只是「減輕已經存在的身體病痛」，而是更積極的表現於「預防我們的身體發生意外或病痛」。

◎ 哪邊是充滿希望的舞臺？

無論一個團隊有多崇高的理想，多具備創意的點子，少了能夠發揮的舞臺，就沒辦法讓所有人了解職能治療師到底可以提供哪些優質的、專業的服務。找尋適合展現專長的情境和空間，相信對任何充滿抱負的職能治療師而言，都是當務之急。

愈是熟悉我們的同伴和人脈，愈是要積極徵詢的對象，大家一定有注意到，兒童職能治療是常常被提及的領域。沒錯！我們最紮實根本的範疇，絕對是要優先探訪。其實，除了大家清楚明瞭的特殊兒童，在國小和國中，還有一批身處邊緣的孩子，他們不是身心障礙的特教生，但也難以適應學習和學校生活，或許起因於家庭的不利因素，或許是在群體中遭受到壓力，更可能是身上的獨特氣質和同儕們格格不入……，這些需要被「輔導」的孩子，其實就是展現我們職能治療師「通才」特質的大好機會。利用團體動力、活動設計、遊戲創意，更重要的是要集發展學、心理學、解剖學和

職能治療理論架構之各門各派的武功大成，讓國中小的「輔導小團體」變成我們新的舞臺，讓我們不只對特殊學生提供專業，也為這些只要扶一把就有機會回到常規的孩子們，貢獻自己的能力。

接著，把目光轉向銀髮族，前段提到的高齡友善城市和跌倒預防計畫，還有近年來十分火熱的社區化復健和居家復健計畫，這些都是在政府政策上必須推動的重要工作。是政府重視的工作，怎麼能少了職能治療師的參與呢？為了積極爭取專業的一席之地，主動出擊向負責單位詢問、請教和自我推薦，在有信心成為亮點的計畫裡，大膽的表現出我們大小通吃、老少咸宜的活動功力；在眾所矚目、人人都想投入的計畫裡，運用彈性、靈活的工作方式，和能夠多點開花、深耕各個社區的人才優點，讓我們成為最受信任和倚重的團隊。

更重要的是，當我們述說著自己「老、少咸宜」時，團隊並不會認定自己就是在老人和兒童的領域才能發揮社區職能治療之價值，我們努力思考在成人和青年的年齡層中，可以呈獻給服務對象的價值在哪裡？青壯年齡最重要的角色該是工作、就業，但也會重視自己的健康、休閒，於是這些思維讓我們想建構出更接近健康顧問的專業角色，因此我們連結了承辦政府就業媒合計畫的單位，設計、帶領「就業穩定團體」、「職場壓力處理團體」，再藉著研習、演講和工作坊等形式，和民間團體進行合作。從在退休人員聯誼會談論健康體適能，為了愛山水愛自然的環保人士解說如何保養自己身上的肌肉和關節，再到音樂產業工會暢談如何一同協助銀髮族樂活，以及設想、開發自己團隊可行的運動管理課程。如此義無反顧、如此馬不停蹄，結果回頭看看，原來職能治療師的舞臺，比原本的想像還要更多、更廣、更充滿無限可能。

自我提問、想出答案，為了不斷朝向這些目標衝刺，團隊的執行力就是下一個關鍵。何其幸運，在我們的團隊裡，鋒芒不露但臥虎藏龍：有愛

好旅行、運動的夥伴可以接觸到自己的同好，而從大家全然不同的思維裡，找尋出可以讓職能治療更生活化、更貼近民眾的好角度；也有愛玩遊戲、愛找遊戲、還愛自己發明遊戲的夥伴，找大家一起把腦中的天馬行空化為現實，設計出完全由我們原創的桌遊；更有擅長美工美編的夥伴，把原本大家常用的、嚴肅剛直的衛教單張，重新美化成活潑可愛、引人目光的文宣作品。這些「第二專長」恰恰在我們這個不走傳統、不按牌理的團隊，有了最好的發揮。

所以我們會集體發想，把一個閃過腦中的靈光勾勒出輪廓：或許只是在假日看到一處聚集了可愛長輩的小農場；然後，把這個輪廓描繪清晰：想想我們如果能去接觸這個小農場的長輩們，我們會想要為他們設計一組結合老歌的健身體操。

當然得把輪廓中的主要構圖完成：擅長設計體操活動的成員就要腦力激盪囉！

構圖有了，就需要光鮮的色彩：美工專長的夥伴便會製作出精緻的紙本文宣、網路文宣。

著色完成的美麗意象還需要送到願意欣賞的人手上：熱情、外向，能夠擔任公關組角色的人就得上場，聯繫這個小小可愛農場的主人，問問他是否願意聽聽我們的想法。

而懂得欣賞的人選找到了，那我們就要傾力地將自己展現出去：正式的合作方案、執行方式和各個細節，就要由負責決策的成員做出最後的敲定。

職能治療師會用很舒服、很溫暖的方式，也會用很柔和、很低調的態度出現在每個人身邊。這段時間以來，我們持續使用上述的想法和步驟，一步步找尋能夠融入其中的社區資源和管道。大家最初深刻的印象，是能在醫院、診所找到我們，但別忽略了，開始有愈來愈多的職能治療師，帶

著自己溫和、堅定但又貼近你我生活的方式，進到社區、家中、學校，展開專業的服務，就如同筆者為本文設計的標題「社區職能治療服務，用團隊打拚」，這是一項需要團體合作的耐力戰，當我們單獨出擊時，面對各式各樣的挑戰，未必次次都能獨領風騷，可是在團隊合作下，截長補短，綜合大家的最佳實力，就會大大提高推展專業的力度和成功的機率。

筆者可以不停的感恩自己多麼幸運，或是不停述說到底做了多少事情，但這些都比不上一個重要的事實：要把職能治療專業深入社區。我們需要涵蓋各角度的眼光、需要組織各領域的人才，這並非一個人埋頭苦幹就能達成目標，所以我們希望有一個朝著共同理想前進的團隊，而現在，我們就在團隊裡，我們，就是那個團隊！

◎ 職能治療小語

大家知道嗎？職能治療師不只是在醫院工作，有愈來愈多的職能治療師選擇創業，開設自己的「職能治療所」喔！這是法令規定，只有職能治療師有資格申請設立的專業單位，還必須通過消防、建管和衛生主管機關的層層審核，才能正式營運，包含了充足的面積、坐落的土地和建物執照完全合乎標準、無障礙的空間和設施、消防警示和不斷電逃生指示，以及完善的感染預防和消毒設備與準則，是絕對安全又舒適的專業空間。

在職能治療所裡，我們會依照服務對象的不同，設置各類的治療空間，像是為了發展遲緩兒童設立，如同遊戲天地的兒童治療室；服務成年對象而架構的肢體／生活功能訓練室；具備個別化需求的認知訓練室和會談諮詢室；或是能夠強化體適能的運動訓練室。我們的治療師，不光是在治療所中提供服務，更會走進社區，根據社區老人的屬性與需求，設計與帶領健康促進的銀髮族團體，幫助他們保持好體力、維持好腦力；設計生活功能重建計畫，讓病情穩定出院返家的民眾，能夠在居家環境裡，重新

找回各項生活功能；為失智症長者制定個別化或團體化的認知復健、認知訓練和認知刺激方案，改善生活中可能的困擾。也就是說，民眾無論是前往治療所，或是待在自己的家中，都有機會能在職能治療師的帶領下找到適合自己的「健康職能」。

在職能治療所工作的職能治療師，因較不受醫院制式的機構文化所侷限，有機會更精確的找到需要解決的生理、心理或社交層面的困擾，進而為每一位服務對象設計目標導向的、個別化的職能服務計畫。但是從另一個角度看，經營治療所的職能治療師，沒有源源不絕、從醫師門診轉介而來的個案，必須要花費更多的心力去發掘出自己能夠服務的對象，推廣自己的專業理念，才能夠讓治療所長長久久的營運下去。

當您想要接受職能治療師的專業化療程／課程時，就請動動手，搜尋一下您居住地點附近的職能治療所吧！在這裡，您一定會感受到全然不同的職能服務模式。

◎ 作者的話

我是張宇群，2001 年畢業於成功大學職能治療學系，接著一連串的因緣際會，走到了一條和同學、同業們稍有不同的道路。

因為服替代役時，還有專長分發的機會，就這樣來到新竹市的特殊教育資源中心。從當兵時就走入學校體系職能治療，退伍後選擇留在特教中心專任，接著不想回到醫院，便選擇了自己創業，開設了職能治療所，一路衝鋒陷陣到今天，滿腦子想著要讓職能治療所成為多角化的平臺，讓職能治療專業進入每一個可以接觸到的角落。

目前感覺最大的收穫，就是有一群志同道合的夥伴在團隊裡一起奮鬥，同樣積極努力地想把職能治療的哲理，運用在各個想得到、想不到或者未來才會看得到的領域裡。

34 社區職能治療師的一日（2016 年 7 月某日）

紀彣宙

7：20

鬧鐘在一旁竭力的嘶吼著，我則躺在床上，身體一邊緩緩地動作，心裡一邊盤算著今天要拜訪的案家以及要參加的活動，還有要開的會。「張先生今天有水電師傅要一起去……；陳太太今天第一次評估環境，記得要帶工具……；新北市的聯繫會議是一點還是兩點啊？……；社區復健據點的阿長（護理長）今天要跟他聯絡一下；衛生所主任想知道我們在做什麼，怎麼轉介……。」

專職的社區職能治療師，基本上可以算是一個自由業，時間需要自己安排。除了例行的居家業務，有時候還會有大大小小的會議，與其他專業的討論等。是以，要從事此工作的第一個特性，就是必須要高度自律，至少在工作上要如此，因為沒有監督，也沒有所謂考核，一切的行為都需要自己對自己負責。一天的開始，就是先整理一下，今天的工作有哪些。

7：40

梳洗完畢，打開背包，清點了今天該帶的東西：皮尺、個案紀錄紙、個案資料、手機（相機）、衛教單張（長照、疾病等）、手套、筆記型電

腦等。窗外艷陽高照，但並沒有微風徐徐，「看來今天大概會烤焦吧！跟個案約8：30，該出門了，今天又是一個新的開始！也是一個新的挑戰！」我對自己說。刻意選了中山北路，因為樹蔭較多，然而，對一個機車騎士而言，公車依舊不太討喜。

一般居家治療師的基本配備，大約就是上述幾樣了，若有去社區帶團體活動，則可能會有活動道具。市區的治療師，移動工具不外乎是機車跟大眾運輸工具，然而到了交通不便的地方，汽車或機車自不可少。這行業大抵上春夏秋冬有個案服務的話都得出門，其好處是，如果時間安排妥適，可以悠遊每一條巷弄的優美，當然，前提是要有時間。

8：20

「張先生早！師傅來了沒？」張先生，中風個案，右側偏癱，拿單腳拐杖可以自己行走，為了讓張先生在家可以更加獨立且更加安全，長照中心轉介職能治療，希望提供居家無障礙評估服務。上週約了水電師傅今天施工，我則是刻意的來看一下。「剛剛到，正在廁所裡面。」他一面說，一面領著我緩緩地向廁所走去。「你好，我是紀先生，職能治療師，幫張先生規劃無障礙環境的人⋯⋯。」他不等我說完就自顧自的說：「你好，我姓王啦，圖就是你畫的喔？」他面帶著詭譎的微笑。「你們好認真，裝幾支扶手而已嘛，還要請專人來畫圖。」他說：「這我兩三下就裝好了，不用畫圖啦，這麼麻煩⋯⋯而且你這扶手還有規定要規格，普通的裝一裝就好了啊！」他一邊說著一邊看著我的圖，此時，原本充滿自信的臉，漸漸顯露出狐疑的表情，而原本飛快在整理工具的雙手，也放緩了下來。「請問一下，這 L 型扶手為什麼要裝在浴缸旁邊啊？而活動式扶手的高度確定

是這樣，跟《建築物無障礙設施設計規範》[1]的規定不一樣耶？還有，廁所這麼窄，為什麼不把浴缸拆掉？」我心裡想，就等你問！「王先生，辛苦啦，你以前有做過這類的工程嗎？」「有啊！」他接著回答，臉上泛起得意的微笑：「我可是參加過無數公共建築無障礙廁所的規劃，但你這都跟規定不一樣啊……。」「是不一樣。」我說：「因為，這是居家無障礙的設計，配合的是張先生啊，每一個人都有其獨特性，當然不會有統一標準啊！」他似懂非懂地看著我，我則繼續說明：「張先生身高接近 180 公分，在坐著的時候自然會比一般人高，所以就不是標準的 75 公分啊，因為這是給張先生使用的；另外，浴缸之所以裝 L 型扶手的原因，在於楊先生進浴缸的姿勢是……。」大約過了十五分鐘，我看到王先生恍然大悟的表情，心裡知道，我又成功地將專業知識推廣了一次。時間來到了 9：30，我想該朝下一個目標前進了。

> 　　與施工單位溝通是居家職能治療師很重要的工作，最常見的問題不外乎就是為何與我國的《建築物無障礙設施設計規範》有所不同；其次就是為何需要畫圖。傳遞相關知識也是職能治療師每日的工作，因此，在每一次的服務中要盡力做到最大的溝通，否則個案所獲得的協助將會有限。「每一個個體都是唯一且獨特的」，這應該是每位職能治療師重要的思考原則，因此除了各項治療活動外，居家無障礙設施設備之評估亦是相當客製化的部分。

1　《建築物無障礙設施設計規範》為我國內政部營建署出版，以作為無障礙設施設計的規範，2014 年為最後修正年，全國通用。該規範規定了無障礙設備的規格、裝置地點以及裝置方式。

10：40

　　非假日到郊外總是心情暢快，一來遊客少，二來交通也比較順暢。金瓜石，一個馳名全臺的旅遊地點，依山傍水，此時終於有微風徐徐的感覺，但接近中午的太陽還是曬的我眼冒金星。接近個案家前，找了一間斑駁的柑仔店，把生財工具停了下來，買了杯飲料，在門口的長凳上坐了下來。地圖上顯示，案家應該就在我的正前方，然而，我的視知覺告訴我，我的正前方是一堆芒草，我的認知告訴我，芒草上應該是不能住人的……，是的，我迷路了。其實，找柑仔店是有原因的（絕對不是因為我要偷懶），通常，柑仔店應該算是村里的消息中心，有事問他們應該沒錯。

> 　　在尋訪案家的路上，迷路似乎是必備技能，尤其是在偏僻的地方，因為地址系統的差異，使得找門牌這件事成為一件挑戰；當然，被狗追以及找錯戶的事情也不會少。總之，挨家挨戶找的行業都會有這些情況吧！久了也就會把這些事當作服務中的插曲，輕鬆看待。

11：10

　　透過了柑仔店阿婆的指引，走上了山邊的小斜坡，十分鐘之後，映入眼簾的是一棟平房，大門敞開，室內燈光昏暗……嗯，應該說沒有燈光。「有人在嗎？陳太太在嗎？」我站在門口一邊敲著門，一邊詢問。「來了！來了！」回答的是一位男性，應該是陳先生吧，我猜。「我是長照中心派來的職能治療師，你們要做環境改造，我是來跟你們討論看看怎樣改比較好的，再畫圖給施工的人員看，施工時也比較不會有問題。」陳太太坐在輪椅上，精神看起來還好，陳先生正要把陳太太移位到床上去。「她現在已經不能走路啦，出入行動都要靠輪椅，但你看看，家裡到處都是門

檻，洗澡間的門又很窄，我現在都只能用擦澡的⋯⋯。」他自顧自的說著。「對了，先生怎麼稱呼？」「我姓紀，是職能治療師，⋯⋯。」他彷彿沒聽見我的回答，繼續說著他的故事：「後來有居服員 2 說可以申請補助，紀先生你幫我看一下，趕快蓋印章，看補助會不會很快下來。」這位先生應該是主要照顧者，他心裡大概在咕噥著「為什麼要請這個人來我家，裝修找水電工來就好了，耽擱時間」之類的，這是很多案家一開始的想法。「我們先來聊一下。」我說。「要聊什麼？」他有點驚訝，然後說：「你要不要先看一下廁所？還有門口有兩個門檻⋯⋯。」「先等一下，我總要填個表吧？」先想辦法讓案家跟我談是首要任務啊！「很多表格要填啊，所以先聊一聊，表格填完才能畫圖啊！」我繼續說：「請問一下，現在陳太太是不是都坐輪椅啊？她每天都會在家裡的哪些地方出現？浴室有考慮使用便盆椅進出嗎？這樣對照顧者會比較輕鬆。斜坡的話，加上去就好，看起來門檻不高，但門要打掉，寬一點，標準是 80 公分，不然至少得 70公分⋯⋯。」陳先生馬上問：「便盆椅可以用來洗澡嗎？我有一個啊！」「要帶輪子的，比較適合。」我說。問著問著，陳先生也問出興趣來了，一直到評估結束，陳先生都很認真的在跟我討論改造方式，也沒有再提到蓋印章的事，評估完成後，還意猶未盡⋯⋯。「我真的要走了，有問題電話連絡，過幾天，長照中心就會把圖寄給你了⋯⋯。」我一邊說，一邊收拾細軟，往門口移動，13：10，啊！又忘了吃午飯。

　　職能治療師在居家無障礙服務扮演的角色其實是一個問題解決者，希望透過環境的修改，配合個人作息以及習慣，使個案獲得最安全的生活環境，或是將個案功能提升到最高。就如同其他職能治療技

2　居家服務員為一種照顧人力。我國長期照顧十年計畫採鐘點制，由服務單位依據長照中心的要求，派員至案家進行照顧及生活服務，例如：洗澡、煮飯或整理環境等。

術一般，對個案的生活必須要全盤理解，而使用各項設備的習慣也要清楚，如此方能提供適切的設計。另外，一般的案家對於無障礙改善較不清楚的部分在於職能治療師存在的必要性，因此，很多會是單純需要補助而請求協助的個案。面對此類個案，職能治療師一般會與個案（或案家）好好討論，讓使用者知道，無障礙設置的裝設成功與否，與職能治療師對個案的了解與否有很大的關係。

14：00

好不容易到了市政府的長照中心會議室，在我對面的是照護管理專員（平時稱「照專」）林小姐，一進會議室她就急著跟我說：「紀老師，張陳月霞你去看了嗎？結果如何……。」我腦袋立刻搜尋一下這個名字，在還沒有線索前，決定傻笑帶過。這時，主席進來會議室。「歡迎大家來參加個案報告，我們先請照專說明一下個案的狀況。」今天是來報告個案的，這個個案是我服務的，該案除了職能治療，還有居家服務以及喘息服務，都有派代表或督導來參加。「接下來我們請職能治療進行報告。」「這個個案需要較多的心力關注在個案自理生活的動機。」我說：「沒有動機則會導致個案接受相關服務的成效不彰……。」

離開會議室前，我想起了張陳月霞，跟照專林小姐說了一下她的現狀，因為牽涉到個案獨立之程度，林小姐也諮詢了有關張陳老太太應該要進行的安排，例如：居服員的時數等。走出會議室，16：00，還好是夏天，等一下得跑一趟衛生所，在海邊，這一來一回，看來，今天得在外面吃晚餐了。

　　居家職能治療師通常需要參加各項的跨專業團隊討論，由於個案並非由單一專業服務，因此往往需要找一個時段把各專業聚集起來討論，讓不同專業了解個案的問題，並尋求協同合作。照專是我國居家式服務的重要窗口，個案通常由照專統籌資源。職能治療在團隊的角色很特別，除了提供服務，有時也會提供其他專業相關諮詢，例如：有關日常生活的安排、對居服員進行活動指導等。

17：00

　　好不容易到了衛生所，迎面而來的是護理長，他滿臉笑意地說：「紀老師啊，你終於來了，主任剛下診，鄉代表也在，我們趕快來談一談。」我被催促著往前走，一路來到了辦公室。衛生所主任正在與鄉代表寒暄，討論的事情是該鄉社區復健布點的地方。「衛生室已經荒廢很久沒用了，很可惜，也許可以藉著此機會再利用。」主任說：「需要代表幫個忙，找人來協助。」「沒問題啊，可以幫助鄉民是一件好事。」代表說：「但是，衛生室內的擺設打算怎麼做啊？」「我們有紀老師幫忙。」護理長說：「他是職能治療師，可以幫我們規劃無障礙的治療環境。」「找一天，我會去衛生室看一看，再把圖畫一畫。」我接著說：「這裡面除了一些器材外，還要有空間可以讓來復健的人做團體活動，這樣會更有趣。」主任突然插嘴：「什麼活動啊？不是做復健而已？」他很好奇的看著我。「職能治療是一個以活動為治療媒介的專業喔」，我繼續跟主任以及在座的其他人解釋職能治療：「像中風的個案不一定只可以騎腳踏車啊，可以找一群類似的病人一起來包水餃，這也是一種復健。」「真的嗎？」這下主任可有興趣了：「那是不是長輩都可以參加啊？」「原則上是，但要看團體性質……。」我一路解釋到會議結束。

　　社區職能治療除了其存在於社區中的特性外，較為特別的部分在於服務形式非常多元，除了一般理解的一對一治療，團體活動也是社區職能治療的服務項目，透過不同類的團體活動，協助個案進行生活再造或是生活訓練，都是常用的方法。職能治療師在據點設立以及據點的規劃上，亦可以貢獻其相關環境之改造建議。

19：00

　　其實這是個漁村，我走出衛生所，港邊的漁火通明，正要出航吧！我想，隱約記得這附近有一間麵店，騎上我的生財工具，覓食去，今天，里程表八十公里。

◎ 職能治療小語

　　社區職能治療師在早期是一個比較難定義的名詞，大抵上談的應該就是在非醫療機構工作，而且工作的地方就是個案生活領域的一項職能治療服務。

　　社區職能治療具有多種樣貌，我最熟悉的就是居家式服務。職能治療在居家式服務中提供了居家復健、無障礙評估，以及輔具評估等服務；不同於其他專業，以職能治療為基礎的居家服務其實是全方位的，不論是環境改造、輔具評估或是作息規劃、能力訓練，其實都是希望可以解決個案在其生活場域中，參與日常生活活動的困難。因此，一般的居家職能治療，一定是以個案的「職能」[3] 為最重要的考量，所提供的服務，就是為了解

3　「職能」，顧名思義是職能治療師要治療的部分，這本書應該有很多詳細的解釋，不管是學理上的或是治療師的體驗，在我這，就把它翻譯成「生活大小事」吧！

決個案生活問題的方式（包含各式的訓練或是調整、衛教）。在生活場域下的生活，才是真的生活，在生活場域下的治療，才可能協助並改變真正的生活，這是十幾年來，我最深的體認。

接觸這個領域也只是因緣際會，剛好需要人，而我剛好有空，就剛好接上了，這一待就是十多年。早年，治療師相當少，沒有什麼課程，就是幾個熱情的治療師，在毛慧芬老師的帶領下，開始往個案家裡跑。當年我們被稱作「按摩師」、「復健師」、「老師」，懂一點的叫我們「物理治療師」，就是從來沒有聽過一聲「職能治療師」，大約有數年吧！經過很多治療師的努力，這現象才漸漸改善，現在叫職能治療師的人也不在少數了。

政府正式提供社區復健，最早是由九二一災後重建開始，當時針對九二一災區，派駐巡迴治療師，提供定點定時之社區復健；而針對長期照顧的範疇之社區復健，則是由「建構長期照護先導計畫」[4] 提出，但因為當時尚有許多其他新型服務需要推動，因此，在計畫期間並未成立所謂的社區復健中心，一直到實驗計畫結束，才有幾個縣市依據其本身之需求，建置自己的社區定點復健。一般來說，要設立社區復健據點，牽涉到的就不會只有專業問題，還包含各式各樣的人際、政治、資源問題。當初在新北市設立第一個社區復健站學到的就是，一個治療師在社區，除了專業知能，人際互動也相當重要（「什麼？你說這跟職能治療有什麼關係？」），此與職能治療當然有關係，社區的服務近年來已經與我們過去有著很大的不同，過去較偏向個體以及身體功能的訓練已漸漸被活動所取代，而社區團

4　建構長期照護先導計畫為 2000 年我國提出的第一個針對長期照護體系建置之實驗計畫，當時選定三峽、鶯歌以及嘉義市做為發展整合式新型在地化長期照護服務之實驗社區，藉此計畫建構我國未來的長期照護之版圖。

體治療也逐漸發展成熟（例如：中風團體、失智症團體），甚至健康促進也正如火如荼的展開，而此類活動需要深入社區、深入生活，才有可能找到適當的個案、適當的場域執行。以上所描述的，都是職能治療的本業，最重要的是，執業場域是在個案熟悉的社區，這絕對跟職能治療有關。

也許是性格吧，我天生不適合只待在一個地方，所以就愛上了這個飄忽不定的工作，但是因為這個工作，我看到了不一樣的職能治療，也了解到，社區也許才是可以把職能治療發揮到淋漓盡致的重要場域。

◎ 作者的話

請見第 4 章。

第五篇

未來願景

35 生活功能重建新觀念

蔡宜蓉

中風的爺爺申請了政府的長照服務，照顧管理專員、居家護理師、居家物理治療師、居家職能治療師、居家照顧服務員都會到家裡來提供服務；爺爺家人同時申請了輔具和環境改造，政府又派治療師來到家中評估所需要的服務；爺爺符合交通接送補助的資格，也會有車行來接送爺爺去門診。

「這樣不是很好嗎？會有什麼問題嗎？」

很多外人在爺爺家中來來去去、進進出出，奶奶和爺爺常常搞不清楚誰是誰？誰這次來家裡要做什麼？而且還發生了下列這些現象：

◎ 情況一

職能治療師上次來訓練柯爺爺走路去廁所，並交代奶奶說：「每天讓爺爺起來走去廁所。」

當下，奶奶跟治療師說：「我都不敢啦！萬一他摔倒了，我也摔倒了……。」

結果，柯爺爺只有在職能治療師每週來一次的時間裡有練習走路，因此訓練和進步的效果都非常有限。

◎ 情況二

職能治療師希望王爺爺在坐上輪椅的過程中（稱為「轉位」），可以靠自己的眼睛看著輪椅扶手，注意安全，並使用有力氣的那隻手按壓扶手，

以便穩住自己的身體，善用自身的力氣、視力、手眼協調、身體平衡，以及安全判斷力，讓中風後的能力一點一滴恢復，日日進步。

但是，居家服務員每次來服務王爺爺時，總是親切地環抱爺爺站起，保護著他，又環抱著他慢慢地坐下來。居服員認為這樣最安全，對王爺爺最好。在轉位過程中，王爺爺的眼睛都恰恰被擋住了視線，手也被架高，無法摸到輪椅扶手，只能親切溫柔地被抱來抱去。

情況一和二的問題很類似，兩位爺爺的功能訓練都只能依賴治療師來到家裡的那五十分鐘的時間，只要治療師離開了，訓練沒了，效果也就跟著沒了，只能等待下週的五十分鐘。這種服務型態稱為多專業團隊（multi-disciplinary）合作模式，雖然有許多專業的參與及介入，但是每個人各做各的，缺乏專業間的搭配、合作，以致於訓練和照顧計畫斷斷裂裂，無法統整在一起。個案和家屬同時面對太多「外人」，需要記住的事情太多，多半是記不起來；訓練計畫也因為無法透過整合式的訓練與照顧計畫，每個人的作法不太一樣，個案日常生活的各種操作，不同時刻也不太一樣，功能訓練與執行內容變化來變化去，效果難以延續。

世界上許多國家都遭遇到片段式照顧模式（fragmented care）的問題，非常重視生活品質的北歐國家首先嘗試找到改善的新方向，他們稱之為hverdagsrehabilitering，意思是：每日生活功能重建（英文為Reablement或Everyday Rehabilitation）。

每日生活功能重建的特色如下：

1. 訓練的目標是由個案來決定的。
2. 統整的專業團隊照顧，由一位協調者來調度服務的提供。
3. 不同的專業人員在各自去服務的時間內，以個案自己決定的目標為方向，共同協助個案達到目標，不再各做各的。

4. 訓練的內容和照顧內容結合，照顧者（家屬、外傭或是照顧服務
　員）協助個案日常生活的方式，也是訓練的一部分。

　　日本也有精神上和作法原則上類似的照顧模式，稱之為自立支援模
式。

　　再以挪威為例，每一個行政區都有一個生活功能重建（reablement）團
隊在區公所辦公，其成員包括兩部分：一組是照顧團隊，另一組是專業團
隊。照顧團隊包括照顧服務員、生活助理等提供生活照顧服務的人員；專
業團隊則由護理師、物理治療師和職能治療師所組成。當個案從醫院出院
後，若無法獨立自主生活、需要有人來照顧他時，他便可以向區公所申請
生活功能重建服務。根據申請資料，生活功能重建團隊會派出一位最能夠
處理個案問題的專業人員前往家中評估，以了解個案的問題。根據評估的
結果，這位專業人員會跟個案及家屬解釋和討論評估的收穫，並詢問個案
最想要解決的日常生活困難問題是什麼？並請個案根據提出的一些問題，
設定優先順序，找出最最想要改善的少數幾項問題，以此作為生活功能重
建的目標。這個需求評估和確認的過程，專業人員是以「加拿大職能表現
評估工具」（Canadian Occupational Performance Measurement, COPM）來
引導完成的。

　　這位專業人員便是個案生活功能重建的協調者，由他來設計介入的內
容，安排在適當時機前往個案家中訓練或服務的人員，並在區公所的生活
功能重建團隊辦公室中，向所有團隊成員報告評估與計畫，協調服務人力
以及最佳介入方式。這樣的討論伴隨著服務的提供會持續地進行，因為辦
公地點都在一起，幾乎每天都可以進行跨專業的團隊溝通及討論。

　　英國近年推動生活功能重建也是不遺餘力，但他們的運作模式就沒有
要求團隊聚在同一處辦公。英國的生活功能重建團隊，包括：職能治療、
照顧服務、物理治療、居家護理、環境修繕改造、關懷問安等單位，可以

是同一事業單位，或是透過策略結盟來一起提供服務，所以會遇到的挑戰不僅僅是跨專業合作，還包括跨公司（組織／機構）合作，在服務轉介、銜接、溝通聯繫、文件傳遞、品質監控等業務上，都會需要有可信賴又順暢的管道及制度，來解決實務的需求和問題。然而，英國的生活功能重建團隊近幾年來，已經可以克服相關的障礙，蓬勃推行。

生活功能重建的訓練目標通常都是非常生活化，例如：在家中行走、自己上廁所、自己倒茶水、自己上下床、照顧貓咪寵物、自己洗衣服等，也可能包括外出購物、去領錢處理帳單、開車等，在社區當中的日常生活必要活動；在北歐，甚至還會包括在社區慢跑／快走、登山等個案自己非常喜愛的健康休閒運動，都可以作為生活功能重建計畫的目標，因為那是個案自己「想要」、「自己決定」的改善目標，所以個案有十足的動機和理由，去朝向那些目標努力達成，以降低在其他許多復健訓練過程中常見到的：個案沒有意願或是懶得練習等困境，使得訓練一開始就成功一半。

以自己上廁所為例，生活功能重建計畫訂定好之後，所有的團隊成員都清楚且以此為目標去訓練個案。職能治療師訓練個案的室內行走能力，訓練如廁過程的執行及安全操作，有必要時生活功能重建團隊協調者會引進輔具或環境改造，例如：在浴廁加裝必要的扶手、浴廁門檻改造等；居家照顧服務員則是依據其他成員訓練的計畫，在前往服務時落實執行，督促個案照做，也監督記錄個案在平日作息時間內實地操作的真實狀況，包括進展、退步或是遭遇到的困難等。當訓練成果達到目標，訓練團隊就退場，而不會提供萬年復健服務。

以文章最前面提到的例子而言，若有了生活功能重建後，會有什麼不同呢？

◎ 情況一 +

　　職能治療師上次來訓練柯爺爺走路去廁所，並交代奶奶說：「每天讓爺爺起來走去廁所。」

　　當下，奶奶跟治療師說：「我都不敢啦！萬一他摔倒了，我也摔倒了……。」

　　職能治療師建立好訓練計畫，並帶著爺爺和奶奶順利練習過後，便跟爺爺的居家服務員聯繫，約好下一次一起過來案家的時間。一起過來的時間其實只有短暫的二十多分鐘是真正重疊的，以避免同一時間、空間，同一位個案分身乏術，無法應付配合職能治療師以及居家服務員兩種服務。這短暫的二十多分鐘裡，職能治療師說明了要訓練爺爺自己走去上廁所的理由，例如：對爺爺而言，只有不斷地自主活動才是維持健康、體能和腦力的不二法門，因為如果爺爺一直習慣包尿布、在床上用尿壺等依賴的方法，爺爺將會逐漸失去排尿控制能力、站立和平衡能力，以及對空間操作的掌握（「對準馬桶、發射！」）、判斷能力、時間定向感（「好像兩、三個小時沒去上廁所了，大概要去上一下囉！」）等。以上說明和衛教是強化照顧服務員對於生活自立的觀念，同時也提供照顧服務員對爺爺和奶奶持續衛教的基本知識。

　　說明並取得簡單共識之後，職能治療師帶領爺爺操作一遍（爭取時間，或是已建立過合作默契後，也可以說明和操作同時進行），在操作過程中持續向照顧服務員強調外人協助的關鍵點與關鍵支持，例如：怎麼給予指令、怎麼引導爺爺善用家中可手扶的、安全的物品（較重的傢俱、某處扶手），很重要的一點是：安全操作、但不給予過多的代勞協助，例如：在過程中不放手地持續攙扶，或是拽著爺爺的手一直往前拉。「持續攙扶」可能就是過多的協助，將打擊爺爺的自信心，以為自己非得持續被

攙扶著走才能走路；「拽著爺爺的手一直往前拉」，則可能是導致危險的干擾動作，牽引速度過快、破壞重心平衡都可能讓爺爺摔倒。職能治療師帶領爺爺操作一遍之後，便開始請照顧服務員操作，邊做邊解說與提醒，最後讓照顧服務員自己做，治療師監督確認無誤，便交代操作的時機點、頻率、次數等練習的規則。治療師與照顧服務員之間要持續保持聯繫，照顧服務員對操作過程有所疑義時，短時間內雙方就能夠溝通、釐清問題，讓職能治療師作為個案、家屬以及照顧服務員的支持後盾。

一週後，在職能治療師每週來一次的時間裡，職能治療師便感受到爺爺持續練習的進步成果，於是每一次治療師來的時候，可以依據爺爺進步的程度，再提供更多的訓練建議與內容，讓爺爺訓練和進步的效果都非常明顯，而且可以往前推進。

◎ 情況二[+]

職能治療師希望王爺爺在坐上輪椅的過程中（稱為「轉位」），可以靠自己的眼睛看著輪椅扶手，注意安全，並使用有力氣的那隻手按壓扶手，以便穩住自己的身體，善用自身的力氣、視力、手眼協調、身體平衡，以及安全判斷力，讓中風後的能力一點一滴恢復，日日進步。

職能治療師跟著王爺爺練習了「在部分協助下」轉位的動作後，跟爺爺的居家服務員聯繫，約好下一次一起過來案家的時間，同樣只需要約好大概十五至二十分鐘的重疊時間即可。職能治療師先看著照顧服務員的轉位動作，了解其施作的方式後，先感激她對爺爺的呵護照顧，接著由治療師自己以較少協助的方式轉位一次給照顧服務員看，並向她說明操作過程中必須知道的注意事項，以及為什麼要用這樣的方式操作轉位。經過一陣問與答之後，職能治療師再向照顧服務員提出：「請大姐試著用這樣的方式做一次看看，好嗎？如果有需要時，我會在這裡協助。」讓照服員在有

支援的狀況下，去操作她可能覺得不安全的轉位方式。在此過程中，治療師針對照顧服務員操作正確的地方，提出肯定與稱許，在有所誤解和操作有疑慮的地方，稍作提點，並在爺爺轉位結束後，再與照顧服務員討論，進行解說。治療師同時也向王爺爺以及家屬說明，轉位的練習其實會有哪些訓練的效果；王爺爺在一次又一次的轉位練習中，可以鍛鍊自信、動作平衡、本體感覺、運動覺、安全判斷等，有助於他逐步恢復生活自理能力，未來在起床、上下馬桶、進出浴缸、上下汽車等，都會有延續性的進步效果。

在照顧服務員正確操作一、兩次之後，治療師再度與她和家屬確認未來的轉位方式，希望能夠改變成「僅提供必要的最小協助」，讓王爺爺在每天生活當中需要轉位的時候，可以有一次又一次的機會從事最大程度的參與及練習，藉由生活中常常需要用到的轉位時機，例如：每天起床、上下馬桶、進出輪椅、上下便盆椅、洗澡椅等，都變成了王爺爺鍛鍊操作自信、見證自己的能力、了解藉由自身能力可以完成的事情之程度，也不斷地讓他練習上述的各項感覺、動作、知覺、認知、心理以及多面向統合功能，以達到生活參與、生活自立的目標。

◎ 這就是「每日生活功能重建」

長期照顧的個案雖然不如中風之後的急性後期病人那樣在神經復原期，或是剛骨折的病患那樣在骨骼再生期，有較高的生理復原可塑性，而具備功能進步的較高潛力。但是，只要有基礎的動作加上認知能力，並引發適量的心理動機，每個人都可以實際操作一些日常生活活動，即便有些人需要一些支持或協助。而個案只要真正有做、有參與生活中的一些事務，都有機會啟動一個正向的循環。正向的循環是指，生活中有在做事→提升或維持身體、認知和心理能力→保持再繼續做事的動機→願意維持有在操作、執行的狀態→生活中有在做事（如圖 35-1 所示）。

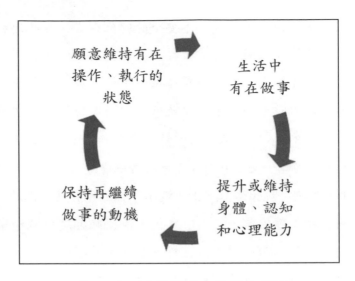

圖 35-1　活動與健康的正向循環

　　而一旦這樣的正向循環被中止，或是廢棄之後，個案難免將落入負向循環。負向循環是指，生活中不做事→身體、認知和心理能力下降→認為自己能力不好→失去做事情的信心→減少或不做事→生活中不做事（如圖35-2 所示）。

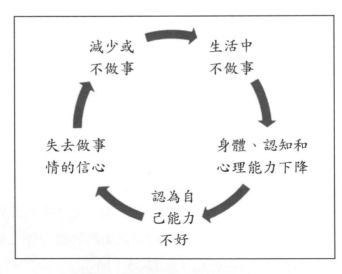

圖 35-2　活動與健康的負向循環

因此，如何維持並支持個案保有持續做事的正向循環是非常重要的，不論個案是否能夠做的多（例如：完全自己獨立洗澡），或是做的少（例如：自己只能夠洗洗肚子附近的皮膚），只要能夠維持住自己動手做、自己負責某些事務，每次執行的過程都在動身體動腦，即使沒有進步，功能的維持也比一昧都由他人代工更容易達到目標，對有些老人或是慢性失能者而言，能夠維持住能力，就已經很好、很重要；事實上個案能力因為疾病或是衰老而下降，但不論他在下降的哪一個階段、哪一個時間點，還是能夠儘量維持在那一個時間點上的最大量生活參與，這些都有正面積極的意義，也可能避免其加速下降的效果。

每日生活功能重建的模式，就是要達到這樣的目標。歐洲國家之所以這麼努力地去發展並推動這個制度，是在於他們目前以及未來的國家人口中，高齡者比例實在太高；高齡照顧最核心的解決辦法，並不是培養多少人來「代勞、照顧」長者，而是想辦法讓長者儘量維持健康與功能。透過這樣的新趨勢照顧模式，北歐諸國解決了過去片段式照顧的問題，使得長期照顧團隊服務，特別是在復健服務上，更有效果、也更有效率。挪威的生活功能重建團隊對每位個案的執行期間很短，只有六至十週，只要目標達成就結案。個案恢復了部分生活能力，照顧服務的資源使用也就減少，個案自己想要的目標達成，治療師和照顧服務員完成共同訓練的成果，政府付費單位在有限時間內減少個案的失能程度，減少長期照顧服務的成本，各方創造多贏的局面。您說，這是不是最好的結果呢！

◯ 職能治療小語

職能治療師的專業，在於從個人、職能活動和環境角度來分析個案的生活狀況，以找出限制其活動參與的原因，想辦法破除它；也找出促進個案活動參與的原因，協助個案善用它，以保持最佳的功能狀態，維持健康，

實踐自我期待。

　　在北歐推動每日生活功能重建的這波潮流中，職能治療師扮演著關鍵重要的角色。在挪威經驗中，挪威職能治療學會主動扮演推手角色，把每日生活功能重建介紹給國人、政府與健康照顧夥伴，並促使國家將每日生活功能重建寫入健康政策白皮書，成為全國性的長期照顧政策，進行全國性的試辦計畫，在 2016 年 5 月驗收成果，檢視豐碩的推動成績。

　　職能治療師與每日生活功能重建的觀念完全是一致的，職能治療師相信：健康與功能是透過活動及參與來強化、維繫。當一個人短期或長期失能後，只要他能夠自己動手或是透過一些方式來參與活動，即便只是部分參與，他都能夠從中獲得身體功能、認知能力、心理能量的充實。但失能者或是家人多半不知道如何讓失能者發揮能力、參與活動，因此職能治療師就是失能者及失能家庭最能依賴的夥伴。職能治療師透過專業，能夠分析出個案的問題，也能夠看出個案的能力所在；職能治療師也是輔具及環境改造的專家，可以幫助失能者找出活動參與的最佳模式，透過教與學的過程以及訓練環境的建構，引導失能者重新嘗試，並在生活作息中落實這個參與的習慣，重拾正向的生活型態，以對抗失能、憂鬱與失智的發生或是惡化。

◯ 作者的話

　　我是蔡宜蓉，現為高雄醫學大學職能治療學系助理教授、世界職能治療師聯盟（World Federation of Occupational Therapist, WFOT）標準與品質部部長（Program coordinator, PCo. Standards and Quality），也是臺灣職能治療學會前任理事長。

　　我自 1996 年赴美求學返臺後，希望將在美國求學及在數家安養機構工作所學到的有關長期照顧的知識及經驗，運用來幫助臺灣在高齡者及失能

者照顧方面的發展。1999 年開始協助建立臺灣第一份全國性的**護理之家評鑑標準**，並從那時起持續擔任護理之家輔導與評鑑委員迄今。嗣後，參與醫院**出院準備服務**制度的推行與建立，多年間均擔任輔導與訪查委員。

2005 年起，與高雄市政府衛生局長照管理中心合作，負責承接**居家職能治療**業務迄今十多年。在長照十年 1.0 計畫開始前，即協助高雄市職能治療師公會建立高雄市居家職能治療團隊，十多年來發展並擴充居家復健服務，建構跨越都會與鄉村的服務網絡。期間並新增**社區復健**型態的長照服務，嘉惠偏遠及資源不足地區的失能民眾。

2011 年擔任臺灣職能治療學會理事長，參與衛生福利部**偏遠地區長照據點**的試辦方案之建置、輔導與評鑑迄今，除公部門的邀請外，也與部分偏鄉據點的職能治療師組成自我成長社群，利用私下的時間和資源，協助溝通交流知識及經驗，扮演他們的背後支柱。

2011 年規劃高雄醫學大學樂齡教育，撰寫首版計畫書，協助高雄醫學大學獲得教育部補助，設立首屆「**高雄醫學大學樂齡大學**」。一年後，獲得教育部邀請向全國樂齡大學辦理單位演講，介紹「高雄醫學大學樂齡大學」兩年制、具有主選修課制度的辦學體制。樂大成立兩年後，再度撰寫首版計畫書，設置首屆「**高雄醫學大學樂齡研究苑**」，以自主學習、經費自給自足方式，協助高雄醫學大學建構永續的高齡教育制度。

2013 至 2014 年協助中央健保署規劃我國第一階段**急性後期照顧體系**試辦方案（Post-acute care for cardiovascular disease, PAC_CVD），並擔任首屆輔導委員。也基於莫拉克災難後研究的知能，承接高雄市**八一氣爆後災民居家和社區復健**服務，引領高雄市傑出的職能治療師團隊，投入災後生活功能重建、社區融合的工作。

2014 年當選世界職能治療師聯盟（WFOT）標準與品質部部長，協助全球建立職能治療的各項品質標準，以及輔導新興國家建構專業組織，加入成為 WFOT 會員國。

36 職能治療：
健康生活型態再造的藝術家

張玲慧

　　根據 2011 年的《身心障礙者生活狀況及各項需求評估調查報告》之結果顯示：在臺灣的身心障礙者之中，四十五至六十五歲與六十五歲以上族群各占失能人口的 35 ％左右，也就是說，失能人口中有 70 ％以上都是四十五歲以上的壯年和中老年人。因此，長期照顧主要是以老人為主，且長期照護 2.0 將於社區中心推動緩和失能、失智預防與緩和退化的工作列入重點，此顯示從過去在居家場域或機構提供失能者與照顧者服務為主要目標的長期照護，將擴展到鼓勵失能者與功能退化的高危險群參與社區活動，以達到減緩與預防失能的功能。

　　老人健康照護模式也有類似從照顧到預防與減緩疾病影響的轉換。1980 年，美國史丹福大學醫學院教授 James Fries 博士指出，目前造成最大健康照護負擔的疾病多為慢性疾病，例如：血管硬化疾病、糖尿病、關節退化等。傳統上，疾病照顧、身體功能恢復、提供協助為主要的老人健康照護目標，但隨著高齡化社會來臨，除了避免慢性疾病的發生以外，健康照護的重點更應該放在如何減緩老化與處理易發生在高齡期的疾病所帶來之影響，這樣一來即使有無法避免的慢性疾病或功能退化，他們仍能與逐漸衰退的身體和平共處，並盡可能的維持良好的生活品質，減少個人生命中需要依賴他人的時間。長期照護政策重點的擴展，不但反映出健康照護模式的轉換，也反映了我們對生活的期待以及對失能照護的相關社會價值觀與認知變動。

　　每個人都應該可以追求良好的生活品質，生活品質的來源之一在於可以參與有意義的活動，也就是「職能活動」。這不是一個外來思想，而是我們文化裡本來就有的信念，例如：民間有「會做才會活」、「有活才會做」等諺語，人們因著參與活動，才能取得維持生命的資源，例如：食物、金錢、人際支持等。對世界上的所有生物而言，「找事做」是一種生物本能，餓了就尋找食物、冷了就找一個溫暖的地方躲藏，職能活動的參與可以說是我們延續生命的必要條件，也是創造生命意義的泉源。當一個人的能力減低時，參與職能活動的能力就會受到影響，所以我們應該提供機會讓失能者可以克服身體與心理的阻礙，並藉由活動的參與來尋找其自我的生命意義。

　　但對於失能者而言，能夠在生活中找到「容許發揮能力」的活動並不容易，光是「穿上一件上衣」如此微不足道的小事，實際上卻需要很多身體功能的統整及環境的配合。對不同的疾病而言，這件「小事」往往會因其各種能力的缺失轉變為難以想像的「大事」。沒有一件衣服是所有的人穿起來都會好看，同樣的，也沒有一個職能活動或型態，對每一個人都有同樣的意義或健康促進效果。所以，職能治療師需要結合有系統的活動分析及醫療知識等知能，深入了解每個人的職能活動歷史、活動阻礙之背後原因、準確評估每個人的現有能力與潛能，方能量身打造合宜的職能活動而給予促進生活自立的建議，並強調「從做中學」，也就是從活動中訓練個案的身體和心智社會功能，方能達到健康促進的效果。

　　即使是職能治療師與個案一起合作，找到有可能激發其潛力的職能活動，但在真正的執行過程中，還是有很多的障礙需要克服，例如：個案與照顧者的疑慮、環境的限制和資源的連結等。讀者於本書中可以看到職能治療師與照顧團隊在介入時，常是從個案的潛能中建構出一個對未來生活的夢想，並從生活中的單一活動開始，逐步建構實現夢想的藍圖，例如：

從曾翊庭職能治療師分享的故事中（第26章），可以看到一位職能治療師如何與一個住在教養院的少年一起構築「自己上學」的夢——從找資源開始，到撰寫計畫書請求電動輪椅補助、學習駕駛電動輪椅、學會看天氣穿衣，以及如何安全的上下學，職能治療師一點一滴地與這位少年一起建立未來的夢想，希望將來有一天當社會物理環境許可的時候，他可以擁有自己的家、自己上下班，並真正參與社會。

說了這麼多，社區職能治療到底是什麼呢？社區職能治療主要是在社區協助失能者或功能退化的高危險群，藉由參與有意義的活動，來增進他們的身體、心智與社會能力，以達成功能提升與增加生活品質的目標。社區職能治療的服務對象可分為個人、家庭，以及一群有共同目標的人。社區職能治療師藉由進入社區，幫助社區的人們從活動中重新發掘生命的意義，因此職能治療師合作的對象，並不一定只有個案或照顧者而已，同時也包括社區的領導者，例如：里長、社區發展協會等。當職能治療師與里長或地方組織合作時，其首要目標是確認該組織或社區的需要與議題，方能設計可以處理問題的方案，如此治療師的「個案」就會是「一整個社區」。社區職能治療有多種介入模式，例如：第35章所敘述的生活功能重建訓練說明了「生活功能重建」模式，係針對一個新近功能退化之個案，其日常生活功能訓練應如何執行，方可協助個案之功能恢復、重新再有能力從事有意義的活動。以下將描述可以個案與團體為單位進行，已經有研究證實可以減緩功能退化與醫護負擔的「生活型態再造」介入，上述兩者都是可以達到再造健康生活的媒介。

◎ 生活型態再造

要了解生活型態再造，首先對健康要有正確的概念。根據世界衛生組織（World Health Organization，簡稱WHO）的定義：「健康不僅止於沒有

生病，而是身體、心理、社會完全處在安適的狀態。」此定義強調「健康」與否，除了客觀檢查結果外，也必須考量個人對自己的身體、心理與社會狀態的主觀感受；換句話說，沒有生病不代表一個人就是健康的，健康是一個人對自己的身體、心理、社會參與的狀態感到自在安適。

世界衛生組織發表的《公元 2000 年全民健康的全球策略》（*The Global Strategy for Health for All by the Year 2000*）一書認為，健康促進需從家庭、學校、工作等各方面著手，每個人都需要學習如何預防疾病、減緩失能，此論述十分強調個人對自己健康狀態的責任。同樣的，2001 年的「國際健康功能與身心障礙分類系統」（International Classification of Functioning, Disability, and Health，簡稱 ICF）說明每個人的健康與功能都處在一個連續體的狀態，受到活動參與、社會參與與環境因素等影響。所以，一個人即使有身體障礙、心智缺損，若在其生活環境中有足夠資源可以協助其活動與社會參與，還是可以有一定的生活品質，也可以處在一個比較健康、功能最佳化的狀態。本書之三十三個臨床故事中的失能者都是實際案例，在職能治療師的引導之下，藉由活動參與型態之改變或環境調整，能夠再有機會執行有意義的活動，發揮自己的能力與延緩退化。

健康受多重因素之影響，因此可以有很多媒介，以達到健康最佳化之目的，而建構健康的生活型態即為其中之一。生活型態再造是什麼呢？簡單來說，我們每個人的生活都是由一個接著一個活動所組成，從早上睡醒、刷牙洗臉、上學工作，到公園散步、菜園巡視等，都是組成生活型態的架構，而這些架構跟我們的健康有直接相關。當我們對執行日常生活活動的能力愈滿意，且每天都可以執行對自己而言有意義的活動時，生活品質自然就會有所提升，相對來說，健康狀況也會更加進步。對具潛在功能退化的高危險群（如失智前期的老人）來說，若每天都有機會運用或甚至挑戰其身體機能（如打掃家裡）、心智功能（如用腦活動），以及社交能力

（如專心聽他人說話）時，其體能和心智能力也較不易退化，並可維持其功能性。

　　總體而言，生活型態再造就是評估活動參與和生活情境之現況，以優勢觀點出發，善用個人的既有能力與資源來改善現有的功能與活動表現，強調量身打造生活活動編排與參與型態，並將可以促進健康的活動巧妙地融入日常生活規律。當個體能實際參與有意義的活動時，就可以維持或提升身體、心理與社會功能，達到健康促進與緩和退化的目的，最後體會到身心靈全方位的安適感，過著有品質的生活。

　　本章所提出的生活型態再造介入，係結合職能治療中心理念與介入模式、相關健康促進理論及學習理論運用方法，包括：

1. 適當的活動參與可以增進健康，有良好的健康即可促進活動參與的正向循環，藉由活動參與來維持健康與社會參與是每個人的本能與權利。

2. 最好的介入媒介是活動的實際執行過程，提升活動參與是最終的介入目標。

3. 南加大的生活型態再設計介入：國外已有許多研究實證支持銀髮族或衰弱老人參與以南加大的生活型態再設計為藍本的團體，能夠延緩各種伴隨退化及失能過程的生理、認知、日常功能能力衰退，同時也能減少健康照護之相關支出（請見文末的「職能治療小語」）。

4. 健康自主管理的重要性：個人的知識、態度與行為會影響其所採取的健康行為，若能建立健康自主管理重要性的見解，就會比較有動力去討論因應策略，採取健康行為，例如：認識到老年期多動腦對失智預防有效果，就較會去主動尋找環境中是否有相關活動的參與機會，並積極參與之，進而達到降低失智風險的效果。

5. 健康、活動參與、生活型態與社區資源等之間的互動關係：健康的維持不只是個人的責任，身旁的人、環境和社會都有責任提供一個可使所有不同功能性層級的人們都能夠從事健康促進活動的環境。

6. 成人學習理論強調最好的學習方式是「做中學」，從體驗中所學習到的知識才是自己的。

7. Andersen 健康信念理論強調，個體是否會執行特定的健康行為，需要具備以下條件才會採取行動：對健康有正確的知識、認識到若不採取健康行為而可能的危害、對自己執行健康行為的能力與周遭資源可以支持該健康行為有一定的信心、對自己的現況有正確了解並體認到需要採取健康行為的需求等。

　　因此，生活型態再造介入不同於一般健康講座或衛教活動之處，其更強調建立正確認知與成功體驗的重要性（如圖 36-1 所示）。除了提供正確的知識給參與者，更要安排實際體驗，透過將知識與實際生活結合的機會，讓參與者能夠實際從活動參與中體認到活動參與對生活品質與健康的重要性，期待從成功的體驗中鞏固參與者對活動與健康緊密關係的信念，並引導日常生活因應與執行策略之討論，建立對健康自主管理的能力。最後，使個案能夠主動了解健康相關知識，將健康促進的活動融入日常生活型態，建構健康生活型態，以達到健康最佳化的良性循環。我們都知道，即使參與了一個有益健康、可減緩失能的身心活動，若無法了解這些活動與身心功能的關係和意義，即便有機會去參與活動團體，但在團體停止後，其功能維持的效果便會消失。故建立健康生活型態的概念對日後是否能確實執行十分重要。

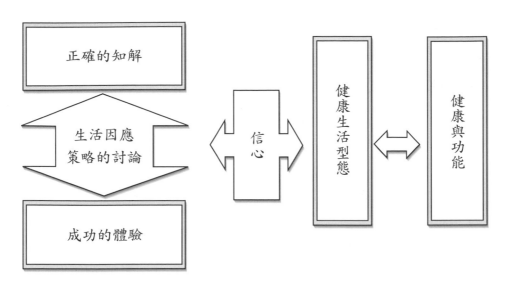

圖 36-1　健康與生活型態的正向循環

　　對於新近失能者而言，本章的「生活型態再造介入」與前一章的「每日生活功能重建」（reablement）有相輔相成之效。個案可針對日常活動之困難，列出介入的優先順序，再由專業團隊協助設計其相應之介入計畫，接著將訓練融入日常生活之中，藉由功能性活動訓練來快速達到最大化獨立的目標。且為了把握扭轉失能的黃金時期，職能治療師需要在第一時間重新檢視生活型態，藉由活動調整與環境改造來促進或維持其功能，確保他們可以繼續執行日常生活中所欲之活動，令其生活型態可以達到增加活動參與和社區參與，與促進健康、緩和退化的目標。

　　每個人都有其特別喜好與習慣、社會參與模式與生活活動架構，這些都可能會隨著個人對活動的態度、能力、疾病、環境要求與資源等因素而有所改變。因此，生活型態再造介入需要具備以下條件：

1. 引導參與者對自我活動型態的觀察，培養其對活動參與狀況的自我覺知。

2. 引導參與者對健康、活動與生活型態之間的正向與負向循環關係有正確認識，進而引發「我很有可能會生病、功能會退化」的充分危機感。

3. 引導參與者正確評估自己的優勢、弱點及覺察到自己的需求。

4. 引導參與者檢視分析日常生活活動型態與健康狀態。

5. 引導參與者了解周遭環境有能降低此風險的資源可以運用。

6. 塑造參與者參與活動的成功經驗，從經驗中體驗活動與健康的關係。

7. 建立參與者對建構健康生活型態的信心，了解其對於生活的期待。

8. 逐步引導參與者建構與維持健康、實施高品質的生活型態。

以上之原則說易行難，特別是對於失能者與衰弱老人而言，活動參與型態時常因為能力限制而多有滯礙，導致活動型態之現況僵化，對未來沒有期待。如果外界施以壓力要求改變，卻又給予不適當的協助與不當的活動安排，僅是徒增其挫敗感而已。所以，一定要經過職能治療師的專業評估與設計，針對個人的能力與環境資源量身打造，以優勢觀點出發，讓參與者能夠安心的發揮自己的潛能，親身體驗到參與健康促進的活動對提升身體與心理健康的好處，最後在建立信心後，可進一步思考如何將此經驗延伸到日常生活之中。生活型態再造介入的執行型態可多元化進行，以個人、團體、居家、社區或兩兩互相搭配的方式進行，且會根據團體的不同需求而發展出不同且具有特色的介入模式。

總而言之，社區職能治療藉由生活功能重建訓練與生活型態再造介入，不只能協助失能者重建失去的功能，也能協助失能高危險群及已失能者，重新建立一個健康的生活型態，以期達到減緩退化、維持功能的效果。從本書的各個臨床故事中可見社區職能治療的概念比復健更廣、適用範圍更大，包括：健康促進、預防、急性與慢性疾病所造成的功能損傷之訓練、

居家環境無障礙的評估與規劃、增加生活獨立性與安全的輔具評估與訓練、學校或職業重建與工作環境的評估與諮詢、良好健康生活型態的建立或重建，直接服務個案與照顧者，或提供諮詢協助照顧者與其他專業人員一起提升個案的功能。社區職能治療師關心社區中的個人、家庭、照顧者的需要，並與地方的服務單位或機構一起合作，注意服務的「在地化」，期能量身訂做一套合宜的介入方案。

從 1960 年代職能治療於臺灣嶄露頭角開始，職能治療師從原本在醫院裡提供治療，到 1997 年後配合政府推動長期照顧之措施而走入社區提供服務，這多年來的心路歷程皆可於本書各章的臨床故事中略知一二。社區職能治療師不斷努力地在社會價值觀變遷與健康照護模式轉換之洪流中，默默地在臺灣各個角落，與他們的個案共同追求過有意義生活的夢想。

◯ 職能治療小語

以促進活動參與為中心理念的生活型態再造介入模式，起源於職能治療對於活動參與和健康有緊密關係的信念。十八世紀的職能治療專業草創期，就強調身心功能有障礙的個人，需要有良好的生活規律與從事對健康有益的活動，方能改善身體與心智功能。職能治療秉持此理念，服務身心障礙者與協助改善其身心功能，一直到 1990 年代以後，美國南加大職能科學研究所提出了生活型態再設計（Lifestyle Redesign）介入，提供強而有力的實證基礎，支持職能治療也適用於改善社區衰弱老人的功能與生活品質，提倡職能治療專業範疇從以「復健」為中心，而進入到「預防」失能的功能。

南加大職能科學研究所於 1994～2010 年間前後執行了兩波大型研究，針對近八百名、平均七十多歲、具有一項以上的日常生活活動失能的社區衰弱老人，提供長達六或九個月的健康促進之預防介入，其目標是將有意

義、可增加生活滿意度、促進功能的活動融入在日常生活中。該介入包括
每週兩個小時的八至十人團體與每月一小時的個別諮商與居家訪視，以深
入了解該社區與個別老人的生活情境、生活期待與功能優勢、活動限制與
參與障礙等，打造符合個人的生活型態、目標與經驗的生活再設計團體。
團體主題的訂定係由職能治療師根據個別與團體評估，在了解成員對活動
參與的期待後設計，共有十二個主題，包括與壓力處理、社區移動能力、
居家安全、社會參與、健康促進與照護等相關之活動。

　　研究結果顯示，在介入結束後，老人在日常生活功能、健康相關生活
品質、生活滿意度、自覺健康等都有顯著進步，且憂鬱程度較低；介入結
束後六個月的追蹤調查也發現，接受生活型態再設計的老人，比當年沒有
接受介入的老人，其所用的平均醫療費用較低，且調整存活人年（quality-
adjusted life years，所延長生命之生活品質）較高等，支持了生活型態再設
計介入的效益有其持續性。目前，南加大附屬健康中心已將生活型態再設
計的方案擴展到體重維持、糖尿病管理、慢性疼痛管理（如頭痛）、亞斯
伯格症候群、上癮、多重硬化症等疾病之個案生活型態管理。除此以外，
對象也擴展至大學生、退伍軍人與企業主管的生活型態再設計。由於南加
大的生活型態再設計介入之成功，後續有許多職能治療師擷取此介入的精
神，而發展出適合當地的介入模式。

◎ 作者的話

　　張玲慧，現為臺灣職能治療學會理事長、成功大學醫學院職能治療學
系暨研究所與健康照護研究所副教授。其餘請見第 1、19 章。

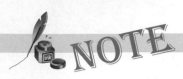

NOTE

國家圖書館出版品預行編目（CIP）資料

職能治療：社區的好夥伴／張玲慧等作. --初版.--
新北市：心理，2016.12
　面；　　公分. --（職能治療系列；91106）
　ISBN 978-986-191-740-5（平裝）

1. 職能治療

418.94　　　　　　　　　　　　　　　　105018666

職能治療系列 91106

職能治療：社區的好夥伴

主　　編：張玲慧
作　　者：張玲慧、毛慧芬、柯宏勳、紀玟宙、吳鴻順、蔡政言、蘇姵綺、
　　　　　黃　中、陳明豐、方璧珍、黃璨珣、江婕瑋、賴彥君、林采威、
　　　　　紀盈如、徐瑞鎂、趙崑陸、陳明德、許慧珍、李慶家、曾翊庭、
　　　　　周泰宇、林文雄、邱瀅年、周政緯、張　開、張宇群、蔡宜蓉
責任編輯：郭佳玲
總 編 輯：林敬堯
發 行 人：洪有義
出 版 者：心理出版社股份有限公司
地　　址：231 新北市新店區光明街 288 號 7 樓
電　　話：(02) 29150566
傳　　真：(02) 29152928
郵撥帳號：19293172　心理出版社股份有限公司
網　　址：http://www.psy.com.tw
電子信箱：psychoco@ms15.hinet.net
駐美代表：Lisa Wu（lisawu99@optonline.net）
排 版 者：辰皓國際出版製作有限公司
印 刷 者：辰皓國際出版製作有限公司
初版一刷：2016 年 12 月
Ｉ Ｓ Ｂ Ｎ：978-986-191-740-5
定　　價：新台幣 400 元

本書係由心理出版社股份有限公司與國立成功大學通識教育中心合作出版